新編

あすの健康と調理
食生活の彩りを豊かに

JN068500

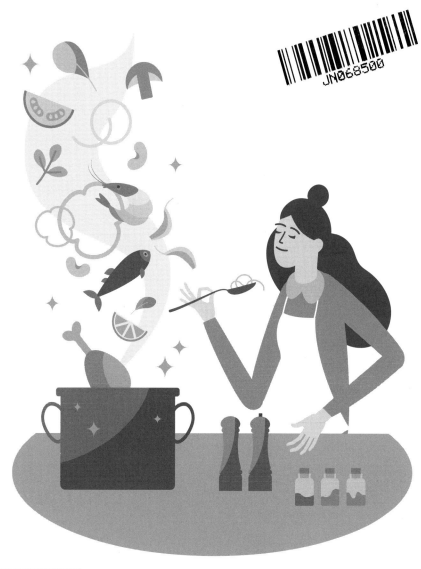

編著者

飯田　文子
松月　弘恵

著者

石原　三妃
伊藤　美穂
木村　靖子
岩森　大
小島　佐紀子
髙橋　敦子
中島　敬子
平井　智美
星野　亜由美
増田　邦子
水野　智春
山﨑　絵理

アイ・ケイ コーポレーション

はじめに

　日本の食事は，和食と日本人の伝統的な食文化「和食」が 2013 年にユネスコ無形文化遺産に登録され，さらに長寿の国でもあることから，世界一の料理大国フランス，地中海食のイタリアと共に注目されるようになった。その反面，日本の食糧自給率は低迷期が続いており，日本人の食事は，海外から日本に輸入された材料などを用いた折衷から成り立っているといえる。

　つまり，現代の日本食は，和・洋・中の食材を日本人に適応した蒸す・焼く・煮る・揚げるなどの調理法を用い，伝統調味料であるみそ，しょうゆ，みりん，酢などで味つけした日本人のし好に合わせて改変した料理となってきている。

　このように一見，バランスの整っているようにみえる日本の料理は，様々な要素が自由自在に入り込んで一つの料理を形成しているものであり，それだからこそ，しっかりとした原点を学ぶことは重要である。

　本書では，オリジナルな様式別献立をできる限り忠実に取り上げた。また，料理名や材料・作り方・セッティングからその背景の食文化も理解してほしい。そこから新たな料理に対する知恵が浮かび，外食産業のメニュー開発や新商品の開発に役立つものと考える。

　本書は，まさにこれからの日本の食のリーダーとなる食品関係の開発者および管理栄養士など給食献立作成者を育てるために編纂された。
　1 章では，調理の基本を整理し，様式別献立について解説する。
　2 章の調理学実習で用いる献立と料理では，日本料理，西洋料理，中国料理の基本と応用を実習に合わせてレベルアップできるように配列した。
　3 章の大量調理・ライフステージへの展開では，実際の大量調理に役立つノウハウ，高齢者向けの調理など，基礎から応用に至るすべてを網羅している。本書を学ぶことにより応用力のある人材に育つことを期待している。

　なお，本書の出版にあたり，ご尽力くださった（株）アイ・ケイコーポレーション社長森田富子氏，並びに編集部信太ユカリ氏に厚くお礼申し上げる。

編著者　　飯田文子

2023 年 3 月

凡 例

1 食品名は原則として「八訂日本食品成分表」に準じている。
2 材料, 分量については, 各料理の上段に示した。原則として 4 人分 (3 章の外食産業へのアプローチでは 1 人分) としている。
　簡単な下ごしらえは分量の右に記した。(「食べる機能に合わせた食事」はつくり方の工夫を主食とその他に分けて記した。)
3 栄養価については, 各料理の下に 1 人分で示した。〔3 章〕の大量調理・ライフステージへの展開では 1 献立分 (1 食と 10 ～ 30 食分) も示し, 利用の便をはかった。
4 「2 章 調理実習で用いる献立と料理」における, 献立表は実習献立例を示した。
5 料理の塩味は, だし汁 (西洋料理のブイヨン, 中国料理の毛湯 (以降, 湯とする) を含む) 由来の食塩濃度 (0.1 ～ 0.2 ％程度) を加味して調整すること (ブイヨンは p.67, 湯は p.84 を参照)。

〔調理学実習で用いる献立と料理〕
　献 立 構 成：様式別献立構成による実習献立例とその応用料理を示した。
　基礎的事項：各種食材の扱いや料理の調理方法, ポイントなどについての解説をした。
　料　　理　　名：西洋料理はフランス語または英語を, 中国料理は旧漢字を用い, 日本語の読み方と日本語名を併記した。
　調理の手順：調理手順をフローチャートで示した。流れ図に従って, 番号順に操作するとよい。番号の右側には, 使用される材料をゴシック体で示した。流れ図の右側には, 調理操作, 火力, 時間, 温度などを示した。

　　・左側の ☐⟩ 内には調理上の要点や注意点を示した。

　　・＜参考＞では各調理の下に関連解説をすることで, 調理の幅が広げられるよう配慮した。

〔大量調理・ライフステージへの展開〕
　給食への応用では, 機器を用いた大量調理に応用できるレシピを調理法別に掲載した。
　ライフステージ別の食事では, 栄養面と食べやすさに配慮した料理ができるような構成とし, 各栄養素が豊富に含まれている料理, または, 塩分や油を控えた料理を取り上げた。
　この章では, 献立構成にはなっていなが, 献立を立てる際に, 一品ごとに組合せしやすいように工夫した。
　また, 高齢者向き食べやすい食事では食形態に合わせた料理が調製できるように配慮した。

〔索引の利用のしかた〕
　Recipes 索引は, 2 章「調理学実習で用いる献立と料理」におけるレシピを基本的には, 主食, 主菜, 副菜, 汁物, デザート, 飲み物の順, さらに日本料理, 西洋料理, 中国料理の分野別に整理・配列した。これは収載した料理から読者が自由に組み替えることにより, 多くの応用献立が作成できることを意図した。また, 巻末に事項別の索引もつくり, 幅広く活用できるようにした。

Contents

あすの健康と調理

目次・レシピの索引

3章　大量調理・ライフステージへの展開

Recipes

執筆者紹介

編著者

飯 田 文 子（いいだ　ふみこ）
　　　日本女子大学家政学部　教授
　　　　　　　主要図書：新健康と調理のサイエンス　学文社　生活文化論　朝倉書店

松 月 弘 恵（まつづき　ひろえ）
　　　日本女子大学家政学部　教授
　　　　　　　主要図書：実践給食マネジメント論　第一出版

分担執筆者

石 原 三 妃　　　松本大学健康科学研究科　准教授

伊 藤 美 穂　　　十文字学園女子大学人間生活学部　専任講師

岩 森 　 大　　　新潟医療福祉大学健康科学部　講師

木 村 靖 子　　　十文字学園女子大学人間生活学部　教授

小 島 佐紀子　　　日本女子大学家政学部　非常勤講師

髙 橋 敦 子　　　日本女子大学家政学部　非常勤講師

中 島 敬 子　　　文化学園大学教育学・調理学研究室　准教授

平 井 智 美　　　日本女子大学家政学部　助教

星 野 亜由美　　　兵庫教育大学大学院学校教育研究科　助教

増 田 邦 子　　　特別養護老人ホームしゃんぐりら　栄養課長

水 野 智 春　　　日本女子大学家政学部　助手

山 﨑 絵 理　　　日本女子大学家政学部　非常勤助手

（五十音順）

1章　献立と調理

基礎編：私たちが心身ともに健康な生活を営むためには，各人が化学的な知識に裏づけられた正しい食生活を心がける姿勢が肝要である。基本の献立では，毎日の日常食について基本となる献立，また，供応食では正式とされる伝統的な献立について解説する。調理の基本操作では，食材を調理しておいしい食物にするためには，適切な調理操作が求められる。調理操作を準備的調理操作と加熱調理操作に分けて解説する。

SECTION 1　基本の献立

1　調理の意義

　わたしたちは生命を維持するために食べている。そして食べるために施す行為が調理である。調理とは，狭義では食品を洗浄，切断，磨砕，加熱処理，調味をして食べられる状態まで行う工程を指し，広義では献立を立て，食品材料を入手し，調理したうえで盛りつけ，供卓するまでの工程を指すのが一般的であるとされる。また，料理をいただく際の食事作法など食事は心を育み，癒し，精神的な安らぎを与え，時にはコミュニケーションの媒体ともなる。これらも含めて調理の意義と考えられる。

　調理における意義を整理すると，以下のようになる。

① 　でん粉性食品は加熱により，でん粉をアルファ化し，消化吸収しやすくする。

② 　たんぱく性食品は細菌や寄生虫などの危険を避けるために加熱を行い，加熱により好ましい味やかおりを生じ食欲を増進させる。

③ 　加熱などにより野菜・肉などに含まれるあくのあるものを除く。

④ 　歯では噛み切れない食品を砕いたり，すり潰したりして消化液の作用しやすい状態にする。また，圧力，凍結，加熱により組織をやわらかくする。

⑤ 　他の食品との組合せにより視覚的効果，味覚向上，栄養効果を高める。

⑥ 　食文化の教養を身につけると共に豊かな人間関係をつくる。

2　調理の目的

　調理における目的は，第1に安全で消化吸収しやすくすること，第2に調味をして嗜好性を高めること，第3に保存性をもたせることが挙げられる。調はこしらえ，整える，理はおさめる意がある。日本では炊事（加熱調理），割烹（切ること，煮ること）が調理と同意語であり，外国では cooking（英語），cuisine（仏語）が加熱を表すことばで，獣鳥肉を煮込んで食する形態が発達したことから，加熱料理が主流である。

そこで調理の目的を整理すると，以下の通りとなる。

① 食物を食べやすく衛生的で安全な食べ物にする。

② 食品の選択や調理操作（物理的・化学的）により栄養素のバランスを保ち栄養効率を高める。

③ 外観（形，色），味，香，テクスチャー，温度などを整え嗜好性を高める。

3 献立とは

　献立とは，食べ方のルールであり，各地各様の食文化の基盤をなすものである。また，食事内容を構成する料理の種類とその組合せや，その順序を定めることで，献立書，献立表はそれを記したものである。

日本では平安時代の酒膳で，一献ごとに供される酒の肴の順序と内容を示したものであった。中国では菜単（ツァイタン），欧米では menu という。

4 献立の要件

　献立は様々な目的をもっているが，献立の要件には，次のようなものが挙げられる。

（1） 健康的要素

　食べることの第一義は健康的意義で，人間は生きるために食べている。献立は栄養のバランスがとれていることが最も基本的な要素であり，さらに生理的・心理的に満足できる献立であることが望ましい。家庭の場合は，家族一人ひとりの健康状態（糖尿病，アレルギー対応など），発育段階（幼児，青少年，成人，高齢者），生活活動強度など，きめ細かい対応が必要である。

（2） 文化的要素

　食べる営みは文化現象である。古典的な文化の定義によれば，「文化とは生物としての人間に遺伝的に組み込まれた行動ではなく，人間の集団の中で後天的に習得した行動をいう」という。世界の各地各様の食べ方の違いは文化の違いから生み出されたものである。食事における思想（菜食主義，スローフードなど），食事と宗教の関連（ヒンズー教のハラール食など）も文化的要素の一つと考えられる。

（3） 嗜好的要素

　食べ物に対する基本的な欲求が食欲であり，それに対する好き・嫌いが嗜好性である。人間の好き・嫌いは食欲のベースになっているが，その要因には伝統的社会環境と個人環境がある。

（4） 経済的要素

　食生活行動は消費生活の一つであり，その経済性を無視することはできない。政府統計の家計調査によると 2020 年の総世帯のエンゲル係数（家計の消費支出に対する食費の割合）の平均は，28.5％となっている。

　収入の多少にかかわらず，収入の3割弱が食費に費やされており，食生活は消費生活の中で大きなウェイトを占めていると考えられる。

（5）　環境的要素

　現在，日本では世界各国から多くの食材を輸入して，豊かな食生活を営んでいるが，日々の献立にも世界各国からの食品がみられる。私たちの食の営みは食材の価格に左右されるが，流通機構を認識しながら，価格の変動にも対応できる素質をもつ必要がある。食を取り巻く直接的な環境問題として，調理排水，使用済み油，廃棄物，残飯，食品関係の包装紙類などの問題もあり，また昨今では地球レベルの環境問題として家畜の牛のCO_2排出による環境汚染から，牛肉に替わる新素材大豆ミートが注目を集めている。

（6）　調理機能的要素

　調理システムは，下ごしらえの工程，調理工程，仕上げ工程に大別できるが，全体を通して「安全」と「能率」が調理機能的要素となる。「安全」には人間工学的観点からの安全性と衛生的安全性がある。特に給食施設における安全性には，HACCAP方式の7つの基本原則の援用も大いに参考になると考える。また「能率」については，加工食品や調理済み食品などを利用したり，電子レンジなども考慮する。また新調理システムとして，クックチル，クックフリーズ，真空調理を取り入れることにより，品質の安定化，人件費の削減，運送費の削減など作業の効率化が図られている。

５　献立の種類

　食事の献立は食べ方のルールがあり，各地各様の食文化によって特徴づけられている。多様化した食生活の中で食事の分類を試みると，以下のようになる。

献立の種類

目的別献立	食文化を背景とした料理別献立	食事の場による分類
・日常食（ライフステージ）	・日本料理様式の食事（和食）	・内食事（内食） 家庭内で調理する通常の食事
・供応食	・中国料理様式の食事（中国食）	
・行事食	・西洋料理様式の食事（洋食）	・外食事（外食） 家庭外で何らかの形で摂食する食事
・特別栄養食	・その他の料理様式の食事	
・妊娠，授乳婦食	（アジアン料理，エスニック料理）	・中食事（中食） テイクアウトによる食事
・治療食		
・スポーツ栄養食		
・労働栄養食		
・特定給食		

６　日常食の献立

　現代の食は多様化しており，わが国の日常食は日本料理（和食），西洋料理（洋食），中国料理，さらに多国籍料理と折衷，または融合型の献立構成のものが多い。日本料理の献立では，減塩を意識しても塩分が多くなりがちで，西洋料理や中国料理では脂質が過多になりやすい。これらの欠点を補うためにも，栄養学的に折衷料理は好ましいと考えられる。日常の献立の立て方

としては，一汁三菜という和食の食事様式である主食，主菜，副菜，副々菜，汁物の中に，諸外国の料理を取り入れて献立を構成するのが一般的である。

（1）　献立作成の要点

　日常食の献立は，家族構成（年齢，性別），健康状態，嗜好などを考慮したうえで，次の点から食事計画を立てる。

① 栄養素を過不足なく摂取できるようにする。
② 食費の予算にあった内容とするよう食品を計画的に購入する。
③ 出盛り期の食品を取り入れて季節感を出す。旬や出盛り期の食品は栄養的かつ経済的側面からも好ましいものが多い。
④ 調理器具，熱源，調理時間を考慮して計画を立てる。
⑤ 朝，昼，夕三食の栄養バランスは均等が望ましいが，一般的には時間などの問題もあり，朝は軽く，夕に重きを置く傾向にある。そこで朝 1：昼 1.5：夜 1.5 ぐらいの栄養バランスで献立を考える。

（2）　献立作成の実際

　日常食の献立は，主食と副食からなる。

　副食は主菜と副菜 2 品，汁物 1 品を基本とする。この一汁三菜の献立では，食材料を豊富に使用することができ，調理法も数種の組合せができる。一汁三菜の他に，味覚や心理的な満足感を与えるものとして，デザートも献立構成に入れる。

（3）　日常食の献立作成の順序

　日常食の献立は，次の順序で献立をたてるのが望ましい。

① 主　食：日常食では，まず主食を決める。主食は穀物を主材料とし，必要なエネルギーの 40 〜 50％ が摂取できるようにすることが望ましい。主食をごはん，パン，麺など何にするかで副食が決まってくる。
② 主　菜：主菜は魚，肉，卵，大豆などたんぱく質を多く含むものを主材料とする。副食の中で質・量共に最も大きな位置を占めるもので，たんぱく質の他に脂肪，ビタミン類も多く摂ることができる。この主菜を中心に副菜を決める。
③ 副　菜：野菜類，海藻類を中心にいろいろな食品群を用いて，主食，主菜で不足するものを補う。温かいもの（煮物など），冷たいもの（酢の物，サラダなど）など，2 品ぐらい用意することによって食事全体のバランスをとる。
④ 汁　物：食欲を起こさせたり，水分でのど越しをよくするなどの点から，汁物をつけるようにする。
⑤ デザート・果物：献立の最後の締めくくりとして，甘味のものや果物を添える。栄養的には糖分やビタミンの一部を補給する意味もあるが，むしろ心理的・精神的な満足感を与え，食事を楽しくする役割が大きい。

表 1-1　日常食の献立構成

献立構成			作成の順序	構成する食品群		主な主食の1食の適量（g）（　）は1種類だけ使用する場合	
主　食			1	穀　類 いも類		米，麺（乾物） パン	80〜90 60〜80
副　食	主　菜		2	肉・魚　類 卵　類 豆　類	油脂類 種実類 乳　類	肉，魚介 卵 豆，大豆製品	50〜80 25（50） 20
	副　菜 2　品		3	野菜類 肉，魚，卵，豆類 海藻類	油脂類 種実類 乳　類 きのこ類	野菜類	100〜200
	汁　物		4	野菜類 肉，魚，卵，豆類	海藻類 きのこ類	汁だね 汁の液量	10〜20 150〜200 mL
デザート			5	果実類 菓子類	乳　類 嗜好飲料	果　実 菓子，飲料	50〜80 砂糖量として 10

（4）　代表的な各国料理の献立構成

　日常食における日本料理，中国料理，西洋料理の献立構成を表1-2〜4に示した。

表 1-2　日本料理様式の日常食の献立構成

朝　食	一汁一飯（飯，みそ汁，香の物），または一汁一菜一飯（飯，みそ汁，菜，香の物）
昼　食	めん類，どんぶり物などの1品献立，または一汁一飯〜一汁三菜
夕　食	一汁二菜〜一汁三菜または3品献立〜4品献立

表 1-3　中国料理様式の日常食の献立構成

朝　食	白がゆ，炒め物を主とした菜1〜2品，もち，まんとう，漬物
昼　食	麺類，まんとう，しゅうまいなどの点心
夕　食	一湯四菜，白飯または麺

表 1-4　西洋料理様式の日常食の献立構成

朝　食	果汁，卵，加工肉料理，パン，バター，ジャム，または穀物料理，コーヒー，または紅茶
昼　食	昼食は一般に軽い食事。2〜3品の料理，または一皿のランチスタイル
夕　食	前菜，またはスープ，獣鳥肉，または魚介料理，野菜料理，デザート，パン，バター

供応の献立

1 日本料理

　日本料理の供応食の献立構成には，本膳料理，懐石料理，会席料理がある。供応食とは，酒食をふるまい，もてなすことである。現在は会席料理が主流だが，お茶の席では懐石料理も行われている。

（1）本膳料理

　日本料理の正式な献立として最初に完成された形式で，室町から江戸時代に武士の饗応の膳として発展し，昭和の初期まで冠婚葬祭など，家庭の儀式料理として用いられていた。現在では，ほとんど行われていないが，日本料理の献立の基本は本膳の一汁三菜であり，現在の客膳料理の原型をなす。

（2）懐石料理（茶懐石）

　懐石は禅宗の僧侶が温めた石を懐に入れて空腹をしのいだことに由来し，茶会で茶を出す前の空腹をいやす程度の軽食をいう。その意味からも，本来は簡素であったが，次第に洗練され，高級化され今日の宴席料理にも影響を及ぼしている。

表1-5　茶　懐　石

献立	料理の内容	献立例（開炉）
汁	みそ仕立ての汁	白みそ仕立て　亀甲えびいも　水がらし
向付（向）	さしみ，魚介類の酢の物，和え物	ひらめ昆布じめ　わさび　甘酢
飯	できたての熱いのを１杓子だけ盛る。	飯
椀盛	豪華な椀だねを盛り合わせ，すまし仕立ての汁と吸い口を添える。献立の中心となるのでおいしいものを量的にもたっぷりと盛りつける。	えびしんじょ　まいたけ　菊菜　ゆず
御菜（焼物）	魚介類の焼き物が多いが，蒸し物，煮物の場合もある。青竹の取り箸を添える。	まながつお西京焼　筆しょうが
強肴（預鉢）	亭主のすすめる料理で，特に決まりはない。	平貝うに焼き　しめじ　胡麻酢
箸洗い（小吸物）	ごく淡白な薄味のすまし汁。次に出てくる八寸を味わうため口を整える。	まつの実　針しょうが
八寸	２～３種を八寸四方の杉木地の折敷に盛り合わせる。儀礼的な献酬のための酒肴で主人の分も盛る。次に出る冷酒の肴にする。	からすみ　ゆりね白煮　松葉ぎんなん
湯桶	煎り米に熱湯を加えて薄い塩味にして出す。次の茶を味わうためと，食器を洗うために用いる。	煎り白米
香の物	たくあんの他に季節の漬物１～２種	きざみたくあん　白菜漬け

〈茶懐石の出し方〉

最初に折敷で飯，汁，向付が出される。次に銚子と盃を出し，酒がすすめられ，椀盛（煮物），焼き物が出される（一汁三菜）。時によって，強肴とよばれる1～3品が追加される。このあと小吸物，八寸，最後に湯桶と香の物が出される。茶懐石では，すべて主人も客も相手を思いやる心が大切とされる。

表1-6　会席料理の献立構成

四品献立	向付　椀　鉢肴　煮物
五品献立	向付　椀　鉢肴　煮物　小丼
七品献立	向付　椀（吸物）　口取　鉢肴　煮物　小丼　止椀
九品献立	向付　椀（吸物）　口取　鉢肴　中皿　茶碗　煮物　小丼　止椀

前菜と飯，香の物は献立の数に入らない。

表1-7　会席料理

献立名	料理の内容	献立例（秋七品）
前　菜 （先付，お通し）	料理ができるまで，とりあえず一献召し上がっていただくために出される。珍しいものを少量ずつ盛り合わせて出す。	
向　付（向）	膳の向こう側に置くところからきた名称で，さしみなど魚介類のなま物，酢じめなどを盛る。	しめさば翁づくり 紅たで
椀（吸物）	すまし仕立ての汁物が多い。	卵豆腐　花えび 結びみつば
口取り	三品以上五品，七品と奇数に盛る。献立の「山」ともいえるもので，山海野の珍味を美しく盛る。	牛肉の八幡巻き わかさぎの南蛮漬け こいもの田楽
鉢　肴	焼き物を人数分一鉢に盛ったことからきた名称。主として魚介類の焼き物が多いが，揚げ物，蒸し物もある。	かますのうに焼き 酢どりしょうが
茶　碗	蒸し物，寄せ物，あんかけなどである。	
煮　物 （炊き合わせ）	野菜を主に乾物，魚介類，肉類の煮物を盛る。少量の煮汁と季節の天盛りをのせる。	ひりょうずの含め煮 鶏肉梅煮 オクラの青煮
小　丼	酢の物，和え物，浸し物などである。盛りつけには天盛りをのせる。	菊見和え
止　椀	料理の最後を意味し，飯の菜となる汁で，みそ仕立てが多い。	二州みそ汁 七味とうがらし
ごはん，香の物		
水菓子（果物）	料理が終わり膳を下げた後に果物を出す。	
菓子，茶	甘味のものと緑茶を出す。食事のときは番茶，ほうじ茶であるが菓子のときは玉露，煎茶などを出す。	栗の茶巾しぼり

（3）　会席料理

今日の宴席料理や，家庭でのもてなし料理は会席料理が一般的である。

江戸時代の俳句の会（俳席）の後で出された茶会席風の料理が始まりといわれ，その後茶屋料理における酒宴向けの料理として発達したものである。本膳料理，懐石料理がまず飯と汁を出し，食事を第一の目的としたのに対して，酒宴向きで，最後に飯が出される。会席料理は四品献立（一汁三菜）が基本で五品，七品と品数が奇数に増えていく。九品，十一品などの献立もあるが家庭での客膳料理としては，七品ぐらいである。四品でも内容によっては客膳料理となり得る。

会席料理は，本膳料理や懐石料理ほど，きちんとした決まりがなく，また一品ずつ出来上がった順に供されるため，温かいものは温かく，冷たいものは冷たくいただくことができる。

献立作成において，まず献立の山を何にするかを考える。そのあと調理手法が重ならないように，また食品も重複しないように組合せる。供応の目的に沿った献立を立てることも重要で，行事食の場合には，その行事の意味を料理に込めて作成するようにする。

〈会席料理の献立例〉

春の会席七品献立	
向　付	鯛の紙塩　　紅たで　わさび　甘酢
吸　物	はまぐりの潮汁　　木の芽
口　取	手綱黄味寿司
	肉香焼き
	アスパラガスわさびマヨネーズ
鉢　肴	さわら木の芽田楽
煮　物	たけのこ含め煮
	牛肉すき煮
	ふき青煮
小　丼	卯の花和え　　いかり防風
止　椀	かつおすり流し汁　　粉さんしょう
ごはん	たけのこごはん
香の物	もみ漬け
菓　子	桜もち

夏の会席五品献立	
向　付	あじの胡瓜巻き　　わさび　甘酢
椀	鯛麺　　薬味　つゆばり
鉢　肴	あゆの塩焼き　　たで酢
煮　物	とうがんの含め煮
	生麩の含め煮
	いんげんの青煮
小　丼	くるみ和え　　紅たで
ごはん	しそごはん
香の物	なすの塩漬け
菓　子	水ぼたん

2　日本料理の供食といただき方

会席料理の献立は最初に前菜と盃，箸と箸置きをのせ，ナプキンを添えるときは，折りたたんで膳の右手前に置く。前菜がない場合は，その位置に向付をのせてすすめる。その後，献立順に適温で一品ずつ供する。料理が出されて，膳の上がいっぱいのときは右側に置き，後で客が自分でのせる。食べ終わった食器は膳の右側に出しておく。酒は鉢肴までで終わり，その後，飯を出す。人手がない場合は，図1-1の右図のように最初から全部出す場合もあるが，ごはん，

止椀は温かいものを出し，香の物を添える。現在はさらに果物や氷菓などの甘味が添えられることも多い。

（1）供　食

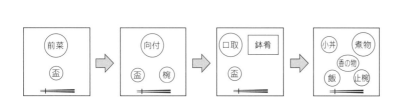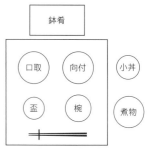

全部最初から配膳する場合
（会席七品献立）

図1-1　供応食（会席七品献立）の供食順

（2）いただき方

　箸は右手で上からとり，左手を添えて持ちかえる。

　料理は主なものから先に箸をつけ，あしらいやつけ合わせは，後から食べるようにする。また温かいものは温かいうちにいただくように心がける。

　飯碗，汁椀などふたのあるものは，膳の左側のものは左手でとり右手を添えて，膳の左へ，右側のものは右手でとり左手を添え，膳の右へ裏返しておく。場所がないときは両方を重ねて

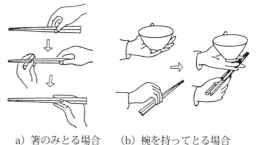

(a) 箸のみとる場合　　(b) 椀を持ってとる場合
図1-2　箸のとり方

おいてもよい。飯碗，汁椀はもちろん，添汁など汁の落ちるものや，すべりやすいものは器を持っていただくか，ふたなどで受けながら口へ運ぶ。

3　日本料理の食器と盛りつけ方

（1）食　器

陶磁器：陶器は重いがやわらかく温かみがあり，主に秋・冬に用いられ，磁器は軽いがかたく，冷たさを伴うので主に春・夏に用いられる。

漆　器：木製なので軽く，保温性があり，表面に塗りが施されているので，つやがある。塗りがはがれないように手入れに注意を要する。

（2）盛りつけ

飯：茶碗にこんもり盛りつける。

汁　物：器は原則として椀を用いる。盛りつけは椀の7分目とし，最後に汁物のかおりと風

味を高めるために吸い口を入れる。吸い口は季節に応じて，木の芽，みつば，ゆず，しょうが，ねぎ，青じそなどを用いる。

さしみ：けん（あしらい）を置き，これにもたせかけるように向こうを高く，手前を低く盛りつける。

数は奇数にする。現在は5切れ，もしくは3切れ盛られることが多い。

煮　物：一般的には円形の浅型の器にこんもり立体的に盛りつける。

焼き物：平たい厚みのある長方形の皿が多く用いられる。

姿焼きは頭を左，尾を右に置く。右手前のスペースに口中をさっぱりさせるために前盛りを置く。前盛りの種類は，酢の物（酢どりしょうが，菊花かぶなど），茹で物（枝豆など），焼き物（ししとう，しいたけなど），煮物（きんかん，ふき青煮など），揚げ物（ぎんなん，小なすなど），その他（おろしだいこん，ゆずなど）がある。

揚げ物：陶磁器のほか，ざる，かごなどの竹製品や塗り物など，変化をつけるためにいろいろな素材の器が用いられる。吸油効果のために，皆敷として和紙などを折って用いる。薬味は揚げ物の横に紙をはずして添え，添え汁は別の器を用いる。

和え物・酢の物：深めの小鉢が用いられる。中央に中高に盛りつけ，料理の味を引き立て，季節感を与える天盛りを添える。天盛りは，食欲を誘うと共に，誰も箸をつけていないというおもてなしの意味を表し，木の芽，青じそ，ごま，もみのり，花かつお，針しょうがなどが用いられる。

◾4 西洋料理

（1）西洋料理の特徴

ヨーロッパ，アメリカ諸国の料理の総称であるが，国際的に正式な場では，フランス料理が供されてきた。しかし，フランス料理はエネルギー過多の傾向にあるため，ヘルシーな諸外国の料理をとり入れたフュージョン（融合）料理も増えつつある。諸外国の料理の特徴は，北欧は北海やバルト海で獲れた魚料理，東欧は肉料理，南欧はオリーブ油，にんにく，ハーブなどを用いたパスタや，米料理に特徴がある。フランスは国土の半分が海に面した気候温暖な農業国で，さらに歴史上でも料理の発展に力を入れた背景もあり，食材も料理法も多様である。特徴としては良質のバター・チーズ，ジビエ（野禽類），ワイン，パン，また，トリュフやフォアグラなどの特殊材料を用いた高級料理などがある。アメリカ諸国は他民族国家のため，おのおのの食文化が混在しているが，広大な土地柄から輸送に適した加工食品，簡便性・合理性を追求したファーストフードや機能性食品などが多くみられる。

西洋諸国の料理の共通点は，主食・副食という食体系がなく，獣鳥肉類を中心に植物性食品を付け合わせなどに使用するということ，また油脂類を多用する加熱料理で，調味は食塩が主で，風味を高めるために酒類，香辛料が欠かせないということ，そしてパン・パスタなどの穀類の摂取は少なく，乳製品を多用するということが挙げられる。

（2）　食事構成

　各国の自然環境，文化，食習慣などにより差はあるが，主に英米系とラテン系の2種に大別される。英米系は朝食が充実し，昼食は軽く，夕食に重きをおく。ラテン系は朝食が軽く，昼食，夕食に重きをおく。表1-8に食事構成を示す。

表 1-8　食事構成

食事構成	ラテン（フランス）型	英米型
Petit dejuner: Break fast 朝　食	パン（バゲット・クロワッサン） バター，ジャム カフェオレ，ショコラ（ココア）など	果物，または果汁 穀物料理（オートミールなどシリアル） 卵料理と肉加工品 パン類（トースト，マフィン，パンケーキなど） バター，ジャム，コーヒー，または紅茶
Dejuner: Lunch 昼　食	前菜，またはサラダ 獣鳥肉料理，または魚介料理 野菜料理 デザート（チーズ，菓子，または果物） コーヒー，パン，バター，ワイン	スープ 軽い肉，または魚介料理，またはサンドイッチ デザート（菓子，または果物） パン，バター，コーヒー，または紅茶など
Diner: Dinner 夕　食	前菜，またはスープ 獣鳥肉料理，または魚介料理 野菜料理，またはサラダ デザート（チーズ，菓子，または果物） コーヒー，パン，バター，ワイン	前菜，またはスープ 獣鳥肉料理，または魚介料理 野菜料理，またはサラダ デザート（菓子，または果物） パン，バター，コーヒー，または紅茶など

1）表中に示す献立は基本であるが，近年健康的な観点から野菜サラダやヨーグルトを朝食に出すことも多い。

2）エネルギー消費量が減少したことや専業主婦の減少などから家庭料理は簡素化され，フランスでも近年は夕食にシャルキュトリー（冷たいハム，パテなど）とチーズ，サラダで済ます家庭も多い。

（3）　献立構成

①　基本の献立構成

表 1-9　献立構成，および立案の順序

献立構成	内　容	目的・役割	立案順序
アペタイザー	前菜，スープ（サラダ）	食欲を促すために最初にとる。	3
主　菜	魚料理，肉料理	動物性たんぱく質や脂肪に富み，質・量共に食事の中心となる。	1
副　菜	野菜料理（サラダ）	主菜を栄養的に捕捉する（糖質，ビタミン，ミネラル，繊維など）。	2
デザート	デザート，飲み物	食事に満足感を与え，しめくくりとなる。	4
パン・バター		付帯的な役目をする。	

②　正餐の献立構成

　供応食の献立としては，正餐が最もフォーマルなものであり，西洋料理の基本となるので，ここでは正餐の献立について詳しく述べる。

表 1-10　正餐の構成と特徴

	酒　　類	料理の特徴
Hors-d'oeuvre Appetizer 前　菜	シャンパン シェリー酒 軽い白ワイン	食事の最初に供され食欲増進の役割を果たす。冷前菜と温前菜がある。
Potage Soup スープ		晩餐には必ず供される。フランス式では昼間の正餐には供されない。
Poisson Fish 魚料理	辛口，やや辛口の 白ワイン	海水魚，淡水魚，甲殻類のほかカエル料理も入る。種々の料理が用いられる。
Entrée Meat 肉料理	赤ワイン	獣鳥肉（ロースト以外）の料理。献立の中心をなし豪華な料理が用いられる。野菜料理を添える。
Sorbet Sherbet 氷　酒		アルコール入りのシャーベット。口直しのため供される。デザートより甘さを控える。
Roti Roast 蒸し焼き料理		獣鳥肉を塊のままオーブンで焼いた料理で，野菜料理を付け合わせる。近年はアントレ，またはロティいずれか1品
Salade Salad サラダ		食事のコースの最後に供され，主として生野菜のサラダが供される。
Entremets Dessert デザート	シャンパン 甘口ワイン	食事の菓子で温菓・冷菓・氷菓のいずれか1品を供する（フランス式ではチーズから）。
Fruit Fruit 果　物		季節の果物が供される。フルーツを用いたアントルメなどの場合は省略される。
Café Coffee コーヒー	リキュール ブランデー ウィスキー	ごく濃くいれたコーヒーを少量（1/2量）供する。フランス式ではプチフール（petit four）など小菓子を出す。

献立内容：全体の構成をみると前菜やスープなど食欲を促す軽い料理から始まり，魚や肉などの脂肪やたんぱく質に富む実質的な料理に進む。濃厚な料理を頂点とし，口中をさっぱりさせるサラダにより料理が終了し，次のデザートコースに移る。食事を締めくくるデザートコースは，味覚上，または心理的にも満足感を得るためのもので，フランス式ではチーズで始まる。一般的には軽い生菓子アントルメが最初に出され，続いて果物，最後に苦みの効いたデミタスコーヒー（濃いコーヒー）で締めくくられる。

飲み物：食前酒にはシャンパン，軽い白ワイン，シェリー，キールなどが出され，一般的には魚料理には白ワイン，肉料理には赤ワインといわれるが，うなぎのように濃厚な魚料理にはロゼ，または赤ワイン，仔牛や豚肉のように淡白な肉料理には白またはロゼでもよい。チーズには赤ワインが合う。食後酒には甘口ワインやリキュール，ブランデーなどのアルコール分の多いもので締めくくられる。

③　その他の献立

イタリア・スペイン式献立：イタリア式は，アンティパスト（前菜）の次にプリモピアット（第1の皿）でパスタやリゾット，スープなど，次にセコンドピアット（第2の皿）でメインディッシュ，そしてドルチェ（デザート）となる。スペイン式は，前菜の次に卵料理が入るのが特徴である。

ビュッフェ形式：バイキング形式ともよばれコース順に大皿に盛られた料理を，各自適量皿に取り，立食，あるいは自分の席に持ちかえり座食する。サービスの手間が省け，人数も融通が利き，多人数のパーティーに適するため，ビジネスや交流を目的とした集まりや家庭での集まりに便利である。

（4）　献立立案

①　献立作成の条件

喫食者，食事の目的に合わせて考慮される。

②　献立の組み方

ディナーは10品のコースで構成されているが，最近は簡略化され品数を減らす傾向にある。5〜7品ぐらいで品数より内容が重視される。

例えば，5品献立の組み方は

1）前菜（またはスープ）
2）魚肉と肉料理（またはロースト料理）
3）アントルメにコーヒーの5品である。

組み方は幾通りもあるが，最低1），2），3）の3つのグループから1品ずつは選ばなければならない。それ以上は供食の目的に沿って上記献立構成表の中から選択し，品数を増やせばよい。

野菜料理は，魚や肉料理の付け合わせ（ガルニチュール）として料理のわきに盛られることが多いので1品として扱わない傾向にある。またデザートが必ず献立の中に組み入れられる。

（5）　供食方法

①　食卓構成（テーブルセッティング）

食卓構成は皿，カトラリー（ナイフ，フォーク，スプーン），グラス，テーブルクロス，ナプキン，センターピース（食卓の装飾品や燭台など），花などから構成される。

②　基本セッティング

セッティングの方法は，イギリス式とフランス式は多少異なるが基本は同じである。

③　食　卓

正式には綿ネルなどのアンダークロスを敷き，その上に白色のダマスク織（麻の綾織）のクロスをかける。1人分の食卓の幅は60〜80cmとする。中央に花，その両脇に燭台を置く。また，家庭では色無地，柄物もよく，食卓が狭いときは，センターピースは省略してもよい。

④　食器類

まず位置皿をテーブルに置く。カトラリーは外側から右にナイフ（刃は内側），スプーン，

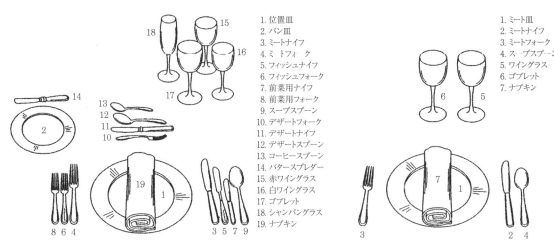

1. 位置皿
2. パン皿
3. ミートナイフ
4. ミートフォーク
5. フィッシュナイフ
6. フィッシュフォーク
7. 前菜用ナイフ
8. 前菜用フォーク
9. スープスプーン
10. デザートフォーク
11. デザートナイフ
12. デザートスプーン
13. コーヒースプーン
14. バタースプレダー
15. 赤ワイングラス
16. 白ワイングラス
17. ゴブレット
18. シャンパングラス
19. ナプキン

1. ミート皿
2. ミートナイフ
3. ミートフォーク
4. スープスプーン
5. ワイングラス
6. ゴブレット
7. ナプキン

正餐のテーブルセッティング（イギリス式）　　　　　　　　日常のテーブルセッティング

図 1-3　テーブルセッティング

左側にフォークを並べる。普通サラダ用のカトラリーは置かず，最後の肉料理と兼用する。デザート用のナイフ，フォーク，スプーン類は，位置皿の上方に並べる。パン皿は位置皿の左側に置く。グラスはナイフの上方に並べる。ナプキンは位置皿の上，またはパン皿の位置に置く。

⑤　**家庭用セッティング**

　位置皿の代わりにミート皿を置き，一対のカトラリーですべての料理をいただく。カトラリーをのせるポルトクトー（箸置きのようなもの）を出しておくと皿をとり替えるときに便利であり，クロスを汚さない利点もある。また，家庭では皿を重ねてセッティングすると場所をとらず，よい方法である。

（6）　西洋料理のテーブルマナー

着席，退席：いすは左側から腰掛ける。食事中に中座するときは，いすの上にナプキンを置く。
　　食事が終わったら軽くたたみ，食卓の左側（パン皿のあったところ）に置き左側から退席する。

ナプキン：最初の料理が出される少し前にとり，二つ折りのまま折り山を手前にしてひざに置く。口の汚れを拭くときは端の内側を使う。

ナイフとフォーク：外側から順に使う。料理は左側から一口ぐらいに切って食べる。途中手を止めるときは八の字型に皿に置く。食べ終わったらナイフの刃を内側に向け，フォークとそろえて皿の中央に水平に置く。

料　理：大皿から料理をとり分けるときは，右手にスプーンを持って料理の下に入れ，左手のフォークで軽く料理を押さえる。スープを飲むとき，ナイフで切るときなどには，音を立てないように注意する。魚などやわらかい物は，ナイフを用いずフォークを右手に持ち替えて食べてもよい。

パ　ン：スープが終わったらパンを食べ始め，デザートコースの始まる前に終わらせる。

酒　類：グラスは置いたまま酒が注がれる。また，酒が十分で断るときは，グラスの縁に軽

く手をのせて意思表示する。乾杯のときは，グラスの柄を持ち，目の高さまで上げて主客，両隣に目礼を交わして飲む。

5　中国料理

（1）　中国料理の特徴

①　中国は広大な土地をもち，気候，風土の差が著しく，産物も異なり，背景となる歴史や文化などの影響により，それぞれの特色をもった料理が形成されている。

②　古来より「不老不死」の思想が根強く「医食同源」の語に表現されるように，食物は健康を保つ薬とも考えられた。そのため，食に対する関心が非常に高く，おいしく食べることが追及され，様々な料理の技法が生み出された。

③　多種類の材料が多様な調理に使われ，食べられる部分をすべて利用する。保存のきく乾物類もよく使われ，生の材料以上にその持ち味が生かされている調理法も多い。

④　生食が少なく炒め物，揚げ物など高温加熱調理が多い。油脂類も多く用い，調味料や香辛料を巧みに利用している（調理法のポイントとしては，包丁さばき，調味，加熱法が挙げられる）。

⑤　調理器具の種類は少なく，各自が小皿に分けて，箸とスプーンを用いて食事をする。いただく側は量を好みで加減でき，つくる側は，人数に融通が利くので合理的，かつ経済的である。

　以上の特徴により，中国料理は世界各地に普及している。

（2）　地域別四大系統料理

①　北方系（北京料理）

　中国北部の黄河流域地方の料理であり，北京料理が代表的である。寒冷地のため，米より小麦の生産量が多く，麺，餅，包子，餃子など小麦料理が発展している。調味法は油や塩などの調味料を多く使用する濃厚な味付けである。また，皇帝の住む紫禁城を抱えた地であり，食文化の中心地でもあったため，宮廷料理が形成された。代表的な料理としては「北京烤鴨（北京ダック）」「烤羊肉（ジンギスカンなべ）」がある。

②　西方系（四川料理）

　長江の中・上流域に発達した料理であり，四川料理が代表的である。内陸山岳地帯に位置するため，淡水産の魚介類や農産物が良く使われる。また寒さが厳しいため，辛い料理が発達した。香辛料として，しびれる辛さの花椒（中国山椒）や，唐辛子が多く使われている。代表的な料理には「麻婆豆腐」「担々麺」「棒棒鶏」「回鍋肉」など，特産の豆板醬を使ったものがある。また，漬物文化が発達し，「搾菜」が特産品としてある。

③　東方系（上海料理）

　長江下流域の江南地方に発達した料理で，上海料理や江蘇料理が代表的である。穀倉地帯であるため農作物に恵まれているうえ，海産物や淡水魚介類も豊富に獲れる。上海は文化の中心地として，さまざまな影響を受けた料理が発達した。味は濃厚で，油，みそ，しょうゆ

が多く使用される。代表的なものに「蒸蟹（上海がに）」「西湖醋魚（西湖の草魚甘酢煮）」「東坡肉（豚バラ肉の角煮）」「揚子炒飯（五目炒飯）」などがある。

④　南方系（広東料理）

南部の珠江（チュー川）流域で発達した料理で，広東料理が代表的である。「食は広州にあり」といわれるほど，食材の種類は豊富で調理法も発達し，調味料も多様である。調味はあっさりしていて，日本人の味覚に合うため，日本でも広く普及している。代表的な料理として「咕咾肉（酢豚）」「八宝菜（五目うま煮）」「叉焼肉（焼き豚）」がある。

（3）　供応食の献立

中国の供応食は 宴席菜（筵席）（イェンシイツァイ イェンシイ）といわれ，表 1-11 に示すような献立（菜単）（ツァイダン）である。まず，京菓（おつまみ），前菜，大件（献立の代表料理），大菜，点心，食後に水果（果物），茶などが供される。料理の品数は宴席の目的・規模によって決まるが，陰陽思想により奇数は忌み嫌われる。家庭でのおもてなしの場合は，前菜 1〜2 品，大菜（スープを含めて）4〜6 品，点心 1〜2 品を目安に，心を込めた料理を必ず入れるとよい。

表 1-11　宴席の献立構成

順　序	分　類	内　容	献立例
前　菜（チェンツァイ）	冷　菜（冷葷）（ロン ツァイ ロンフォン）	酒の肴になるような美味・珍味の各種料理。材料や味に変化をもたせ，互いに引き立てせる。冷菜も熱菜も本来は一種類を一皿に盛り，4 種，8 種，16 種と出すものである。最近は，小片を多種類盛り合わせた盤拼が多い。	涼拌海蜇 棒々鶏 五香燻魚 如意肉捲
	熱　菜（熱炒）（ロヲ ツァイ ロヲチャオ）	酒の肴に向く水気の少ない揚げ物や炒め物などが供されるが，これは最近省略する場合も多い。	松花蛋 叉焼肉 辣黄瓜 蕃茄
大　菜（ター ツァイ）	頭　菜（大件）（トウ ツァイ ターチェン）	大菜の最初に供される。その献立の中で最も高級な材料を使用した料理で，その宴席の名前となり等級を表すものとなる。	紅焼魚翅
	炒　菜（炒め物）（チャオツァイ） 炸　菜（揚げ物）（チャ ツァイ） 蒸　菜（蒸し物）（チョンツァイ） 煨　菜（煮物）（ウェイツァイ） 溜　菜（あんかけ）（リウ ツァイ） 烤　菜（直火焼き）（カオ ツァイ）	材料や調理法，色や味の濃淡あるいは料理名などが重複しないような配慮をしながら組合せる。	芙蓉蟹 真珠丸子 蝦仁吐司 乾焼明蝦 軟炸肉背 糖醋鯉魚
	湯　菜（スープ料理）（タン ツァイ） 飯（主食）（ファン） 飯　菜（ファンツァイ）	料理の最後をしめくくる汁物で，あっさりした味が多い。 白飯，かゆ，麺，まんとうなど。 常備菜，漬物，簡単な料理。	魚丸子湯
点　心（ディエン シン）	甜　点　心（甘味物）（ティエンディエンシン） 鹹　点　心（塩味物）（シエン ディエンシン）	デザートとして供される。一品の場合は甘味のもの。 2 種以上の場合は，甘塩味両方出す。飯を兼ねるものもある。	什錦炒飯 奶豆腐

中国では国土が広く，出身地や宗教によって食習慣が異なるので，喫食対象者をよく知るように注意を払うことが大切である。

（4）　宴席の供卓
①　食卓と席順
　中国では，方卓を8人で囲むのが正式とされていたが，現在では欧米式に，長方形や人数の増減に対応しやすい円卓，または中心部が回転式の二重円卓が使われることが多い。席順は一般に北方を上座とするが，図1-4のように入口から遠いほうが上席となる。

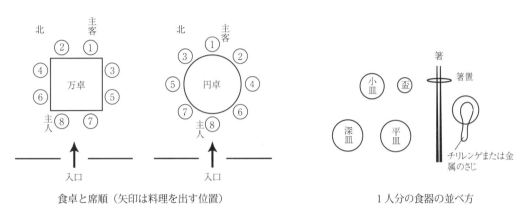

食卓と席順（矢印は料理を出す位置）　　　　　1人分の食器の並べ方

図1-4　中国料理の食事と席順

②　供　卓
　中国料理では料理は大皿に盛りつけて供されるので，食卓には上図のように銘々の食器が人数分並べられる。平皿には料理を，深皿には汁の多いものを，小皿には調味料をとったり，骨を出すのに使用する。その他，しょう油，酢，からし，ラー油などの調味料や菜単を卓の中央に並べておく。

（5）　中国料理のテーブルマナー
①　招客が席に着いたら盃に酒を注ぎ，主人が立って盃を上げて挨拶をして開卓する。
②　大皿に盛られた料理が運ばれてきたら，主人が先に箸を入れて取り分け，客に勧める。主賓から先に回すほうがよい。
③　取り分ける量はだいたいでよいが，全員にいきわたるように取り分け，取った後に形を整える。
④　回し台が用いられている宴席では，他の人が取り分けていないか，また取り箸やスプーンがコップや食器に当たらないか確かめてから回す。
⑤　取り皿が汚れていたら取りかえる。
⑦　大菜が終わりに近づくと主人が酒を勧めるが，酒が十分であることを告げると，ごはん，漬物，点心などが出される。
⑧　食事が終わると，主客が感謝を述べて先に退出し，そのあとで他の人が帰る。

3 基本の調理操作

1 準備的調理操作

（1） はじめに

　安全に実習できるよう留意し，衛生的に調理をする。そのために，各自の健康管理はもちろん，身支度や手洗いが重要である。

身支度　爪は短く切り，マニキュアはつけない。時計や指輪，アクセサリー類は外す。

　頭髪が出ないように帽子などで覆う。清潔な調理作業衣に着替える。

　手指をよく洗い，清潔な手ふきを用意する。アルコールで消毒する。手指の傷は教員の指示に従う。

　自分の体調（熱はないか，下痢はしていないかなど）には，常に気を配る。

調理台と器具　調理台は清潔な台ふきんでふき，アルコール消毒し，清潔を保つ。不要なものは置かない。

　使用した調理器具は，使用後すぐに洗剤と流水で洗い，清潔なふきんでふき，乾燥させ，収納する。

　包丁，まな板は，野菜用，魚・肉用，仕上げ用に使い分けるのが望ましい。

　冷蔵庫に食品や調理したものを出し入れするときは，汁や水分がこぼれないように扱う。

　実習終了後は，室内の清掃・整頓を行う。

（2）　計　量

　料理をおいしくつくるためには，食品や調味料の重量や容量を正しく計量することが大切である。重量の計量には，デジタル式のクッキングスケールや台秤を水平な台に置いて計る。身近な食品は，おおよその目安量を覚えておくと便利である（表 1-12）。

　調理時に用いられる計量器具には，計量カップと計量スプーンがある。

　計量カップ 1 杯（200mL）は 1C と書く。

　計量スプーンは，大さじ 1 杯（15mL）を 1Tbs（1T）または大 1，小さじ 1 杯（5mL）を 1ts（1t）または小 1 と書く。

　図 1-5 に計量スプーンによる計り方を示した。砂糖など粉状の固体はふんわりと盛り上がるほどすくい，計量スプーンの柄やすり切り用へらで表面を平らにすり切る。1/2 や 1/3，1/4 は等分に分け，直角に取り除く。しょうゆなど液体の 1 杯は，表面張力で盛り上がる状態である。

　食品の重量と容量は同じではないため，主な食品の重量と容量の関係を覚えておくとよい（表 1-13）。わずかな量（少量）のとき，「少々」や「ひとつまみ」と示す場合がある。食塩の少々

表 1-12　主な食品の目安量

	食　品	目安量	重　量（g）		食　品	目安量	重　量（g）
穀　類	ごはん	茶碗 1 杯	120 〜 150	いも類	じゃがいも	中 1 個	150
	バターロール	1 個	30		さつまいも	中 1 本	200
	食パン	6 枚切り 1 枚	60	野菜類	たまねぎ	中 1 個	200
	ゆでうどん	1 玉	170 〜 200		にんじん	中 1 本	150
	蒸し中華麺	1 玉	140 〜 170		トマト	中 1 個	150
卵	鶏卵	1 個	50 〜 60		ミニトマト	1 個	10 〜 15
	卵黄	1 個	15 〜 20		なす	中 1 本	70
	卵白	1 個	30 〜 40		きゅうり	中 1 本	100
	うずらの卵	1 個	10 〜 12		ピーマン	中 1 個	40
乳製品	スライスチーズ	1 枚	16 〜 18		かぶ	中 1 玉	100
豆製品	豆腐	1 丁	300 〜 400		セロリ	中 1 本	100
	生揚げ	1 枚	150 〜 200		アスパラガス	中 1 本	20
	油揚げ	1 枚	20 〜 25		ブロッコリー	1 株	200
	高野豆腐	1 枚	16 〜 20		ほうれんそう	1 袋	200
魚介類	あじ	中 1 尾	150		長ねぎ	中 1 本	100
	いわし	中 1 尾	100		しょうが	1 かけ	10
	するめいか	中 1 ぱい	300		にんにく	1 片	5 〜 10
	魚切り身	1 切れ	80 〜 100		パセリ	1 本	5 〜 10
肉　類	鶏ささみ	1 本	50 〜 60	果実類	みかん	中 1 個	100
	鶏もも肉	1 枚	250 〜 300		りんご	中 1 個	250
	ウインナー	1 本	15 〜 20		バナナ	中 1 本	150
	ハム	1 枚	10 〜 20		いちご	1 個	15 〜 20
	ベーコン	1 枚	15 〜 20		レモン	中 1 個	100

とは親指と人差し指でつまんだ量くらいで，ひとつまみとは親指，人差し指，中指の 3 本の指でつまんだ量くらいが目安である。

（3）　調味の割合

　材料の重量に対し，主に塩分や糖分の割合を表したものを調味パーセント（調味の割合）という。この場合の材料の重量とは，廃棄率を除いた正味重量（調理直前の状態）である。

$$\text{調味パーセント（\%）} = \frac{\text{調味料の重量（g）}}{\text{材料の重量（g）}} \times 100$$

　よって，使用する調味料の重量（g）＝材料の重量（g）×調味パーセント（%）÷100で求める。

調味の基準と調味パーセント　一般に好まれる味の調味パーセントを表 1-14, 15 に示した。これはあくまでも標準的な調味であり，各自の好みや材料の持ち味などにより加減するとよい。調味パーセントを利用すると，標準的な調味料の使用量がすぐにわかり，材料の重

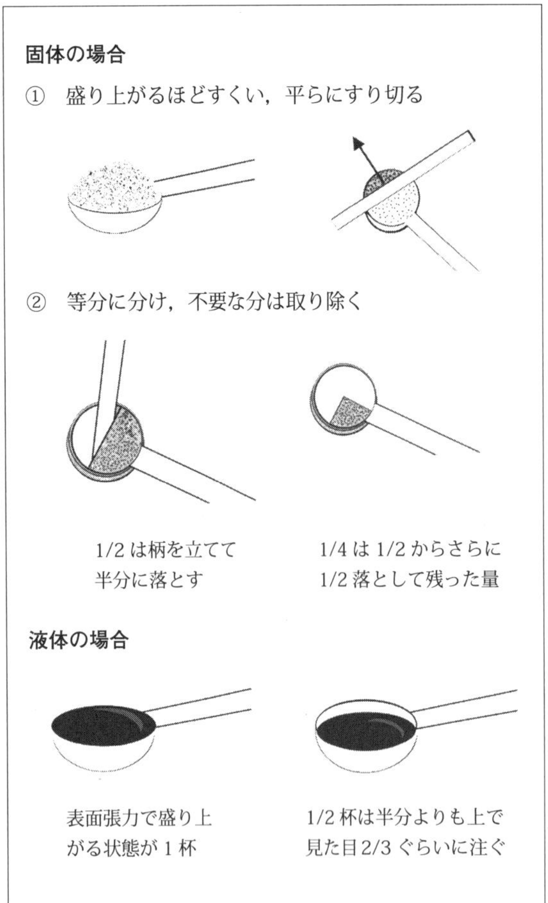

固体の場合

① 盛り上がるほどすくい，平らにすり切る

1/2 は柄を立てて
半分に落とす

1/4 は 1/2 からさらに
1/2 落として残った量

② 等分に分け，不要な分は取り除く

液体の場合

表面張力で盛り上
がる状態が 1 杯

1/2 杯は半分よりも上で
見た目 2/3 ぐらいに注ぐ

図 1-5　計量スプーンによる計り方

表 1-13　計量カップと計量スプーンによる食品重量（単位:g）

食品名 ＼ 計量器	小さじ（5mL）	大さじ（15mL）	カップ（200mL）
水，食酢，清酒	5	15	200
しょうゆ，みそ，みりん	6	18	230
食塩，精製塩	6	18	240
粗塩（並塩）	5	15	180
上白糖，片栗粉	3	9	130
グラニュー糖	4	12	180
水あめ，はちみつ	7	21	280
小麦粉	3	9	110
コーンスターチ	2	6	100
ベーキングパウダー	4	12	150
カレー粉	2	6	80
パン粉	1	3	40
粉ゼラチン	3	9	130
煎りごま	2	6	100
トマトケチャップ	6	18	230
マヨネーズ	4	12	190
粉チーズ	2	6	90
油，バター	4	12	180
牛乳	5	15	210
生クリーム	5	15	200
紅茶（茶葉）	2	6	60

注]計量器の形状によって重量が若干異なる場合もある。

量が増減しても味つけを決めやすい。献立作成では，料理をつくる前に味の濃さがわかるため，組合せる料理を調整するときにも役立つ。また，つくり手が違っても同じ味を再現しやすいため，ほかの人にも伝達が可能である。

　料理には，塩だけでなく，しょうゆやみそなどの塩分を含む調味料を用いることが多い。主な調味料に含まれる塩分濃度（％）と換算時の食塩に対する使用量比を表 1-16 に示した。塩味をしょうゆ，みそなどに置き換える場合は，使用量比（重量比）をもとに換算する。また，塩分量は減塩のものなど製品により異なることがあるため，栄養成分表示を参照する習慣をつける。

　糖分の調味パーセントは，砂糖を基準として考えるので，塩分と同様に換算が必要である（表 1-14，15）。本みりんは糖分が約 43％であるが，みりんに含まれる糖は砂糖より甘みが弱いグルコースなので，砂糖をみりんに置き換える場合は重量比で 3 倍，逆は 1/3 倍にする。また，みりん風調味料を用いる場合は塩分約 0.2％を含むため，使用量に注意する。

表 1-14　塩分の調味パーセント

調　理	塩分濃度（%）*
吸物，スープ	0.6 ～ 0.8
和え物，酢の物	1.0 ～ 1.5
ソース類	1.2 ～ 1.5
ふり塩　生野菜	1.0 ～ 1.2
ふり塩　魚・肉	1.0 ～ 2.0
煮　物	1.2 ～ 2.0
漬　物	1.5 ～ 2.0

＊汁物の塩分濃度は，だし汁由来の濃度（0.1 ～ 0.2％程度）を加味して調整する。

表 1-15　糖分の調味パーセント

調　理	糖分濃度（%）
かくし味	1 内外
和え物，酢の物	3 ～ 7
煮物　薄味～普通	3 ～ 5
煮物　含め煮	7 ～ 10
煮物　佃煮	10 ～ 15
飲み物	8 ～ 10
プリン，ゼリー	10 ～ 12

表 1-16　主な調味料の塩分濃度と使用量比（重量比）

調味料	食　塩	こいくちしょうゆ*	うすくちしょうゆ	米みそ（淡色辛みそ）	米みそ（甘みそ）	ウスターソース	中濃ソース	オイスターソース
塩分濃度（%）	99.5	14.5	16.0	12.4	6.1	8.5	5.8	11.4
使用量比	1	6.9	6.2	8.0	16.3	11.7	17.2	8.7

＊こいくちしょうゆは，「しょうゆ」と記載する。
　使用量比は「塩をしょうゆに置き換える場合は，重量比で 6 ～ 7 倍量」など大まかな目安を覚える。

塩分の使用量と食べる量　塩の使い方には，材料に直接加える塩と，下処理に使う塩があり，これらは調理方法によって全量が口に入るとは限らない。例えば，きゅうりの塩もみの場合，きゅうりを 1.0％の塩でもみ，軽くしぼると，絞り汁に塩分が抜けでるため，吸塩率は 0.4％程度となる。塩分は使用量と，実際に摂取する量が異なることを考慮して調味する。

塩分控えめでもおいしく　ヒトは低濃度の味をコクとして捉えることを利用して，塩分を控える代わりにうま味，酸味などの塩味以外の味を加えることにより，無理なく減塩できる。
　例えば，うま味は和え物や酢の物はだしで割る，汁物や煮物のだしを濃くとると味に深みがでる。また，味とかおりの相互作用を利用して，果実酢などの酸味とかおりでさわやかな風味が加わり，塩味が引き立つ。さらに，香辛料やハーブ，焼成の香ばしさを加える，苦味・渋味・辛味・油脂を少量加え，味に深みを出すことで薄味でも満足感が得られやすく，塩分控えめでもおいしく調理できる。
　また，食べ方の工夫では，汁物は具を多くして汁の量を減らす，煮汁や麺のつゆを残すと減塩になる。献立は全部を薄味にするのではなく，一品はしっかりとした味つけの料理をつくり，他は薄味にしてメリハリをつけるとよい。

（4）切り方

　食品を切ることで，食べやすい形になり，火通りや味の浸透がよくなる。また，料理の見た目を美しくし，季節感を添える役割もある。図 1-6 に主な切り方と名称を示した。

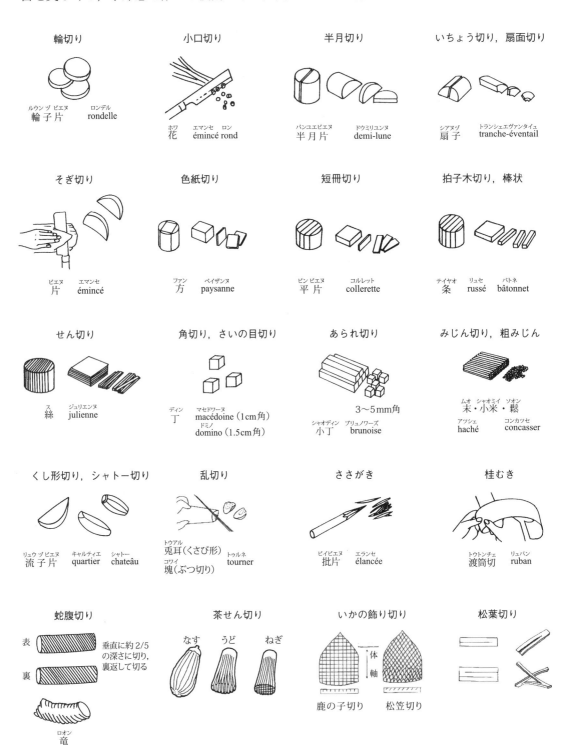

図 1-6　主な切り方と名称（日本・中国・西洋）

① 魚の下ごしらえ

うろこを取る
尾から頭の方へ向かい，うろこをかき取る。

えらを取る
えらぶたを広げ，えらを切り取る。

はらわたを取る
胸びれの下に切り込みを入れ，わたを出す。

腹の中を洗う
切り口に指先を入れ，水を流しながら残ったはらわたと中骨の血を洗う。
ペーパータオルなどで水気をふきとる。

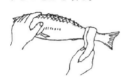

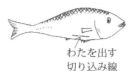

わたを出す
切り込み線

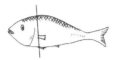

魚をおろすときのわたの出し方：胸びれの下に包丁を入れ，頭を落とす。腹に切り目を入れ，わたを出す。洗って水気をふく。

図1-7　魚の下ごしらえの手順

② 魚のおろし方

二枚おろし：頭を切り落とし，背側と腹側に包丁で切り込みを入れた後，上身と中骨のついた身に分ける。

三枚おろし：二枚おろしにした骨つきの身を，上身と下身と中骨に分ける。（切り込みを入れずに三枚におろす方法は大名おろしという）

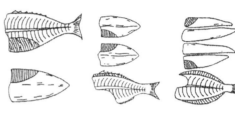

図1-8　二枚おろし　　三枚おろし　　五枚おろし

五枚おろし：三枚おろしの上身，下身をそれぞれ二枚に切る。（かれい，ひらめ，かつお）

手開き：中骨にそって親指を左右にすべらせて開く。中骨を外す（いわし）。

腹開き　　　　　背開き　　　　おろし開き

図1-9　いろいろな開き方 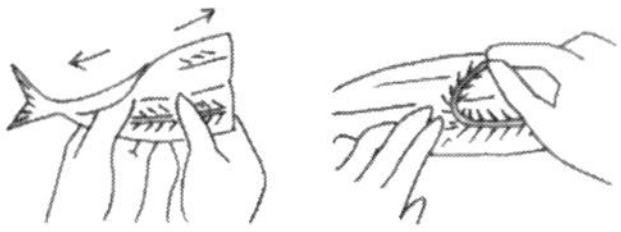　　　　　図1-10　手開き

③ いかのおろし方

①　胴に指を入れ，足と胴のつなぎ目をはがす。足とともにはらわたを引き抜く。

②　墨袋をやぶらないように気をつけて目の下で切り，足を切り離す。

③　胴は軟骨を抜き，皮をむく。足は吸盤を取り除き，皮をむく。切り分ける。

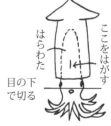

はらわた
ここをはがす
目の下で切る

図1-11　いかのおろし方

（5）包丁とまな板の扱い方

　包丁の種類は，和包丁，洋包丁および中華包丁に大別され，材質は鋼，ステンレス鋼，セラミックなどがある。刃は片刃と両刃があり，片刃は切れたものが離れやすいので桂むきや，さしみに向き，両刃は食品を垂直に切りやすく，野菜を切る，刻むほか，肉や魚など用途が広い。

包丁の部分の名称は，図1-12に示した。

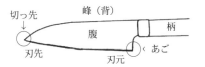

包丁の持ち方：柄を手のひらで包むようにして小指と薬指
　に力を入れ，ほかの指で支えるように持つ。しっかり
　握ることが安全面だけでなく技術面でも肝心である。図
　1-13に包丁の持ち方と切るときの姿勢を示した。使用

図1-12　包丁の部分の名称

後は，洗って水気をふいて完全に乾燥させてから収納する。包丁の切れ味を保つためには，
定期的に砥石で研ぐ。

切るときの姿勢：まな板を調理台に平行に置き，体はまな板から握りこぶし1つ分くらい離
　して，体の右側（利き手側）を少し後ろにして斜めに立つ。足は自然に開き加減にする。
　左手の指を折り曲げて，包丁の腹に当てるように添え，少しずつずらして切る厚さを調節
　する。

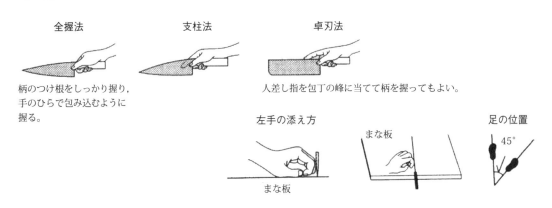

図1-13　包丁の持ち方と切るときの姿勢

まな板の使い方：乾いたものを切るとき以外は水でぬらして，ふきんでふいてから使用す
　る。必要に応じてアルコールなどで消毒する。まな板はぬれていると衛生上好ましくない
　ので水分をふきながら使用し，汚れたら洗剤をつけて洗う。切った食品は置いたままにせず，
　トレーなどに移す。肉や魚介類を扱った後は，水をかけてたわしでこすり，洗剤をつけた
　スポンジでよく洗い，丁寧にすすぐ。落ちない汚れやシミは漂白する。使用後は風通しが
　よく乾燥したところに保管する。大量調理施設などではHACCPの考えに基づく衛生管理の
　ため殺菌庫を用いる。

（6）食品の洗い方

　調理の最初に行う基本操作で，野菜や果物の泥土や埃，農薬などの有害物を洗浄する。洗浄
方法には，ふり洗い，混ぜ洗い，つかみ洗い，こすり洗い，もみ洗い，研ぎ洗いがある。洗っ
た水気はよくきる。

（7）浸漬，戻す

　あく抜き，変色防止，不味成分や塩分の除去，砂出し，乾燥食品の軟化，うま味やかおり成

分の浸出などの目的で行われる。浸す液体は，水，塩水，調味液などが用いられ，調理の下処理として行われる。多くの乾燥食品は，浸漬操作で吸水，膨潤，軟化させてから用いる。表1-17に乾物の戻しによる重量変化を示した。

表1-17　乾物の戻しによる重量変化

食品名	戻し方	重量変化*	食品名	戻し方	重量変化*
乾しいたけ	水に浸ける /6 時間	4 ～ 5 倍	芽ひじき	水に浸ける /20 分	7 ～ 8 倍
きくらげ	水に浸ける /20 分	7 ～ 10 倍	長ひじき	水に浸ける /30 分	4 ～ 5 倍
かんぴょう	茹でる /10 分	5 ～ 8 倍	乾燥わかめ	水に浸ける /5 分	6 ～ 12 倍
高野豆腐	湯に浸ける / 表示に従う	5 ～ 6 倍	昆　布	水に浸ける /30 分	3 ～ 5 倍
切り干しだいこん	水に浸ける /20 分	4 ～ 5 倍	だいず	水に浸ける / ひと晩	2 ～ 2.5 倍

＊乾物の重量を1とする。

2　加熱調理操作

　加熱調理操作には，茹でる，煮る，炊く，蒸すなど水の熱を媒体とする湿式加熱と，焼く，揚げる，炒める，煎るなどの乾式加熱がある。加熱調理する主な目的は，食品をおいしく食べられる状態にすること，体内での消化吸収を高めること，食品衛生上安全なものにすることである。

（1）　炊く（炊飯）

　炊飯は米のでん粉を糊化し，飯にする操作であり，洗米，加水（水加減），吸水・浸漬，加熱，蒸らしの順で行われる。

　炊飯の調理についてはp.34を参照する。

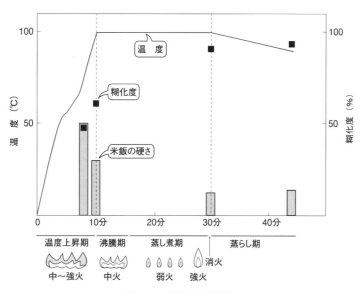

図 1-14　炊飯の加熱過程

（2）だしをとる

　うま味成分を多く含む食品を水中で加熱して抽出する操作。日本はおいしい軟水に恵まれたことから，世界に類のない「うま味」という味と「和食」という文化をつくり出した。うま味は昆布（グルタミン酸），かつお節（イノシン酸），乾しいたけ（グアニル酸）などから抽出され，汁物，煮物，和え物などに利用される。表 1-18 に日本料理の主なだしのとり方を示した。

表 1-18　主なだしのとり方

種　類	材　料	使用量 (%)	とり方
かつおだし（かつお一番だし）	かつお節	2 ～ 4%	沸騰直前にかつお節を入れる。沸騰したら火を止めるか，弱火で 1 分ほど加熱する。かつお節が沈んだらこす。
昆布だし（昆布一番だし）	昆　布	2 ～ 5%	昆布を水に 30 分～ 1 時間ほど浸ける。弱めの火にかけ，沸騰直前（80℃くらい）に昆布を取り出す。
混合だし（かつおと昆布の一番だし）	かつお節　昆　布	1 ～ 3%　1 ～ 2%	昆布を水に約 30 分浸ける。弱めの火にかけ，沸騰直前に昆布を取り出し，かつお節を加える。沸騰したら火を止め，かつお節が沈んだらこす。
二番だし	一番だしのだしがら（かつお節，昆布）		一番だしをとった後の昆布とかつお節に，一番だしのときの半量の水を加え，沸騰したら 2 ～ 3 分加熱し，こす。
煮干しだし（いりこだし）	煮干し	2 ～ 4%	煮干しの頭と腹わたをとって半身に割き，水に約 30 分浸ける。中火にかけ，沸騰したら火を弱め，あくをとりながら 5 分加熱する。こす。

　西洋料理のだしは，複雑なうま味が特徴で，肉，骨，魚介類などと香辛料，香味野菜を長時間煮込んでとる。フランス語はブイヨン，英語ではスープストックという。ブイヨンのとり方は p.67 を参照する。

　中国料理のだしのことを湯（タン）といい，澄んだスープは清湯（チン），濁ったスープは白湯（パイ）とよばれる。中国料理の一般的なだし「毛湯（マオ）」のとり方は p.84 を参照する。

　顆粒だしや固形ブイヨンで代用する場合は，パッケージの表示を参考に希釈する。塩分を含むため，使用重量から食塩相当量を算出し，差し引いて調味する。

（3）茹でる

　沸騰した湯に食品を入れて加熱する操作。茹でてそのまま食べる場合と，調理の下ごしらえとして行う場合がある。根菜類やじゃがいもなど，水から茹でたほうが食品内部との温度差が少なく，均一に火が通りやすい食品もある。

　茹で湯は真水（まみず）を沸騰させたものを基本とするが，調理効果を高めるために食塩，食酢などを添加することがある（表 1-19）。火加減は，野菜は強火で茹でたほうがペクチンの軟化が起こり，やわらかく，肉や魚は沸騰後に火を弱めたほうがたんぱく質の熱変性が緩やかでやわらかく茹で上がる。余熱による変色を防ぎたい食品やあく抜きしたい野菜などは，冷水にとって冷ます。

表 1-19　茹で湯に添加する目的と食品例

添加するもの	主な目的	食品例
食　塩	下味をつける，緑色の保持，ペクチンの分解を促進して軟化	野菜
食　酢	褐変防止，ペクチンの分解を抑制して歯切れをよくする。	れんこん，ごぼう
米ぬか，米のとぎ汁	えぐ味の除去，白く茹で上げる。	たけのこ，だいこん
重曹（炭酸水素ナトリウム）	ペクチンの分解を促進して軟化，あくの除去促進，濃い緑色の保持	わらび，よもぎ，ぜんまいなどの山菜
酒，香辛料	生臭みの除去	魚，肉

（4）煮　る

　食品をだしや調味液の中で加熱する調理操作で，加熱と同時に調味ができる。

　調味のしかたは，調味料を加えた煮汁の中に食品を入れる場合と，煮る途中で調味料を加える場合がある。

　高野豆腐の煮物や魚の煮つけは前者，根菜類や豆類などの煮物は後者であることが多い。途中で調味料を加える場合には，分子量が大きく浸透しにくい砂糖は先に加え，次に分子量の小さい塩を，しょうゆやみそなど加熱によって風味が失われやすいものは後で加える。また，食酢は，褐変防止や食感を目的として加える場合は先に，味や風味づけとして加える場合は後で加えるとよい。

　煮汁の量は，加熱時間に応じて加減する。ひたひた*の煮汁で煮る場合，食品が煮汁に浸っている部分と，煮汁から出ている部分で，味の浸透や熱の伝わり方に差がでる。そのため，食品の上下を返したり，落としぶたを用いたり，途中で煮汁をかけるなどの工夫が必要である。

　＊「ひたひた」とは，食材が水面から少し出るくらいの量。食材がちょうど隠れるくらいの量は，「かぶるくらい」という。

　使用するなべは，煮魚など少量の煮汁で短時間に仕上げたい場合は，食材が重ならないように浅くて口径の広い平なべを用いる。

　シチューやおでんなど長時間加熱する煮込み料理には，厚手の深なべを用いる。

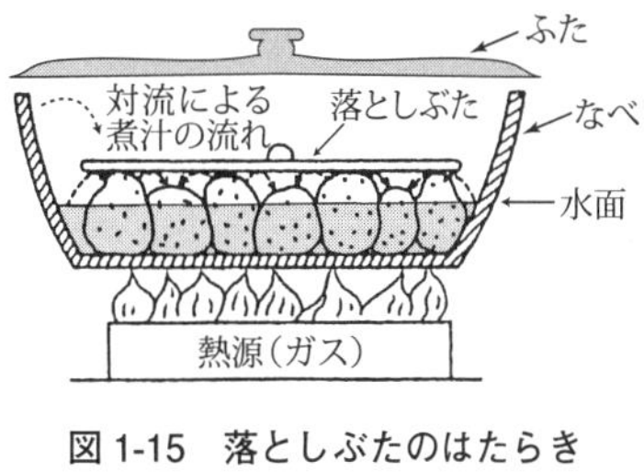

落としぶた：なべの口径より小さいふたを食品の上にのせて，煮汁を対流させる。全体に煮汁を行きわたらせて味を均一にしみ込ませる効果と，踊り浮きを防いで煮くずれを防ぐ効果がある（図 1-15）。

図 1-15　落としぶたのはたらき

圧力なべ：密封してなべの内圧を上げ，沸点を上げて通常より高い温度で調理することができるなべ。硬い肉（牛すじ，すねなど），玄米，乾燥豆類の調理に向き，調理時間が 1/3 程度に短縮できる。

真空保温調理なべ：短時間火にかけた調理なべを，真空断熱構造の保温容器で丸ごと保温し，余熱で食材に火を通す保温調理法。煮くずれ，吹きこぼれや焦げつきの心配がなく，電気やガスを節約できる。

無水調理なべ：余分な水分を加えず，食材が含む水分や油分で調理できる厚手の鋳物なべ。なべの中の蒸気がふたとの間にたまって密閉し，なべ内部の圧力を高めて高温状態を保つ。煮物のほか茹でる，蒸す，焼く，炒めるなどの調理法もできる。キャンプなどで使われるダッチオーブンでも無水調理ができる。

（5）蒸　す

食品を水蒸気の中で加熱する調理操作。水蒸気の対流と，水蒸気が食品にふれて水に戻るときに放出する熱を利用した調理法。食品を動かさないので形がくずれにくく，茹でるより水溶性成分の損失が少ない。

蒸し器の使い方　蒸し器の底なべに半分〜7分目ぐらいの水を入れ，沸騰させる。蒸気が充分に立ってから蒸す。ふたに乾いたふきんを結びつけると滴の落下を防げる。

表 1-20　加熱条件による蒸し方

加熱条件*	目　的	主な食品	調理例
強火で蒸す（100℃）	でん粉の糊化，たんぱく質の変性，加熱殺菌	粉類，いも類，肉類，魚介類	蒸しパン，まんじゅう，蒸しいも，蒸し鶏，魚の蒸しもの
強火で（100℃），補水しながら蒸す	でん粉の糊化に必要な水分をふり水で補う。	もち米	強　飯（こわめし）
弱火で蒸す（85〜90℃）	たんぱく質を含む卵液の凝固	卵	茶碗蒸し，卵豆腐，プリン（鬆が入らないように温度を調節）

*蒸し器の代わりに，なべで直蒸し（地獄蒸し），電子レンジを用いる方法もある。

（6）焼　く

熱源からの放射熱を食品に直接あてて熱したり，鉄板やなべなどからの伝導熱，天火による対流熱の利用など，間接的に加熱する調理法。高温で加熱するため，水分が減少し，味が濃縮される。

表 1-21　主な加熱法の特徴

加熱法	種　類*	料　理	特　徴
直火焼き	串焼き，網焼き，機器焼き（グリル・電気ロースター，トースターなど）	素焼き，塩焼き，照り焼き，つけ焼き	ガス，炭火，電気，赤外線の熱源から発する放射熱を利用し，直火で焼く。
間接焼き	フライパン焼き，板焼き，石焼き，ほうろく焼き，機器焼き（オーブンなど）	ムニエル，ステーキ，卵焼き，ホットケーキ，ローストチキン	フライパンや鉄板上で伝導熱を利用して焼く。オーブンは熱源からの熱が庫内に閉じ込められて全面から加熱される。

*焼き物の調理については p. 42 参照

（7）炒める，煎る

　「炒める」は少量の油によって加熱する操作で，「焼く」と「揚げる」の中間的な加熱法である。食品の表面は油の膜で覆われ，なべ底からの熱が油を通して食品に伝えられる。油脂は食品のこげつきを防ぎ，コクのある食味に仕上がる。炒めものの種類に，ソテー，炒め煮，炒め焼き，炒め揚げなどがある。

　「煎る」は，豆，ごまなどの乾燥食品に用いられ，水，油などの媒体を使わず混ぜながら加熱する手法で，加熱と焦げの香ばしさを付与する。

（8）揚げる

　油の中で高温短時間加熱する操作で，加熱中に食品の水分が減少し，油が吸収される。水と油が交換されるため，食品にコクと香味がでる。
揚げ物の要点は p.50 を参照する。揚げものに用いるなべは，深さがある厚手のものが適している。
揚げ始める前に油の温度を確認し，適温を保ちながら揚げる（表 1-22）。菜箸をぬらして水気をふき，温めた油に入れて温度を知る方法を図 1-16 に示した。

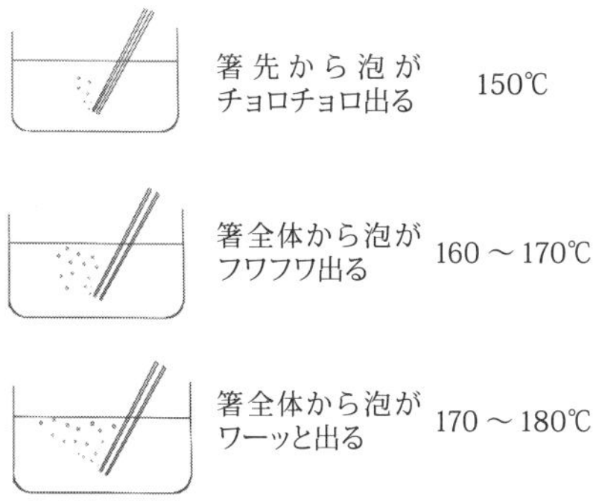

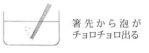

箸先から泡がチョロチョロ出る　150℃

箸全体から泡がフワフワ出る　160～170℃

箸全体から泡がワーッと出る　170～180℃

図 1-16　揚げ油の温度の見方

表 1-22　揚げものの適温

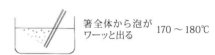

種　類		特　徴	食品例	適温（℃）*	吸油率(%)
素揚げ		食品に何もつけずに揚げる。 水分の蒸発が多い。	ししとう，ピーマン	150～160	2～15
			かぼちゃ，ごぼう	160～170	
			ドーナツ	160～170	
			な　す	170～180	
衣揚げ	から揚げ	片栗粉や小麦粉をまぶして揚げる。	鶏　肉	160～170	6～20
			魚介類	170～180	
	天ぷら	水分の多い衣（卵水と小麦粉）を使用 衣は水と油の交換が起こり，からりとした食感になる。	青じそ，のり	150～160	12～25
			野菜類	160～170	
			魚介類，肉類	170～180	
	フライ	水分の少ない衣（パン粉）を使用 サクッとした食感になる。 揚げ色がつきやすい。	野菜類	160～170	6～20
			魚介類，肉類	170～180	
			コロッケ	180	

＊揚げ油の適温は，食材の切り方，大きさ，厚みなどにより異なる。

（9）加熱に用いる機器

①　ガスコンロ

　ガスを熱源とする調理機器で，五徳とバーナーからなり，可燃性のガスと空気を混合して燃焼させる。2〜3口のテーブルコンロにグリルを備えているものが多い。炎により短時間で高温を得ることができる。

②　電気コンロ

　電熱ヒーターを内蔵したコンロ。100V電源では火力が低いため，立ち上がりが遅い。

③　電磁調理器（IHクッキングヒーター）

　電気の誘電加熱を用いた機器で,電磁誘導加熱（Induction heating）の頭文字からIHヒーターとよばれる。ガスコンロや電気コンロと異なり，電磁調理器自体は発熱せず，なべなどの調理器具を発熱させる。加熱の原理は，トッププレートの下にコイルがあり，電流を流すと磁力線が発生するしくみで，磁力線がなべ底に誘電電流（うず電流）を起こし，その電流となべの抵抗により，なべ底が発熱する。

　使用できるなべの材質は，鉄，ステンレス，ホーローなど磁性のあるものに限られ，アルミ，銅，土なべは使用できない（オールメタル対応IHを除く）。トッププレートに密着した部分だけ発熱するため，底が平らななべが向く。

④　電子レンジ

　電気の誘電加熱を用いた調理機器で，電子レンジ庫内のマグネトロンから2,450MHzのマイクロ波が照射されることで，食品内部の水分子を振動させて発熱させる。短時間で加熱できるのが特徴。加熱時間は食品の量にほぼ比例し，量が多いと時間がかかる。水分が蒸発しやすいので，ラップフィルムなどで覆い蒸発を防ぐ工夫が必要である。

　電子レンジとオーブン機能が使える「オーブンレンジ」や，電子レンジとオーブン加熱が同時にできる「コンビ加熱」機能がついたものもある。

⑤　オーブン

　ガスまたは電気を熱源とし，庫内を加熱して，高温の空気の中で食品を熱する機器。熱せられた空気からの対流伝熱と庫壁からの放射伝熱，天板からの伝導伝熱によって，複合的に加熱される。構造により,加熱能力に差がある。一般的には,電気オーブンよりもガスオーブン,ファンがない機種より庫壁にファンがついた強制対流式（コンベクションオーブン）のほうが，熱力が高い。同じ温度と時間で設定しても，焼き色や火通りに差がでるため，力が弱い機種は温度を10〜20℃上げるなど，オーブンの種類に合わせて温度設定することが望ましい。

⑥　スチームコンベクションオーブン

　スチーム加熱とオーブン加熱を組合せた機器で，主として大量調理で利用されるが，100℃以上の蒸気（過熱水蒸気）で加熱することができる。蒸気加熱，熱風加熱の切り替えができ，焼く，煮る，蒸す，茹でるなど多様な加熱調理に利用できるため，業務用に広く普及している。

　家庭用のオーブンでも蒸気を噴出する機能つきがあるが，100Vの電源では大きな出力ができず，スチーム効果は業務用よりも低い。

真空低温加熱調理　熱伝導をよくするために包装内を真空にし，食材を低温で加熱する調理法である。加熱にはスチームコンベクションオーブンや湯せん器が用いられ，家庭用の低温調理器も発売されている。食肉のたんぱく質は，60℃付近から凝固しはじめ，68〜70℃ぐらいから肉繊維の変性が起こり保水性を失う。真空調理は，保水性を失う前の温度帯で調理するため肉がやわらかく，真空パック内で空気にふれずに調理が行われるので熱伝導もよい。

3　そのほかの調理操作

（1）和える，浸す

下処理をした材料を，和え衣で和えたり，調味液に浸すなど，調理の仕上げ段階の操作である。和え衣には，調味酢のような液状のものと，ごま和えや白和えなどペースト状の和え衣がある。日本料理では酢の物，和え物，浸し物といい，西洋料理ではマリネやサラダ類，中国料理では拌という。時間がたつと水が出やすい材料は，食べる直前に和えるとよい。

（2）寄せる，固める，とろみをつける

流動性のもの（ゾルという）を固形化（ゲル化）する操作である。凝固材料には寒天，ゼラチン，ペクチン，でん粉，小麦粉などが用いられ，砂糖，果汁，あん，乳製品，だしなどほかの材料と混合し，冷却する。凝固材料の種類によって調理性や食感が異なる。

（3）する，練る，こねる

「する」は，すり鉢やフードプロセッサー，おろし金を用いて，食品を粉末，ペースト状にする，すりおろす操作で，かおりが強くなったり，手触り，口触りがよくなる。

ひき肉や魚肉は，「する」「練る」ことで材料が均一になり，保水性と粘着力が増し，加熱後に弾力が出る。小麦粉ドゥを「こねる」操作は，グルテンを形成し，パンや麺の調理では不可欠である。

（4）撹拌する，乳化する，泡立てる

「撹拌する」とは，よくかき混ぜること。「乳化する」操作は卵黄を乳化剤として食酢にサラダ油を分散させるマヨネーズが代表的なもので，「泡立てる」操作は，卵白や全卵，生クリームを撹拌してその中に空気を包み込む。メレンゲやスポンジケーキが調理例である。

　調理学は，下記の図に示したように，包括的な学問である。
献立について理解し，献立を立案し（献立論），その一つひとつの料理について，
調理法を理解し（操作論），味つけ（食味論）をする。
　また，味の好み（嗜好）やその背景にある歴史や食習慣（食文化）も考えなけれ
ばならない。また，そのすべてに科学がある。
　まさに科学と文化を融合した，総合学問である。

調理学の構造　　材料から盛りつけ・食べ方まで包括

Cookery science

献立論（食べ物の取り合わせを考える）　　　　Menu planning

操作論（加熱方法や調理器具による違い）　　　Food technology

調理科学（調理による物理化学的変化）　　　　Science

食味論（おいしさ・味付けの科学）　　　　　　Sensory evaluation

食文化（経験・背景）　　　　　　　　　　　　Food culture

・「科学 science であり芸術 art である」

2章　調理学実習で用いる献立と料理

基礎の調理：基本の操作を日常食の献立に組み込み，段階的に身につけられるよう配置を工夫した。
　調理学で学ぶ科学的見地より，準備的調理操作（料理の定義・だしの種類・調味配合割合・生地の種類・下ごしらえ）と加熱調理操作（煮・焼・蒸・揚・炒）をバランスよく含む献立を解説する。
さらに，食品材料別，料理別にも理解しやすいように配置を工夫した。

日本料理

西洋料理

中国料理

応用調理

会席料理
世界の調理
中国の宴席

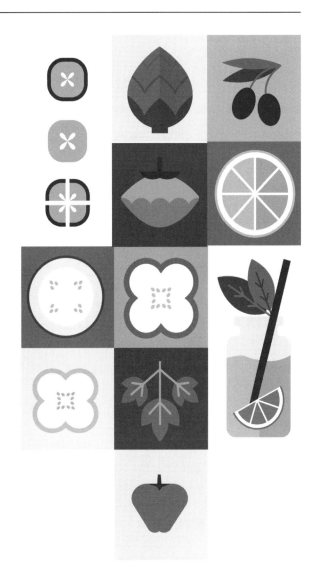

1 炊飯の料理

白　飯
金目鯛の煮つけ
ほうれんそうのお浸し　　　茹でたけのこ
若竹汁　　　　　　　　　　わかめ　木の芽
いちごかん　　　　　　　　うど　針しょうが
　　　　　　　　　　　　　花かつお

献　立	応用料理
主食：白　飯	玄米飯
主菜：金目鯛の煮つけ	白身魚のおろし煮
副菜：ほうれんそうのお浸し	さばのみそ煮
汁物：若竹汁	
デザート：いちごかん	なつみかんかん

♣水加減

　精白米の炊き水の量は米の重量の1.5倍, 容量の1.2倍を基準とする。おいしく炊き上がった飯の重量は米の重量の約2.1～2.3倍になる。(家庭用炊飯器では蒸発量が少ないので, 加水量は約1.3倍に設定してある)。

　計量カップ1カップ (200mL) の精白米は170g
　電気炊飯器用カップ1カップ (180mL) の精白米は150g

米の加水量

種　類	重量比	容積比
精白米	1.5 (倍)	1.2 (倍)
無洗米	1.6	1.3
胚芽米	1.8	1.4
新　米	1.4	1.1
すし飯	1.3	1.0

♣食品の重量変化

　栄養価計算は, 基本的に記載材料によるものである。調理行程により栄養価が変化する食品については調理による重量変化率表 (文部科学省　食品成分表2020年版 (八訂)) から調理後重量を求める。葉物野菜は, 茹で操作により重量が減少し, 水溶性成分の減少がみられる (p.36「ほうれんそうのお浸し」参照)。

1. 洗米 (研ぐ)

　よく研ぐと, つやのあるおいしい米飯になる。3～4回水洗いして (研ぐ), ぬか臭が残らないようにする。ぬか水が米に吸収されないように手早く研ぐ。洗米による吸収量は約10%である (大量の米の洗米には, たっぷりの研ぎ水を用意し, その中に米を入れて, ぬか水が吸収されるのを防ぐ)。

　洗米した米をざるにあげる場合, 30分以上経つと米が割れてしまう。

2. 浸漬, 吸収

　でんぷん糊化 (α化) が均一に米粒の中心まで行われるように十分に吸収させる必要があり, 30分は浸漬することが望ましい。吸水速度は高温で速く, 低温では遅い。浸漬しない場合も温度上昇期の加熱時間を延長することにより浸漬したものと有意差のない米飯が得られる (家庭用電気炊飯器では, このような炊き方になっているものが多い)。

3. 加　熱

　温度上昇期：吸水した米は温度上昇と共に水分を吸収, 膨潤し60～65℃で糊化が始まる。炊く量により中火から強火で加熱する (少量の炊飯, 水の浸漬が不十分な場合は火力をやや弱める)。

　沸とう期：沸とうしたら火力を中火から弱火に調整しながら高温を保つ。この間に米の吸水・膨潤・糊化が行われる。ふきこぼれやすいので, 少しふたをずらしてもよい。

　蒸し煮期：水がほとんどなくなってきたら, 焦がさないように弱火にする。この間も, 米は蒸気により糊化が進んでいるので高温を保つ。沸とう期, 蒸し煮期を合わせ, 約15分加熱する。消火する直前, 数秒間強火にして, 余分な水分を蒸発させる。

　蒸らし期：消火後も余熱で糊化はすすみ, 表面に付着していた水が米粒に吸収され, ふっくらとした米飯になるので, そのまま10～15分放置する (蒸らす)。蒸らし期になべの内側に水滴がつき, なべから飯がとれやすくなる。

4. 蒸らし期終了後

　蒸らし期が終わったら, しゃもじで混ぜ, 余分な蒸気を逃がし, 乾いたふきんをかけて, ふたについた水滴の落下を防ぐ (電機炊飯器で電気が切れるときは, この蒸らし期終了時に設定されているので, 切れたらすぐ混ぜてよい)。

白　飯

精白米（1人分80g）	320g
水（米の重量の1.5倍）	480mL

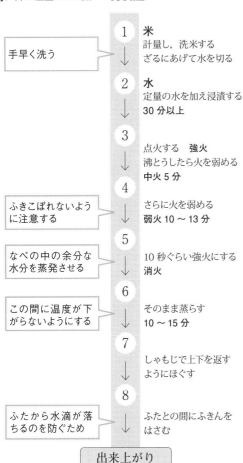

手早く洗う

1 米
計量し，洗米する
ざるにあげて水を切る

2 水
定量の水を加え浸漬する
30分以上

3
点火する　**強火**
沸とうしたら火を弱める
中火5分

ふきこぼれないように注意する

4
さらに火を弱める
弱火10〜13分

なべの中の余分な水分を蒸発させる

5
10秒ぐらい強火にする
消火

この間に温度が下がらないようにする

6
そのまま蒸らす
10〜15分

7
しゃもじで上下を返すようにほぐす

ふたから水滴が落ちるのを防ぐため

8
ふたとの間にふきんをはさむ

出来上がり

玄米飯　応用

玄米（1人分80g）	320g
水（玄米の重量の1.5倍）	480mL

硬いので圧力なべ加熱が適している。
①玄米をさっと洗う（浸漬は不要）。
②圧力なべに入れ，中火で加熱する。
③沸とう後弱火で20分加熱する。
④消火後15分蒸らす。
　注〕玄米の量が変わっても加熱時間は同じ。

	En(kcal)	Prot(g)	Fat(g)	Ca(mg)	Fe(mg)	NaCl(g)
白　飯	274	4.2	0.6	4	0.6	0.0
玄米飯	277	4.8	2.0	7	1.7	0.0

金目鯛の煮つけ　うど　針しょうが

金目鯛（かれいでもよい）	4切れ
水（魚の20%）	64mL
清酒（魚の20%）	64mL
砂糖（魚の2%）	6g
しゅうゆ（魚の10%）	32mL
しょうが	15g ◄皮をむいて，薄切り
うど	100g ◄4cmに切り，皮を桂むきにして水につけ，あくを抜き，下茹でする（1%塩湯）
しょうが（天盛り用）	少量 ◄針に切り，水にさらす

1 水，清酒，砂糖，しょうゆ，しょうが
なべに入れ，沸とうさせる

2 金目鯛
表を上にして，重ならないように並べる
中火
沸とうしたらあくをとり，落としぶたをして煮る
弱火10〜15分

3 うど
うどを加えて煮る
弱火　4〜5分

4 針しょうが
盛りつける
魚を皿の中央に盛り，うどを前盛りにする
煮汁をかけ，天盛を添える

出来上がり

煮汁の少ない煮物の煮方
魚の煮方

　魚は加熱すると，こわれやすくなるので，煮魚が取り出しやすいような浅なべを用いる。上身を上にして煮て，そのままの状態で最後まで煮る（裏返さない）。
　落としぶたを使う：なべぶたの他に直接材料の上に木製の落としぶたをのせ，煮汁に浸っていない部分への味の浸透を助ける。落としぶたへの魚皮付着を防ぐため，熱い煮汁を皮にかけ，水でぬらしたふたをのせる。クッキングシート（中央に空気抜きの穴をあける）でも代用できる。

	En(kcal)	Prot(g)	Fat(g)	Ca(mg)	Fe(mg)	NaCl(g)
金目鯛の煮つけ	154	12.6	6.4	31	0.5	1.0

白身魚のおろし煮　さらしねぎ，おろししょうが　応用

白身魚* (かれい，ひらめなど) (1切れ80g) 4切れ

だし汁 (魚の70%)	224 mL
しょうゆ (魚の10%)	30 mL
みりん (魚の10%)	32 mL
清酒 (魚の10%)	32 mL

だいこん　240 g
葉ねぎ　20 g ◀小口切り，水にさらす
しょうが　20 g ◀おろししょうが

①だいこんは，皮をむきすりおろす。軽く水気を切る。
②浅なべにだし汁，調味料を合わせて加熱し，煮立ったところに魚を入れ，落としぶた，なべぶたをして煮る。
③魚が煮えたら，だいこんおろしを入れ，ひと煮立ちさせる。
④魚をだいこんおろしと共に器に盛り，さらしねぎ，おろししょうがを天盛りにする。

＊季節にもよるが，金目鯛，さわら，たら，すずきなども用いる。

さばのみそ煮　針しょうが　応用

さば (1切れ80g)　4切れ

水 (魚の40%)	128 mL
みそ (魚の10%)	32 g
砂糖 (魚の4%)	13 g
しょうゆ (魚の4%)	13 mL
清酒 (魚の10%)	32 mL

しょうが　10 g ◀皮をむいて薄切り
しょうが　少量 ◀針しょうが

①浅なべに水，調味料，薄切りしょうがを入れて，沸とうさせる。
②さばは，切り身の表を上にして，重ならないように並べて入れる (身が厚い場合は，十字に切れ目を入れる)。
③中火で加熱し沸とうしたらあくをとり，弱火にして落としぶた，なべぶたをして10～12分煮る。
④煮汁が残る状態で加熱を終了し，魚に煮汁をかけて，天盛りの針しょうがを添える。

ほうれんそうのお浸し　花かつお

ほうれんそう　300 g
割下地

しょうゆ (ほうれんそうの5%)	15 mL	合わせる
だし汁 (ほうれんそうの2%)	6 mL	

花かつお　適量

根のほうから先に湯に入れ，葉先は短時間に茹でる。ふたはしない

1 ほうれんそう
茹でる
強火　約2分
冷水にとり，あくを抜く
そろえて水気を絞る

2 割下地　1/2
浸す
軽く絞り，4 cm の長さに切る

3 花かつお (天盛り)
割下地　1/2
盛りつける
割下地をかける

出来上がり

緑色の野菜を色よく茹でる方法
①材料の5倍以上の多量の水で茹でる。
②水量の1～2%の食塩を加えて茹でる。
③茹で水が沸とうしてから野菜を入れる。
④ふたをしないで茹でる。
⑤茹で上がったら急冷する。
　あくの強いもの (ほうれんそうなど) は水にさらし，あくのないもの (さやえんどうなど) は，ざるにとり，冷やす (おかあげ)。

給食用に調理する場合
　ほうれんそうを盛りつけ時に切り，切れ目の美しさを大切にする場合は上の方法で茹で，混ぜ合わせた状態で盛りつける場合には，4cm ぐらいに切ってから茹でる。

＜給食用に調理するお浸しの例＞
• こまつなと厚揚げの煮浸し　　• みずなの煮浸し
• なの花のお浸し

	En(kcal)	Prot(g)	Fat(g)	Ca(mg)	Fe(mg)	NaCl(g)
ほうれんそうのお浸し	19	1.9	0.2	38	1.6	1.0
ほうれんそうのお浸し 重量変化率により計算	17	1.7	0.2	38	0.6	1.0

	En(kcal)	Prot(g)	Fat(g)	Ca(mg)	Fe(mg)	NaCl(g)
白身魚のおろし煮	117	15.1	0.8	56	0.5	2.0
さばのみそ煮	208	15.4	10.7	15	1.4	2.0

若竹汁　茹でたけのこ，わかめ，木の芽

一番だし汁（1人分150mL）	600 mL
▋食塩（だし汁の0.65%）	3.9 g
しょうゆ（だし汁の0.5%）	3 mL
茹でたけのこ	60 g ◀適当な大きさに切る
わかめ（乾燥）	4 g ◀戻し，湯通しをし，筋を取り除き 3cm の長さに切る
木の芽（吸い口）	4枚◀両手のひらでたたいて，かおりを出す

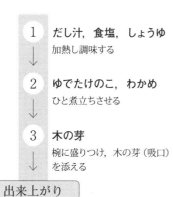

1 だし汁，食塩，しょうゆ
→ 加熱し調味する

2 ゆでたけのこ，わかめ
→ ひと煮立ちさせる

3 木の芽
→ 椀に盛りつけ，木の芽（吸口）を添える

出来上がり

一番だし汁のとり方

一番だし汁（600mL）4人分	
▋水（仕上がりの10%増）	660 mL
だし昆布（出来上がり量の1%）	6 g
かつお節（出来上がり量の2%）	12 g

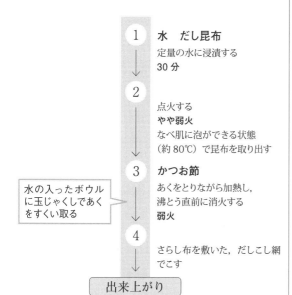

1 水　だし昆布
定量の水に浸漬する
30 分

2
点火する
やや弱火
なべ肌に泡ができる状態
（約 80℃）で昆布を取り出す

3 かつお節
あくをとりながら加熱し，沸とう直前に消火する
弱火

水の入ったボウルに玉じゃくしであくをすくい取る

4
さらし布を敷いた，だしこし網でこす

出来上がり

	En（kcal）	Prot（g）	Fat（g）	Ca（mg）	Fe（mg）	NaCl（g）
若竹汁	10	0.8	0.0	15	0.1	1.0

いちごかん

（出来上がり 400g/4 人分）

粉寒天（出来上がりの0.5%）	2 g
水	250 mL
砂糖（出来上がりの15〜20%）	60〜80 g
いちご	150 g ◀うらごす
レモン汁（出来上がりの5%）	20 mL
ミントの葉	4枚

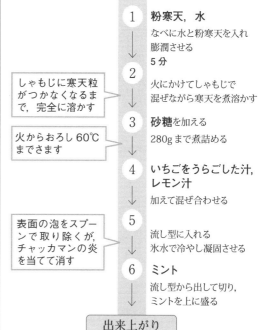

1 粉寒天，水
なべに水と粉寒天を入れ膨潤させる
5 分

2
火にかけてしゃもじで混ぜながら寒天を煮溶かす

しゃもじに寒天粒がつかなくなるまで，完全に溶かす

3 砂糖を加える
280g まで煮詰める

火からおろし 60℃までさます

4 いちごをうらごした汁，レモン汁
加えて混ぜ合わせる

5
流し型に入れる
氷水で冷やし凝固させる

表面の泡をスプーンで取り除くが，チャッカマンの炎を当てて消す

6 ミント
流し型から出して切り，ミントを上に盛る

出来上がり

角寒天について

① 角寒天は約 30 分膨潤させる必要がある。

② 粉寒天の約 2 倍量で官能的に同じ硬さになるので，出来上がり量の 1％使う（1/2 本＝ 4g）。

③ 角寒天は煮溶かす時間がかかるので，水を約100mL 余分に用いて，その水は煮つめる。

なつみかんかん　応用

（出来上がり 400g/4 人分）

粉寒天（出来上がりの0.5%）	2 g
水	250 mL
砂糖（出来上がりの15〜20%）	60〜80 g
なつみかん汁（出来上がりの25%中1個）	100 g
オレンジキュラソーか，白ワイン（出来上がりの5%）	20 mL
ミントの葉	4枚

	En（kcal）	Prot（g）	Fat（g）	Ca（mg）	Fe（mg）	NaCl（g）
いちごかん	82	0.3	0.0	8	0.2	0.0
なつみかんかん	96	0.1	0.0	3	0.1	0.0

2 酢の物・和え物の料理

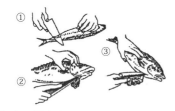

青豆ごはん
あじの姿焼き　　　豆腐　わかめ
きゅうり，わかめ，　きゅうりのあちゃら
　しらす干しの酢の物
みそ汁
いちご大福

献　立	応用料理
主食：青豆ごはん飯	三色そぼろごはん
主菜：あじの姿焼き	親子丼
副菜：きゅうりとわかめ，	車えびの貝殻焼き
しらす干しの酢の物	しめじのごま酢和え
汁物：みそ汁	だし巻きたまご
デザート：いちご大福	桜もち（長命寺）

♣あじの下ごしらえ

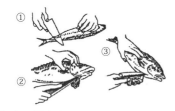

①ぜいごをとる。
②えらをとる。
③内臓をとる（刃先でかき出す）。
④3%食塩水で洗い，水を切る。

♣うねり串

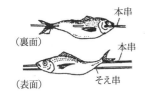

本串
（裏面）
本串
（表面）　そえ串

♣つぼぬき

肛門を0.2〜0.3cm切る。腹を上にしておき，えらの上下をはずして，ひき出すと，内臓がえらに続いてくる。

魚の内臓を除いたら流水で腹の中をよく洗う。

1. 酢の物・和え物料理のポイント

調味酢の種類と調味料配合割合（数字は材料に対する%）

種　類		酢	食塩	しょうゆ	砂糖	煮切りみりん	その他	適する材料・備考
二杯酢	A	10		10				たこ，いか，なまこ，牡蠣など
	B	10	2					
三杯酢	A	10		10		10		野菜，魚介類など
	B	10	2		1.5	5		
	C	10	1	5	3			
甘　酢	A	10	2		10			野菜，魚介類など
	B	10	2			15〜20		
ごま酢		10	(2)	10	5	5	ごま5〜10	
黄身酢		10	2		5		卵黄10でんぷん1	いか，赤貝，きゅうりなど
吉野酢		10		10		10	片栗粉1	いか，たこなど表面がすべる材料に適する。ひと煮立ちさせ，とろみをつけ，冷めてから和える
白　酢		10		10		10	豆腐の裏ごし20	野菜
たで酢		10		10		(10)	たでの芽みじん切り	あゆの塩焼き
ぽん酢		10*		10				魚介類

＊酢の代わりに柑橘類果汁を用いてもよい。

2. 和え物の種類と用途（数字は和え材料に対する%）

　白和え：豆腐30，白ごま10，白練りみそ30〜40

　ごま和え：白ごま，または黒ごま10〜15，しょうゆ7〜10，
　　砂糖3〜5 食酢を入れるとごま酢和えになる。

　卯の花和え：おから10〜15，食塩1.5，砂糖3〜5，食酢5〜8

　からし和え：練りからし適量，しょうゆ10

　おろし和え：だいこん40〜50，食塩2，砂糖3〜5，食酢10

3. 酢洗い

　和え物・酢の物の調味の下ごしらえ中に行う操作で，材料を酢の中に通すか，酢を軽くふりかけて，酢味を軽くしみ込ませ，水っぽさをとる。水気は軽く絞る。

青豆ごはん

精白米（1人80g）	320 g
水（精白米×1.5−清酒）	432 mL
清酒（水の10%）	48 mL
食塩（精白米の1%）	3.2 g
グリーンピース（精白米の30%）	100 g（さやつき：180g）

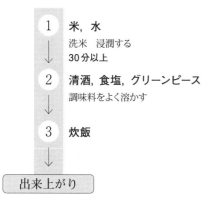

1 米, 水
洗米　浸潤する
30分以上

↓

2 清酒, 食塩, グリーンピース
調味料をよく溶かす

↓

3 炊飯

↓

出来上がり

三色そぼろごはん 応用

色のよい青豆ごはんのつくり方

　グリンピースを沸とう水（1％食塩水）でやわらかくなるまで茹でてさます。茹で汁をさました中につけておき、蒸らし終えたごはんに，水気を切って混ぜる。よく洗ったさやをガーゼに包んで一緒に炊くとかおりがうつる。

精白米白身	320 g	鶏そぼろ	
水	432 mL	鶏ひき肉	200 g
清酒	48 mL	しょうゆ	10 mL
食塩	2.4 g	砂糖	20 g
しょうゆ	10 mL	しょうが汁	5 mL
いり卵		**菜の花**（なばな）	
卵	4個	菜の花	80 g
砂糖	10 g	だし汁	100 mL
食塩	1.6 g	うすくちしょうゆ	5 mL
		みりん	5 mL

①味つけごはんを炊く。

②鶏ひき肉に調味料を入れ，いり煮する。

③卵に調味料を入れ，いり卵をつくる

④塩茹でした菜の花を3cmに切り，つけ汁につける。

⑤味つけごはんの上に鶏そぼろ，いり卵，軽く水気を絞った菜の花を盛りつける。

親子丼 応用

精白米（米1人分80g）	320 g	
鶏肉	160 g	◀ひと口大にそぎ切り
生しいたけ	4個	◀短冊切り
卵	4個	
みつば	20 g	◀3cm の長さに切る
煮汁		
煮だし汁	250 mL	
しょうゆ	48 mL	
みりん	50 mL	

1人分ずつつくる。

①どんぶりに，ごはんを盛る。

②煮汁1/4量で生しいたけを煮る。鶏肉1/4を入れる。

③とき卵で②をとじ，みつばを散らす。

④半熟状のときに，ごはんの上に移す。

車えびの鬼殻焼き 応用

車えび（1尾80g）	4尾	
みりん	15 mL	
しょうゆ	15 mL	
粉さんしょう	少々	

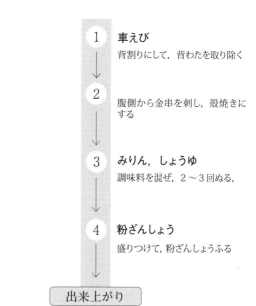

1 車えび
背割りにして，背わたを取り除く

↓

2
腹側から金串を刺し，殻焼きにする

↓

3 みりん, しょうゆ
調味料を混ぜ，2〜3回ぬる,

↓

4 粉ざんしょう
盛りつけて，粉ざんしょうふる

↓

出来上がり

	En(kcal)	Prot(g)	Fat(g)	Ca(mg)	Fe(mg)	NaCl(g)
青豆ごはん	305	5.5	0.7	10	1.1	1.0
三色そぼろごはん	481	18.8	11.3	68	2.5	2.0
親子丼	479	18.6	11.2	4	2.1	2.0
車えびの鬼殻焼き	44	6.8	0.1	16	0.3	1.0

あじの姿焼き　きゅうりのあちゃら

あじ	4尾
▌食塩（あじの2%）*	
きゅうり	1/2本 ◀約4cm長さのまき割り
▌食塩（きゅうりの1%）	0.5g
▌▌あちゃら酢	
食酢（きゅうりの20%）	10mL
食塩（きゅうりの1%）	0.5mL
砂糖（きゅうりの15%）	8g
だし汁（きゅうりの10%）	5mL
赤唐がらし	1/4本 ◀種を出し小口切り

1　あじ
下ごしらえをする（p.38参照）

盆ざるに並べて30cm上から食塩をふる（均等にふる）

2　食塩
魚の両面にふる
30分

5　食塩（化粧塩）
水分をふきとる
うねり串（p.38参照）をうち，化粧塩をする

尾びれ，背びれ，胸びれには焦げないようたっぷり，他は薄くふる

6　焼く
表面からきれいな焦げ目がつくまで焼く
強火
裏側は完全に火が通るまで焼く
強火〜中火

＜きゅうりのあちゃら＞

3　きゅうり，食塩
10分
しんなりしたら水気をきる

4　あちゃら酢
あちゃら酢につける

7　金串を抜く
金串は熱いうちに回し，粗熱をとってから抜く

8
盛りつける

出来上がり

*吸塩率（調理のためのベーシックデータ第6版女子栄養大学出版部）より使用量の36%として計算

だし巻きたまご　そめおろし　`応用`

（2本分）

卵	4個
▌だし汁（鶏卵の30%）	60mL
▌食塩（卵とだし汁の0.5%）	1.2g
▌しょうゆ（卵とだし汁の1%）	2.6mL
だいこん	100g ◀おろす
うすくちしょうゆ	少量

①だし汁に食塩，しょうゆを加え，よく混ぜ合わせる。
②卵をよく溶いて①を加え混ぜる。
③だいこんおろしを1人分ずつ山にし，毛ごしの上で水を切る。
④卵焼き器に油をなじませ，②を数回に分けて入れ，手前に巻きこみながら焼き上げる。
⑤すだれで巻き，形を整える。さめたら1本を4等分に切り，盛りつける。
⑥③を前盛りにし，だいこんにうすくちしょうゆを少量かける。

きゅうりとわかめ，しらす干しの酢の物

きゅうり	1本 ◀小口切り
▌食塩（きゅうりの1%）	
しらす干し	20g ◀熱湯をかける
乾燥わかめ	3g ◀戻す。筋を取り，2cm角に切る
▌▌しょうが酢	
食酢（下処理した材料の10%）	20mL
砂糖（下処理した材料の3%）	6g
うすくちしょうゆ（下処理した材料の6%）	12mL
しょうが汁	5mL
白ごま（天盛り）	6g

1　きゅうり，食塩
食塩をして10分放置後，水洗いして軽く絞る

2　しらす干し，わかめ，しょうが酢
軽く混ぜ合わせる

3　ごま
盛りつけて，ごまをふりかける

出来上がり

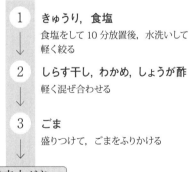

	En(kcal)	Prot(g)	Fat(g)	Ca(mg)	Fe(mg)	NaCl(g)
あじの姿焼き	78	11.8	2.5	46	0.4	1.0
だし巻きたまご	83	6.4	5.1	32	0.9	1.0
きゅうりとわかめ，しらす干しの酢の物	30	1.7	0.8	45	0.3	1.0

しめじのごま酢和え 応用

しめじ	120 g	◄石づきをとり適当に割く

- だし汁（材料の20%）　24 mL
- 清酒（材料の5%）　6 mL
- うすくちしょうゆ（材料の5%）　6 mL
- 砂糖（材料の3%）　3.6 g

ごま酢（材料の20%）
- 当たりごま（材料の15%）
- 食酢（ごまの30%）
- 砂糖（ごまの20%）
- 食塩（ごまの7%）

よく練り合わせる。硬いときは，だし汁でのばす

① しめじを調味料でさっと下煮する。

② 水分を切ったしめじをごま酢で和える。

　調味酢，和え衣と食材は，できるだけ食べる直前に和える。

みそ汁　豆腐　わかめ　七味とうがらし

だし汁（煮干しだし汁）	600 mL
淡色辛みそ	28 g
豆腐	120 g ◄あられ切り
わかめ（乾物）	2 g ◄戻して筋を除き 2cm角に切る
七味とうがらし	

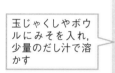

玉じゃくしやボウルにみそを入れ，少量のだし汁で溶かす

1. 煮干しだし汁，淡色辛みそ
　だし汁を加熱し，みそを溶かす

2. わかめ，豆腐
　加えて加熱し，沸とう直前に火を止める

3. 七味とうがらし（吸口）
　盛りつけて，吸口を入れる

出来上がり

煮干しだし汁のとり方

水（出来上がり量の10%増）	600 mL
煮干し（水の3%）	18 g

① 煮干しの頭と内臓を除き，片身に割く。

② 水に30分浸漬する。

③ 中火で加熱する。沸とうしたら火を弱め，あくをとりながら5～6分煮る。

④ だしこし網でこす。

	En(kcal)	Prot(g)	Fat(g)	Ca(mg)	Fe(mg)	NaCl(g)
しめじのごま酢和え	30	1.7	0.8	45	0.3	1.0
みそ汁（豆腐，わかめ）	32	2.6	1.5	38	0.7	1.0

いちご大福

（4個分）

白玉粉	50 g
砂糖	15 g
水	60 g
あん	100 g ◄4等分して丸める
いちご*	4個

＊バナナ，メロン，キウイなどの果物を代用してよい。

でん粉	適宜（15g位）：手粉

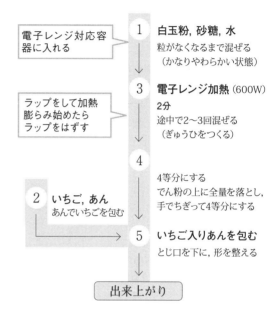

電子レンジ対応容器に入れる

1. 白玉粉，砂糖，水
　粒がなくなるまで混ぜる
　（かなりやわらかい状態）

ラップをして加熱
膨らみ始めたら
ラップをはずす

3. 電子レンジ加熱（600W）
　2分
　途中で2～3回混ぜる
　（ぎゅうひをつくる）

4. 4等分にする
　でん粉の上に全量を落とし，手でちぎって4等分にする

2. いちご，あん
　あんでいちごを包む

5. いちご入りあんを包む
　とじ口を下に，形を整える

出来上がり

＜さらしあんでつくるあん＞（出来上がり約100g）
　さらしあん（粉末）30g　砂糖30g　水100mL
　混ぜながら加熱し，適当な硬さのあんにする。

桜もち　長命寺 応用

（8個分）

小麦粉	60 g	食紅	少々
白玉粉	30 g	並あん	240 g ◄8個に丸めておく
砂糖	10 g	桜の葉（塩漬け）	8枚 ◄さっと茹でる
水	100 mL		

① 白玉粉，小麦粉，砂糖，水をすり鉢でよく混ぜ，食紅で色をつける。

② 加熱したテフロンのフライパンで，①を楕円形に両面焼く。

③ 飴を皮で包み，塩漬けの桜の葉で包む。

	En(kcal)	Prot(g)	Fat(g)	Ca(mg)	Fe(mg)	NaCl(g)
いちご大福	112	2.9	0.2	22	0.9	0.0
桜もち（長命寺）	241	4.5	0.3	29	1.1	0.0

3 焼き物の料理

かやくごはん
魚の照り焼き　　　きねしょうが
肉じゃが
はまぐりの潮汁
水ようかん

献　立	応用料理
主食：かやくごはん	たけのこごはん
主菜：魚の照り焼き	鶏肉のくわ焼き
副菜：肉じゃが	かぼちゃのそぼろあんかけ，まぐろとわけぎのぬた，ししとうぽん酢
汁　物：はまぐりの潮汁	鯛の潮汁
デザート：水ようかん	

♣青み（葉緑素）のとり方

①葉だけつみ取り細かく刻みすり鉢でよくするか，少量の水と共にフードプロッセサーにかける。

②水を2〜3回に分けて加え，裏ごす。

③なべに青汁を入れ静かに加熱する。沸とう直前まで静かに加熱する。途中かき混ぜない。

④ざるにぬれぶきんを敷き，表面に凝集した青みをとる（下の液は，ほとんど透明になる）。

♣たけのこの茹で方

①外側の皮を2〜3枚はいで，米のとぎ汁（または3%ぬか水）で茹でる。赤とうがらしを2〜3本入れると，しぶみがとれる。

②煮立ってから1時間，根元の硬い部分に竹串が完全に通るまで茹で，茹で汁の中でさます。

③完全にさめたら，水でよく洗い，皮をむいて水にさらす。

上部（やわらかい）：大きく切って煮物，汁物など。

中部（やややわらかい）：和え物，汁物など。

下部（やや硬い）：細かく切ってごはんや炒め物など。

3〜4cmのところを切る。外側の皮2〜3枚をはぐ。硬いところを少し切る。

♣炊き込みごはんの水分量

米と共に炊飯する具材によって加水量を加減する。たけのこや栗，グリーンピースなどは，加水量を考慮する必要はないが，きのこや生牡蠣など水分の多い具材を炊き込む場合は，加水量をやや少なめにする。

1. 焼き物の調理

よい焼き色がつき，形がくずれない状態で中まで火が通ったものがよい。加熱温度が無制限に上がらないように，火力の調整が大切である。直火法（金串，または金網を用いて焼く）と間接法（天火，フライパン，ホイル包みなどで焼く）がある。

2. 焼き物の種類

<直火法>

素焼き：調味しないでそのまま焼く。

塩焼き：約1%の食塩をふり20〜30分おいて焼く。表に焼き色をつけた後，裏にして十分に火を通す。

つけ焼き：材料を調味液につけ込んだ後，焼く。七分目まで火が通ったら，つけじょうゆをかけながら焼き上げる。

照り焼き：素焼き，またはつけ焼きした魚を焼き，七分目まで火が通ったら，たれを数回かけながらさらに焼き，照りをつける。遠火の強火にして焼く。水あめやざらめ糖を用いてたれの濃度を出すとからまりやすい。

西京焼き：みそ，みりん，清酒を合わせた中に材料をつけ込んだ後，焼く。使用するみそが白みその場合を西京焼き，赤みその場合をみそ焼きという。

幽庵焼き：しょうゆ，みりん，清酒，ゆずの輪切りを合わせた中に材料をつけこんだ後，焼く。焼き方はつけ焼きと同様にする。

<間接法>

包み焼き：調理した材料，または生の材料を紙やアルミホイルに包み，網，フライパン，またオーブンで焼く。

ほうろく焼き：素焼きの浅い土なべに材料を入れ，ふたをして焼く。

貝殻焼き：貝殻のまま，焼きすぎないように気をつけながら網焼きする。

天火焼き：各種の焼き方をオーブンの中で行う。

3. 焼き物の前盛り

焼き物には口中をさっぱりさせると同時に季節感を添える目的で，前盛りをする。盛りつける位置が焼き物の前または斜め前であることから前盛りという。焼き魚には，さしみのつま同様に，あしらいとして，植物性のものを添える。

（例）ししとうぽん酢

かやくごはん

精白米（1人80g）	320 g	
水または昆布だし汁	420 mL	◄ 米の重量の1.5倍からしょうゆと酒の量を差し引いた量
食塩（米と具の0.6%）	3 g	
しょうゆ（米と具の3%）	13 mL	
清酒（水の10%）	50 mL	
油揚げ	20 g	◄ 熱湯をかけて油ぬきをした後，たて半分に切り，せん切り
ごぼう	50 g	◄ ささがきにして水にさらす
にんじん	45 g	◄ 3cm のせん切り
乾しいたけ	10 g	◄ 水に戻して軸をとりせん切り
ぎんなん	16 粒	◄ 殻をとり，塩茹でして薄皮をむく
のり	1/2 枚	◄ 火であぶり，ポリエチレン袋に入れてもみ，もみのりにする

1 米，昆布だし汁
洗米し浸漬する
30分以上
↓
2 食塩，清酒，しょうゆ
混ぜる
↓
3 油揚げ，ごぼう，にんじん，しいたけ
加えて炊飯する
↓
4 ぎんなん
混ぜる
↓
5 もみのり
器によそい，もみのりを天盛りにする
↓
出来上がり

たけのこごはん 応用

精白米
昆布だし汁（米の重量の1.5倍 内 酒10%）	450 mL	
塩（米の重量の1%（内しょうゆ2/3）-だしに含まれる食塩量）	2.8 g	
ゆでたけのこ（精白米の30%）	90 g	◄ 適当な大きさに切る

かやくごはんと同様に炊く。油揚げ，ごぼう，にんじん，しいたけの代わりに，たけのこを加える。

＜参考＞①調味料は米の吸収を妨げるので，米が十分吸収してから加熱直前に調味料を加える。

②調味料が混ざらないと，部分的に焦げるのでよく混ぜる。

③しょうゆ味のごはんは焦げやすいので，白飯よりやや弱火で炊く。

	En(kcal)	Prot(g)	Fat(g)	Ca(mg)	Fe(mg)	NaCl(g)
かやくごはん	347	6.8	2.4	32	1.2	1.0
たけのこごはん	288	5.1	0.7	12	0.8	1.0

魚の照り焼き　きねしょうが

魚の切身（1切れ約80g）	4 切れ（ぶり，ますなど）	
しょうゆ（魚の7%）	22 mL	
みりん（魚の7%）	22 mL	
たれ		
しょうゆ（魚の10%）	32 mL	
みりん（魚の20%）	64 mL	} 1/2 量に煮つめる
清酒（魚の10%）	32 mL	
きねしょうが	4 本	
葉つきしょうが		
甘酢　食酢30mL，砂糖10g		
食塩0.6g，水10mL		

切り身の平串

身の厚い方を中央に

1 魚の切身，しょうゆ，みりん
魚をみりん，しょうゆにつける
15 〜 20 分
↓
2
身の厚いほうを中心にして魚の筋繊維に直角になるよう末広に打つ
表から 4 分通り，裏から 6 分通り焼く

（両面にこげ色がつく程度に）
↓
3
たれをつけて焼く
表 2 回，裏 1 回
金串が熱いうちに回しておき，さめてから抜く

（ほどよい焼き色と照りが出るように）
↓
出来上がり

きねしょうが

1 葉つきしょうが
形を整える
↓
2
茹でる
10 〜 12 秒
↓
3 甘酢
熱いうちに甘酢につける
30 分
↓
出来上がり

	En(kcal)	Prot(g)	Fat(g)	Ca(mg)	Fe(mg)	NaCl(g)
魚の照り焼き	274	16.0	10.5	11	1.4	3.0

鶏のくわ焼き 応用

鶏もも肉（骨なし）	240 g
小麦粉（鶏の5%）	12 g
しょうゆ（鶏の10%）	20 mL
清酒（鶏の7%）	17 mL
砂糖（鶏の3%）	7 g
サラダ油（鶏の3%）	9 mL

①鶏肉に小麦粉をはたき，皮から焼く。

②両面きつね色になったら合わせ調味料を入れる。たれがなくなったら焼き上がり。

肉じゃが

牛肉	100 g	
じゃがいも	200 g	◀4等分に切り，大きさをそろえ水につける
たまねぎ	60 g	◀5 mmのうす切りにする
だし（材料の80%）	288 mL	
サラダ油（材料の3%）	11 g	
清酒（材料の5%）	18 mL	
砂糖（材料の2%）	14 g	
みりん（材料の2%）	6 mL	
しょうゆ	13 mL	

1 **たまねぎ，じゃがいも，肉**
熱したなべに油を入れ，炒める
↓
2 **だし汁，清酒，砂糖，みりん，しょうゆ**
だし，清酒を入れ沸とうしたら，砂糖，みりん，しょうゆを加える
沸とうまで強火
↓
3 火を弱めて，じゃがいもが煮くずれないように煮る（落としぶた）
↓
出来上がり

かぼちゃのそぼろあんかけ 応用

かぼちゃ	320 g	◀種，わたをとり 4～5 cm角に切る
煮汁		
だし汁（かぼちゃと同量）	320 mL	
砂糖（かぼちゃの5%）	16 g	
みりん（かぼちゃの3%）	10 mL	
食塩（かぼちゃの0.7%）	2.2 g	
しょうゆ（かぼちゃの1%）	3 mL	
鶏ひき肉	80 g	
でん粉	9 g	⎫ 水溶きでん粉
水（でん粉の重量の2倍）	18 mL	⎭
しょうが（天盛り）	10 g	◀せん切りし，水にさらす

①かぼちゃの皮は硬いところをむき，面取りする。

②なべにだし汁と砂糖，みりん，かぼちゃを入れ弱火で煮る。

③食塩，うすくちしょうゆを入れ，落としぶたをしてやわらかくなるまで煮る。

④かぼちゃを取り出し器に盛る。

⑤煮汁に鶏ひき肉を入れ加熱する。水溶きでん粉でとろみをつけ，④にかけ，しょうがを天盛りにする。

まぐろとわけぎのぬた 針しょうが 応用

まぐろ（赤身）	70 g	◀ひと口大に切る
食塩（まぐろの1%）	0.7 g	
食酢（まぐろの10%）	7 mL	
わけぎ	100 g	◀茹でる
食酢（わけぎの10%）	10 mL	
生わかめ	20 g	◀熱湯を通しひと口に切り，酢洗い
食酢（わかめの10%）	2 mL	
からし酢みそ		
練りみそ（材料の30%）		◀さます
練りからし（練りみその1～2%）		
食酢（練りみその30%）		
だし汁	適宜（酢みその硬さ調整）	
しょうが	5 g	◀針しょうが

①練りみそ，食酢，練りからしを混ぜ合わせ，だし汁で硬さを調節する。

②まぐろに塩をふって20分置き，酢洗いする。

③茹でたわけぎを包丁の背でこそげて，ぬめりをとり，3 cm長さに切り，酢洗いする。

④まぐろ，わけぎ，わかめを①で和える。

⑤盛りつけて針しょうがを天盛り*にする。

*天盛りは季節感を添え，これによって，この料理は誰も手をつけていないという「印（しるし）」と「もてなし」の意味がある。

	En(kcal)	Prot(g)	Fat(g)	Ca(mg)	Fe(mg)	NaCl(g)
鶏のくわ焼き	160	10.8	10.3	5	0.5	1.0
肉じゃが	180	4.1	11.4	9	0.5	1.0
かぼちゃのそぼろあんかけ	140	4.0	2.2	21	0.6	1.0
まぐろとわけぎのぬた	65	4.7	0.4	25	0.5	1.0

ししとうぽん酢　応用

ししとう	（1人）2本

ぽん酢
| ▌レモン汁 | 5 mL |
| ▐ しょうゆ | 5 mL（レモン汁と同量） |

①フライパンに，ししとうを入れ箸で押してやわらかくなるまで焼き，ぽん酢をかける。

はまぐりの潮汁　つゆしょうが

小はまぐり	16個	◀ひたひたの3%の塩水の中で
水	600 mL	一晩おき，砂をはかせる
清酒	10 mL	
食塩 （水の0.6%）	3.6 g	
しょうゆ	1〜2滴	
しょうが	少量	◀おろして汁を絞る

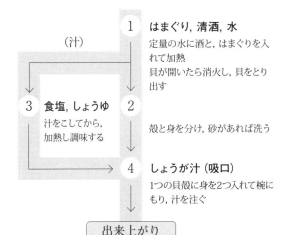

1 はまぐり，清酒，水
定量の水に酒と，はまぐりを入れて加熱
貝が開いたら消火し，貝をとり出す

（汁）

3 食塩，しょうゆ
汁をこしてから，加熱し調味する

2
殻と身を分け，砂があれば洗う

4 しょうが汁（吸口）
1つの貝殻に身を2つ入れて椀にもり，汁を注ぐ

出来上がり

<参考>①潮汁とは汁に魚，貝などの味を出したものである。
②汁を沸とうさせると濁るので，静かに加熱する。

鯛の潮汁　木の芽　応用

鯛のあら	150 g	
▌食塩 （あらの3%）	4.5 g	
水 （あらの5倍）	750 mL	◀昆布を水に30分浸漬する
昆布 （水の1%）	7.5 g	
食塩	適量	◀味をみて補う
しょうゆ	1〜2滴	
木の芽	4枚	

①あらに塩をして3時間おく。熱湯の中で霜降りにし，すぐ冷水にとり，よく洗う。定量の水に昆布をつけた中に鯛を入れ，加熱する。沸とう直前に昆布を取り出し，ごく弱火であくをとりながら煮る（約10分）。
②食塩，しょうゆで調味し，椀に盛り，木の芽を吸口にする。

<応用例>さんまの潮仕立て，船場汁

水ようかん

（出来上がり400g）

水 （出来上がりの60%）	240 mL	
粉寒天 （出来上がりの0.5%）	2 g	◀膨潤させておく
砂糖 （出来上がりの5%）	20 g	
並あん （出来上がりの45%）	180 g	

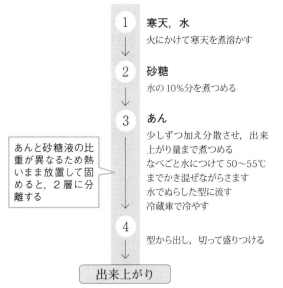

1 寒天，水
火にかけて寒天を煮溶かす

2 砂糖
水の10%分を煮つめる

3 あん
少しずつ加え分散させ，出来上がり量まで煮つめる
なべごと水につけて50〜55℃までかき混ぜながらさます
水でぬらした型に流す
冷蔵庫で冷やす

あんと砂糖液の比重が異なるため熱いまま放置して固めると，2層に分離する

4
型から出し，切って盛りつける

出来上がり

注〕あんと砂糖液の比重が異なるため，熱いまま放置して固めると2層に分離するので，注意すること。

	En(kcal)	Prot(g)	Fat(g)	Ca(mg)	Fe(mg)	NaCl(g)
ししとうぽん酢	3.0	0.2	0.0	1	0.1	0.0
はまぐりの潮汁	17	1.8	0.1	53	0.9	2.0

	En(kcal)	Prot(g)	Fat(g)	Ca(mg)	Fe(mg)	NaCl(g)
たいの潮汁	2.2	2.2	0.5	7	0.0	1.0
水ようかん	135	2.2	0.0	20	0.9	0.0

4 汁物の料理

ちらしずし	酢取りしょうが
青菜ごま和え	もみのり
むらくも汁	つゆしょうが
わらびもち	

献　立	応用料理
主食：ちらしずし	巻きずし
副菜：青菜ごま和え	青菜くるみ和え
汁物：むらくも汁	玉子豆腐
デザート：わらびもち	水無月

♣汁物の分類

澄んだ汁

清　汁：飯の菜になる汁物。塩分は0.8～0.9％程度に仕上げる。

　　　具材の多い場合は，椀という料理名を用いる。

吸　物：酒の肴になる汁物で，塩分は0.7％程度のやや薄味に仕上げる。

　　　上等な椀に盛りつける格式の高い汁物

潮　汁：魚や貝を水から煮出しだしを用いた汁物。鯛やはまぐりなどの上等な食材を用いる場合は吸物になる。

濁り汁

みそ汁：みそを単一あるいは混合してだしに溶き調味した汁物。みその種類は米みそ，豆みそ，白みそなど，地域により特色がある。みその風味が高いため，だしは煮干しだしがよく用いられる。

すり流し汁：魚介（かつお，かに）や豆（豆腐，えだまめ）などの材料をすりつぶし，だしで溶きのばして調味した汁物

その他

薄くず汁：澄んだ汁に，1～1.5％のくず粉で薄くとろみをつけたもの。吉野汁ともいう。

　　　けんちん汁，船場汁，さつま汁，呉汁，くじら汁，なっとう汁などの郷土料理

1. 汁物の調理

　汁と具材（実）により構成され，汁の塩分は0.8％前後に調整する*。しょうゆやみそなどの香りのある調味料は加熱により香りが揮発するため，調理の最後に加える。

　*だしには食塩0.1～0.3％が含まれていることを考慮して，塩味調味料の配合割合は加減する。

2. 汁物の構成

椀だね：汁物の主になるもので，魚介や鶏肉，卵などのうま味をもつ材料を用いる。澄んだ汁では，調味，加熱して，形を整えてから椀に配する。

椀づま：添えとなる野菜やきのこ，海藻などであり，椀だねと調和し，季節に合う食材を用いる。特に緑色の野菜類は青みとよび，青みにかおりがある場合は吸口を省略してもよい。

吸　口：汁を引き立てる香りをもつ食材で，盛りつけの最後に配するものである。季節に合わせ，また椀だねと調和する食材を用いる。木の芽，青ゆず，花ゆず，青しそ，みつば，みょうが，しょうが，黄ゆず，七味とうがらし，水からし，粉さんしょうなど。

汁：分量は1人150mLが目安である。混合だしや煮干しだしなどが用いられるが，潮汁のように，具材からだしをとる場合もある。

3. 汁物の構成例

春：卵豆腐，桜花，絹さや，木の芽

夏：海老葛打，しめじ，オクラ，青ゆず

秋：鱧真薯，まつたけ，みつば，黄ゆず

冬：牡蠣真薯，にんじん，うぐいす菜，白髪ねぎ

4. すし飯の調理

　すし飯用の飯は，合わせ酢を加えるために，普通の炊飯よりも水を少なく調整し，十分に浸漬してから炊く。蒸らし時間も短めにし，飯が熱いうちにすし桶に移し，合わせ酢をしゃもじにあてながらかける。うちわであおぎながら飯の粘りがでないよう，切るようにして混ぜ，合わせ酢を飯に吸い込ませる。飯が乾かないように，かたく絞ったぬれふきんをかけておく。

　木製のすし桶は，使用前に水をためて数時間置き，十分に吸水させてから用いる。

ちらしずし　酢取りしょうが

＜すし飯＞

精白米	500 g
昆布だし（米の1.3倍）	615 mL
┃ 水，昆布（水の2%）	
┃ みりん（米の7%）	35 mL
合わせ酢	
┃ 食酢（米の15%）	75 mL
┃ 砂糖（米の2%）	10 g
┃ 食塩（米の1%）	5 g
のり（もみのり）	1 枚

＜酢取りしょうが＞

新しょうが	30 g
甘酢（しょうがの50%）	
┃ 食酢	15 mL
┃ 砂糖（酢の60%）	9 g
┃ 食塩（酢の8%）	1.2 g

＜かんぴょう含め煮＞

かんぴょう（乾物）	20 g
二番だし（乾物の5倍）	100 mL
砂糖（乾物と同量）	20 g
しょうゆ（乾物と同量）	20 mL

＜しいたけ含め煮＞

乾しいたけ（水に戻す）	30 g
水（戻し汁）	300 mL
砂糖（しいたけと同量）	30 g
しょうゆ（しいたけと同量）	30 mL

＜酢取り魚＞

白身魚（鯛，ひらめなど）	120 g
食塩（魚の1%）	1.2 g
食酢（魚の10%）	12 mL

＜酢れんこん＞

れんこん　　　　100 g ◄ 薄切り	
甘酢（れんこんの50%）	

＜魚そぼろ＞

白身魚（たら，とびうおなど）	100 g
にんじん　　　30 g ◄ おろす	
砂糖（正味の15%）	20 g
清酒（正味の15%）	20 mL
食塩（正味の1%）	1.3 g

＜さやいんげん青煮＞

さやいんげん	90 g
二番だし（いんげんと同量）	90 mL
砂糖（いんげんの5%）	4.5 g
食塩（いんげんの2%）	1.8 g

＜錦糸玉子＞

鶏卵	3 個
二番だし（卵の15%）	22.5 mL
砂糖（卵の5%）	8.5 g
食塩（卵の0.8%）	1.2 g

すし飯

1 **米，昆布だし**
洗米し30分以上浸漬し炊飯する。5〜10分蒸らし飯台に移す

2 **合わせ酢**
振りかけて5分蒸らし，あおぎながらしゃもじで切るように手早く混ぜる

出来上がり

酢取りしょうが

1 **新しょうが**
薄く切り水にさらし，沸騰水でさっと茹で，ざるにとる

2 **甘酢**
熱いうちに漬ける

出来上がり

かんぴょう含め煮

1 **かんぴょう**
塩もみし流水で洗う。爪が立つやわらかさになるまで30〜60分茹でる。茹で汁は捨てる

2 **だし，砂糖，しょうゆ**
落しぶたをして煮含める

出来上がり

酢取り魚

1 **食塩**
皿に塩の半量を振る

2 **白身魚，食塩**
そぎ切りし皿に並べ，上から残りの塩を振り10分置く

3 **食酢**
酢をかけ20〜30分置く（酢洗い）

出来上がり

しいたけ含め煮

1 **乾しいたけ，戻し汁**
石突きをとり，弱火で60分煮る

2 **砂糖，しょうゆ**
落しぶたをして煮含め，せん切りする

出来上がり

さやいんげん青煮

1 **さやいんげん**
1%食塩水でさっと茹で，筋をとり斜めに切る

2 **だし，砂糖，食塩**
熱した汁で1分煮て，なべごと氷水に浸し急冷する

3 いんげんを取り分け煮汁を沸騰させる

4 いんげんを汁に戻し，1分加熱して再度急冷する。急冷と加熱を3回繰り返す

出来上がり

魚そぼろ

1 **白身魚**
10分茹でる。冷水にとり，皮・骨・血合いを取り除く

2 さらしふきんに包み，流水下でもみ洗いする。水気を絞り，すり鉢でする

3 **にんじん，砂糖，清酒，食塩**
なべに合わせ，箸4〜5本で煎る

出来上がり

錦糸玉子

1 **卵，だし，砂糖，食塩**
卵を溶いてこし，混ぜる

2 熱した卵焼き器に，薄く広げて焼く。裏返してさっと焼き，皿にとる

3 複数枚焼き上げ，重ねて半分の長さにして，せん切りする

出来上がり

酢れんこん

1 **れんこん**
3%酢水で1〜2分茹で，ざるにとる

2 **甘酢**
熱いうちに甘酢に漬ける

出来上がり

仕上げ

1 **すし飯，もみのり，かんぴょう含め煮，酢れんこん**
かんぴょうは全量，れんこんは半量を細かく刻み，飯に混ぜ込む。器に盛る

2 **しいたけ含め煮，酢取り魚，酢れんこん，魚そぼろ，さやいんげん青煮，錦糸玉子**
飯の上に放射状に飾る

3 **酢取りしょうが**
中央に飾る

出来上がり

	En(kcal)
ちらしずし	502

Prot(g)	Fat(g)	Ca(mg)	Fe(mg)	NaCl(g)
18.5	4.7	56	1.9	3.6

太巻きずし (1本分)

すし飯	200 g
のり	1 枚
かんぴょう含め煮	1/2 本
しいたけ含め煮	2 枚 ◀せん切り
厚焼き玉子	50 g

鶏卵, だし (卵の30%), 砂糖 (卵の25%),
食塩 (卵の1%), しょうゆ (卵の1.2%)

えびそぼろ
芝えび100g, 砂糖 (えび正味の10%),
食塩 (えび正味の1%), 清酒 (えび正味の10%)

細巻きずし (かっぱ巻き2本, かんぴょう巻き2本分)

すし飯	300 g (75g × 4本)
のり	2 枚 ◀半分に切る
きゅうり	1/3 本 (縦6割を2本) ◀食塩(1%), 食酢 (10%)で酢洗いする
白ごま	小 1/2
わさび	少量
かんぴょう含め煮	30 g
酢取りしょうが	30 g
手水 (食酢と水を1:1で混合)	適量

太巻きずし

①えびは背わたをとり殻をむき, 包丁でたたき, なべに調味料と合わせて, 箸4～5本で煎る。

②のりの裏面を上にして巻きすにのせる。

③のりの上にすし飯をのせ, 奥に余白3cmを残し, 手水をつけた手で均一に広げる。

④具材を中央よりやや手前に並べ, 巻きすの手前を持ち, 具材を押さえながらすし飯の両端を合わせるように奥に向けて巻き込む。

⑤巻きすを軽くしめてから巻き直し, 形を整える。

細巻きずし

①太巻きと同じ要領でのりにすし飯をのせ, 奥に余白1cmをとり手水をつけた手で均一に広げる。

②きゅうり, わさび, 白ごま, または, かんぴょうを具材にして, 太巻きと同じ要領で巻く。

	En(kcal)	Prot(g)	Fat(g)	Ca(mg)	Fe(mg)	NaCl(g)
太巻きずし(1本)	592	23.5	4.6	85	2.8	4.0
細巻きずし (かっぱ1本)	142	3.4	0.8	28	0.7	0.7
細巻きずし (かんぴょう1本)	149	3.3	0.4	17	0.6	0.9
青菜ごま和え	71	4.1	3.8	120	1.8	1.4
青菜くるみ和え	137	4.3	10.9	73	1.3	0.8

青菜ごま和え　　もみのり

青菜 (ほうれんそうなど)	200 g
しょうゆ (青菜の5%)	10 mL
だし (青菜の2%)	4 mL
にんじん	50 g ◀長さ3cmせん切り
だし (にんじんと同量)	50 mL
砂糖 (にんじんの3%)	1.5 g
食塩 (にんじんの1%)	0.5 g
しらす干し (微乾燥)	15 g ◀熱湯をかけざるにとる
和え衣	
ごま (材料の10%)	26 g
砂糖 (ごまの25%)	6.5 g
しょうゆ (ごまの30%)	8 g
だし (ごまの30～40%)	8～10 mL
のり (もみのり)	1/4 枚分

```
3  ごま
   すり鉢でする
     ↓
1  にんじん, だし, 砂糖,        4  砂糖, しょうゆ, だし
   食塩                          だしで硬さを調整する
   調味しただしで煮る              ↓
     ↓                         5
                               形がくずれにくい材料か
2  青菜, しょうゆ, だし           ら順に加えて和える
   青菜は1%食塩水で茹で              ↓
   冷水にとる。3cmに切り       6  しらす干し
   調味液につける                  すべて和え, 盛りつける
                                   ↓
                               7  もみのり
                                  天盛りを配する
                                   ↓
                              出来上がり
```

青菜くるみ和え　　応用

しゅんぎく	160g	和え衣	
だし(2%), しょうゆ(5%)		くるみ (材料の25%)	
ぶなしめじ	40g	砂糖 (くるみの20%)	
だし(30%), しょうゆ(5%)		食塩 (くるみの2%)	
油揚げ	1/2 枚	食酢 (くるみの30%)	
煎りくるみ	5g ◀砕く	だし 少量	

①しゅんぎくは, 茹でて3cmに切り, 調味液につける。

②ぶなしめじは子房に分け調味液で下煮する。油揚げは焼いて短冊に切る。

③くるみは, 茹でて薄皮をむき, 150℃のオーブンで15分焼く。すり鉢でよくすり, 調味料と混ぜる。

④食材を③で和え, 器に盛り, 天盛りに, 煎りくるみを配する。

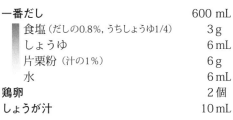

むらくも汁　つゆしょうが

一番だし		600 mL
■	食塩（だしの0.8%，うちしょうゆ1/4）	3 g
	しょうゆ	6 mL
	片栗粉（汁の1%）	6 g
	水	6 mL
鶏卵		2個
しょうが汁		10 mL

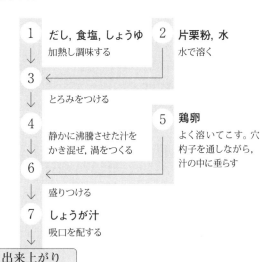

1 **だし，食塩，しょうゆ**
　加熱し調味する

2 **片栗粉，水**
　水で溶く

3
　とろみをつける

4
　静かに沸騰させた汁を
　かき混ぜ，渦をつくる

5 **鶏卵**
　よく溶いてこす。穴
　杓子を通しながら，
　汁の中に垂らす

6
　盛りつける

7 **しょうが汁**
　吸口を配する

出来上がり

玉子豆腐　応用

一番だし		600 mL
■	食塩（だしの0.8%，うちしょうゆ1/4）	
玉子豆腐		
■	鶏卵	100 g
	一番だし（卵の1〜1.3倍）	100〜130 mL
	食塩（卵とだしの0.5%）	1〜1.2 g
しいたけ		4個 ◀飾り切り
■	だし（30%），しょうゆ（5%）	
みつば	8本 ◀ゆでて2本一組に結ぶ（結びみつば）	
木の芽	4枚	

①鶏卵，食塩，だしを混ぜてこす。

②玉子豆腐の型に流し入れ，中火で3分，弱火にして
　10分蒸す。竹串を刺し，濁った汁が出てくればさら
　に蒸す。

③型を抜き，椀に盛り，下煮したしいたけと，結びみ
　つばを添える。

④調味しただしを張り，吸口に木の芽を配する。

	En(kcal)	Prot(g)	Fat(g)	Ca(mg)	Fe(mg)	NaCl(g)
むらくも汁	45	3.7	2.6	17	0.4	1.3
玉子豆腐	43	4.1	2.6	20	0.5	1.6

わらびもち

12 cm×12 cm型一つ分（8人分）

わらび粉	100 g
水	600 mL
砂糖	90 g
きな粉	大4

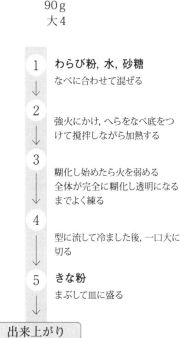

1 **わらび粉，水，砂糖**
　なべに合わせて混ぜる

2
　強火にかけ，へらをなべ底をつ
　けて撹拌しながら加熱する

3
　糊化し始めたら火を弱める
　全体が完全に糊化し透明になる
　までよく練る

4
　型に流して冷ました後，一口大に
　切る

5 **きな粉**
　まぶして皿に盛る

出来上がり

水無月　応用

12 cm×12 cm型一つ分（8人分）

薄力粉	50 g
上新粉	25 g
砂糖	60 g
水	125 mL
甘納豆	50 g

①薄力粉と上新粉を合わせてふるい砂糖を混ぜる。

②水を加えてよく混ぜ，型に流す。

③強火で5分蒸したら上に甘納豆を均一にちらし，生
　地に少し沈ませるように手で押さえる。

④強火で20分蒸し，粗熱をとる。

⑤三角形に切り盛りつける。

	En(kcal)	Prot(g)	Fat(g)	Ca(mg)	Fe(mg)	NaCl(g)
わらびもち	98	0.9	0.7	8.6	0.4	0.0
水無月	80	0.9	0.1	2.2	0.1	0.0

5 揚げ物・蒸し物の料理

献　立	応用料理
主食：栗赤飯	
主菜：天ぷら	精進揚げ
副菜：青菜白和え	えび変わり揚げ
汁物：茶わん蒸し	
菓子：じょうよまんじゅう	

栗赤飯　　　ごま塩
天ぷら　　　薬味　天つゆ
青菜白和え　紅たで
茶わん蒸し　鏡ゆず
じょうよまんじゅう

♣**揚げ物の要点**
・材料の水分を十分にふきとり, 揚げる。
・一度に揚げる材料は, 揚げ油の表面積2/3程度までとし, 油温の急激な低下を避ける。
・揚げかすは丁寧に取り除く。
・揚げた後は油切りをしっかり行い, 重ねない。

♣**揚げ油の温度**
　材料の種類や大きさにより揚げ油を適温に調整する。魚介類や加熱済みの食品等は180℃前後, 加熱に時間のかかるいも類や根菜類, 厚みのある肉類等は160℃前後が目安である。油の温度は, 油をかき混ぜて均一にしてから測る。揚げ衣を油に落とすことでおよその温度がわかる。

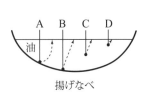
揚げなべ

A：140〜150℃
　底に沈み, ゆっくり浮きあがる。
B：150〜160℃
　底に沈み, すぐに浮きあがる。
C：170〜180℃
　途中まで沈み, 浮きあがる。
D：190℃以上
　沈まず, 表面で散る。

♣**蒸し物の調理と要点**
　水蒸気を利用して加熱することで, 食材の形や味, 栄養素を保ったまま仕上げることができる。一方で, 加熱中に臭みやあくを除くことが難しいために, これらの少ない食材が適している。また, 加熱中に調味ができないために, 加熱前に下味をつける, あるいは, 加熱後にあんや汁を添えて味を整える必要がある。

1. 揚げ物の調理
　高温の油中で加熱することで, 短時間調理が可能である。材料表面の水が油と交代し, からっとしたテクスチャーと油の風味が付与される。

2. 揚げ物の種類
　衣の有無により素揚げと衣揚げに大別される。
① **素揚げ**　何もつけず材料をそのまま揚げる。
② **衣揚げ**　衣の種類により分類できる。
天ぷら：小麦粉, 水, 鶏卵を混合した衣を用いる。
から揚げ：小麦粉, または片栗粉や上新粉などのでん粉を衣に用いる。
パン粉揚げ：小麦粉, 卵液, パン粉を順にまぶし衣にする。
変わり揚げ：そうめんやしんびき粉, はるさめなどを衣に用いる。衣がのりであれば磯部揚げ, ゆばであれば東寺揚げなどの名称でよばれる。
フリッター：小麦粉, 鶏卵, 牛乳, 油脂などを混合した衣を用いる。菓子に用いる場合は砂糖が加わる。
精進揚げ：精進料理の天ぷら。小麦粉と水を混合したものを衣にする。

3. 天ぷら衣の配合
　小麦粉のグルテンが形成されると衣に粘りが出るため, 薄力粉が適する。水は冷やし, 揚げる直前に衣を軽く混ぜる。衣の濃度は材料に合わせて調整する。

衣の濃度	材料・用途	薄力粉：卵水*
薄　い	魚介類	1：2
中　間	野菜類	1：1.6
濃　い	かき揚げ	1：1.4

＊卵：水＝1：3で混合したもの

栗赤飯　ごま塩

もち米	400 g
ささげ（米の10%）	40 g
栗（米の30%）	120 g　（正味，殻付き170g）
ごま塩	
■ 黒ごま（米の1%）	4 g
食塩（米の1%）	4 g

1 ささげ（下煮）
豆の2倍量の水を加え火にかける。沸騰したら茹でて水を捨てる（渋切り）

2
新たに豆の4～5倍量の水を加え，やわらかくなるまで煮る

3
煮汁（しぶ）とささげを分ける

1 もち米
洗米し水を切る

2 煮汁
冷ました煮汁に浸漬する。
3時間～1晩

3
米と煮汁を分ける。煮汁は振り水に用いる

1 栗
鬼皮と渋皮をむき，2つ割りにする

2
水に漬け，あくをぬく

4 もち米，下煮したささげ
ふきんを敷いた蒸し器で蒸す
強火30～40分

1 黒ごま
なべで煎る

2 食塩
消火後に加え，余熱で煎る

5 煮汁（振り水*）
途中で1～2回，煮汁を米全体に振りかける

6
盛りつけ，ごま塩を添える

[出来上がり]

＊打ち水ともよぶ。浸漬による吸水だけでは，十分な糊化に必要な水分量に不足するため，途中で振り水をして補う。

	En(kcal)	Prot(g)	Fat(g)	Ca(mg)	Fe(mg)	NaCl(g)
栗赤飯	421	9.8	2.1	32	1.1	1.0

精進揚げ　抹茶塩　[応用]

まいたけ	40 g	◄4房に分ける
さつまいも	60 g	◄7mm厚に切る
生麩（粟麩など）	60 g	◄4つに切る
にんじん	40 g	◄長さ4cmのせん切り
しゅんぎく	60 g	◄4cmに切る
薄力粉	適宜	
衣		

■ 薄力粉（材料の15%），水（粉の1.7倍），食塩（粉の3%）
抹茶塩（抹茶：食塩＝2:1）4 g

① 衣の薄力粉と食塩を合わせてふるい，水と混ぜ，30分以上寝かせる。
② 毛の刷毛を使い，材料に薄く薄力粉をはたく。
③ 材料に衣をつけ190℃の油で揚げる。にんじんは衣をつけたら木じゃくしに並べて油に落とし，かき揚げにする。しゅんぎくは葉を広げて揚げる。
④ 敷き紙を敷いた皿に，生麩を土台として他の食材を立てかけるように山高に盛りつけ，抹茶塩を添える。

えび変わり揚げ　[応用]

えび（8尾）	160 g	しんびき粉	10 g
■ 清酒（えびの10%）	60 g	アーモンド	
食塩（えびの1%）	60 g	スライス	20 g
薄力粉	適宜		
卵白	1個分	揚げ油	適宜

① えびの背わたを取り，尾を1節残し殻をむく。尾を斜めに切り，腹に切り込みを入れ，酒塩につける。
③ えびの水気をふき，薄力粉，卵白を順につけた後，しんびき粉，またはスライスアーモンドをまぶし，180℃の油で揚げる。

	En(kcal)	Prot(g)	Fat(g)	Ca(mg)	Fe(mg)	NaCl(g)
精進揚げ	203	3.7	13.5	33	0.7	0.7
えび変わり揚げ	145	8.1	9.6	37	0.3	0.6

天ぷら　薬味　天つゆ

車えび(4尾)	100 g	◀ 背わたをとり，尾1関節残して殻をむく。腹に切込みを入れ，尾先を斜めに切り，包丁で水をしごき出す
きす(4尾)	120 g	◀ 頭と腹わたを除き，背開きして中骨をとる
いか(胴)	100 g	◀ 皮をむき，裏表に浅く包丁目を入れ，4つに切り分ける
しいたけ(4枚)	60 g	◀ 石づきを取り表面にV字に切込みを入れ，花切りにする
ししとう(8本)	80 g	◀ 包丁の先で切込みを入れる
みつば	50 g	◀ 3cmに切る
小柱	50 g	
薄力粉	適宜	

衣*
- 薄力粉　　100 g
- 鶏卵　　　50 g ⎫ 1:3
- 冷水　　　150 mL ⎭

*つくりやすい分量。材料(正味量)の15〜20%の粉を用いる。

揚げ油　　　適宜

薬味
- だいこん　　200 g
- しょうが　　15 g

天つゆ
- だし　　　　200 mL
- みりん　　　50 mL
- しょうゆ　　50 mL
- かつお節(追いかつお)　5 g

薬味

1　だいこん, しょうが
皮をむき，おろす
↓
2
裏ごしに1人前ずつ分けて，山高にのせ，自然に水を切る
↓
出来上がり

天つゆ

1　だし, みりん, しょうゆ, かつお節
なべに合わせ，弱火で加熱する
↓
2
2〜3分沸騰を保った後にこす
↓
出来上がり

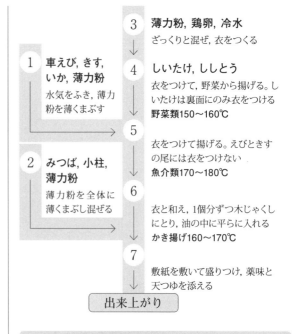

3　薄力粉, 鶏卵, 冷水
ざっくりと混ぜ，衣をつくる
↓
4　しいたけ, ししとう
衣をつけて，野菜から揚げる。しいたけは裏面にのみ衣をつける
野菜類150〜160℃
↓
5
衣をつけて揚げる。えびときすの尾には衣をつけない
魚介類170〜180℃
↓
6
衣と和え，1個分ずつ木じゃくしにとり，油の中に平らに入れる
かき揚げ160〜170℃
↓
7
敷紙を敷いて盛りつけ，薬味と天つゆを添える
↓
出来上がり

1　車えび, きす, いか, 薄力粉
水気をふき，薄力粉を薄くまぶす

2　みつば, 小柱, 薄力粉
薄力粉を全体に薄くまぶし混ぜる

青菜白和え　紅たで

青菜(しゅんぎくなど)	200 g
しょうゆ(青菜の5%)	10 mL
だし(青菜の2%)	4 mL

和え衣
- しぼり豆腐*(材料の30%)　60 g
- 白胡麻(豆腐の20%)　12 g
- 白練りみそ**(豆腐の25%)　15 g
- だし　少量

紅たで　少量

*まな板で豆腐を挟み傾け，重しをのせ，重量の40%を絞る。
**練りみそ：みそ，砂糖(みその30%)，清酒(みその15%)をなべに合わせ加熱し，清酒の重量分が減じたら消火する。

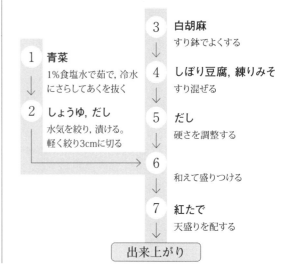

3　白胡麻
すり鉢でよくする
↓
4　しぼり豆腐, 練りみそ
すり混ぜる
↓
5　だし
硬さを調整する
↓
6
和えて盛りつける
↓
7　紅たで
天盛りを配する
↓
出来上がり

1　青菜
1%食塩水で茹で，冷水にさらしてあくを抜く
↓
2　しょうゆ, だし
水気を絞り，漬ける。軽く絞り3cmに切る

	En(kcal)	Prot(g)	Fat(g)	Ca(mg)	Fe(mg)	NaCl(g)
天ぷら	438	17.9	25.4	59	1.3	2.7
青菜白和え	56	4.1	3.1	123	1.7	0.8

茶わん蒸し　鏡ゆず

鶏卵（3個）	150 g
┃一番だし（卵の3〜3.5倍）	450 mL
┃食塩（卵とだしの0.6%）	3 g
┃うすくちしょうゆ（卵とだしの0.6%）	4mL
鶏ささみ	80 g　◄そぎ切り
┃食塩（鶏の1%）	0.8 g
┃清酒（鶏の10%）	8 mL
かまぼこ（4切）	40 g
芝えび（4尾）	30 g　（正味）
┃食塩（えびの1%）	0.3 g
┃清酒（えびの10%）	3 mL
しいたけ（小4個）	40 g
┃二番だし（しいたけの30%）	12 mL
┃しょうゆ（しいたけの5%）	2 mL
ぎんなん（8粒）	15 g
みつば	10 g　◄3cmに切る
ゆずの皮	少量　◄円形にそぐ（鏡ゆず）

1 **鶏ささみ, 食塩, 清酒**
酒塩につける
↓
2 **かまぼこ**
松葉に切る
↓
3 **芝えび, 食塩, 清酒**
背わたを取り殻をむき, 酒塩につける
↓
4 **しいたけ, だし, しょうゆ**
石づきを取り, 下煮する
↓
6 **卵, だし, 食塩, うすくちしょうゆ**
よく混ぜてこす
→ 5 **ぎんなん**
鬼殻をむき, 塩茹でし, 薄皮をむく
↓
7 具材を器に並べ, 卵液を注ぎ蒸す
強火2分
弱火12分＊
↓
8 **みつば, ゆずの皮**
→ 9 消火後に飾り, 茶碗のふたをする
↓
出来上がり

＊高温では「鬆」が立つために, 途中から弱火にし, 蒸し器のふたを少しずらして加熱する。

	En(kcal)	Prot(g)	Fat(g)	Ca(mg)	Fe(mg)	NaCl(g)
茶わん蒸し	104	12.9	4.2	31	0.9	1.8

じょうよまんじゅう

上新粉	25 g
砂糖（上新粉の1.5倍）	37 g
やまといも（砂糖の50%）	18.5 g
こしあん	80 g

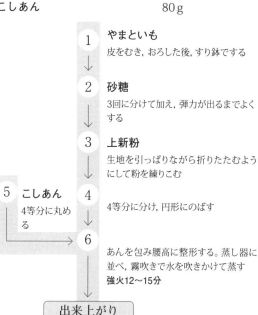

1 **やまといも**
皮をむき, おろした後, すり鉢でする
↓
2 **砂糖**
3回に分けて加え, 弾力が出るまでよくする
↓
3 **上新粉**
生地を引っぱりながら折りたたむようにして粉を練りこむ
↓
5 **こしあん**
4等分に丸める
4 4等分に分け, 円形にのばす
↓
→ 6 あんを包み腰高に整形する。蒸し器に並べ, 霧吹きで水を吹きかけて蒸す
強火12〜15分
↓
出来上がり

＜緑茶のいれ方＞
①沸かした湯を急須と茶碗に注ぐ。
②急須の湯を捨て, 茶葉を入れる。
③湯が適温になったら急須に注ぎ抽出する。
④それぞれの茶碗に2〜3回往復しながら, 濃度差が出ないよう少しずつ注ぐ。最後の一滴まで注ぎきる。
⑤二煎目以降, 玉露と煎茶の抽出時間は短く, 湯の温度はやや高めにする。

茶の種類	茶葉の量(g)	湯の温度(℃)	湯の量(mL)	抽出時間(分)
玉　露	3〜5	50〜60	30〜50	2〜3
煎　茶	2〜3	70	70〜80	1〜2
番　茶	3	沸騰水	100〜130	0.5〜1
ほうじ茶	3	沸騰水	100〜130	0.5〜1

水質：軟水が適する。水道水は汲み置きしたものを用いるか, 沸かす際にやかんのふたをとった状態で2〜3分沸騰させるとよい。
湯の温度：茶の種類により適した抽出温度が異なる。玉露や新茶などの質のよい茶葉であるほど低い温度が適する。

	En(kcal)	Prot(g)	Fat(g)	Ca(mg)	Fe(mg)	NaCl(g)
じょうよまんじゅう	93	2.6	0.2	16	0.6	0.0

6 なべ物の料理

<table>
<tr><td colspan="2">茶　飯</td></tr>
<tr><td>おでんなべ</td><td>練り辛子</td></tr>
<tr><td>やまいも酢の物</td><td>青しそ</td></tr>
<tr><td>いわしつみれ汁</td><td>針しょうが</td></tr>
<tr><td>利久まんじゅう</td><td></td></tr>
</table>

献　立	応用料理
主食：茶飯	二色御飯
主菜：おでんなべ	
副菜：やまいも酢の物	かぼちゃ小倉煮, さんま
汁物：いわしつみれ汁	しょうが煮, 柚香漬け
菓子：利久まんじゅう	どら焼き

♣煮物の調理
　沸騰した調味液（煮汁）の中で加熱し, 食材に調味料を浸透させる。

♣煮物の要点
食　材：あくや臭みのある食材はあらかじめ下処理をしてから煮る。魚は熱湯に通して洗い, 臭みや血をのぞき, 肉はさっと茹でるか表面を焼き余分な脂をのぞく。硬い野菜は面取りし, 下茹でして用いる。
な　べ：食材の大きさや量に応じて, 煮くずれせず, 煮汁が均等にいきわたる大きさのなべを用いる。
落としぶた：落としぶたを用いて煮ることで, 煮汁の過度な蒸発を防ぎ, 煮汁を行きわたらせることができる。

♣煮物の種類
　関西では煮ることを炊くともよぶことから, 複数種の煮物を盛り合わせた料理を炊き合わせとよぶ。
加熱法による分類
含め煮：薄味の煮汁の中でゆっくりと加熱し, 味を含ませる。野菜や乾物に適する。
煮つけ：沸騰した煮汁に食材を入れ, 強めの火加減で短時間に煮上げる。魚類に適する。
青　煮：下茹でした緑色の野菜類を煮汁で短時間煮た後に急冷し, 鮮やかな色を保たせたまま味を含ませる。
揚げ煮：油で揚げた食材を煮汁で短時間煮る。
炒り煮：食材を炒めた後に煮汁を加えて煮る。

♣調味法による分類
甘露煮：甘味の強い煮汁で長時間煮て, 味を含ませる。
みそ煮：みそで調味した煮汁で煮る。魚に適し, みそで臭みがとれる。

1. なべ物の調理
　食材をなべで煮ながら食する料理で, 大人数用の大なべ, あるいは一人用の小なべで供する。調理法は簡潔ではあるが温もりを与え, 特に寒い季節に適している。

2. なべ物の構成と要点
食　材：硬い食材, あくのある食材は下ゆでを, 臭みのある魚は湯通しをしておく。火の通りにくい食材から順に加え, 一度に入れすぎない。魚介や豆腐など, 煮え過ぎると硬くなるものや葉物野菜は最後に加える。
煮　汁：食材に合うだし, 調味料を選択する。あくは, こまめに取り除く。
薬　味：香りや辛味を添え, 食材の臭みを消して, 風味をひき立てる。青ねぎ, しょうが, だいこんおろし, もみじおろし, 七味唐辛子, 粉さんしょうなど。
つけ汁（たれ）：汁に調味していないなべ物に添える。ぽん酢, ごまだれ, 土佐しょうゆなど。

3. なべ物の種類
汁の調味による分類
　調味していない汁で煮て, つけ汁・薬味と共に食べる（例：しゃぶしゃぶ, 湯豆腐, ちりなべ, 水炊きなど）。
　吸物程度に調味した汁で煮て, 食材を汁と共に食べる（例：寄せなべ, みぞれなべなど）。
　濃く調味した汁で煮て, 食材を食べる（例：すき焼き, 柳川なべ, 牡蠣土手なべなど）。
　薄味の汁で長時間煮含めて食べる（例：おでんなべ）。
主食材による分類
　鴨なべ, ぼたんなべ, 桜なべ, 軍鶏なべ, ふぐちり, かにすきなど。
その他
　きりたんぽなべ, しょっつるなべ, ほうとうなべ, 石狩なべなどの郷土料理

茶　飯

精白米	320 g
ほうじ茶抽出液（米の1.5倍）	480 mL
■ 茶葉（水の1.5%）	7 g
食塩	3 g

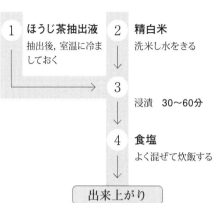

1 ほうじ茶抽出液
抽出後，室温に冷ましておく

2 精白米
洗米し水をきる

3 浸漬　30〜60分

4 食塩
よく混ぜて炊飯する

出来上がり

二色御飯　応用

精白米	300 g	いり玉子		
■ 水	380 mL	■ 鶏卵	4個	
清酒	40 mL	砂糖	40 g	
食塩	1 g	食塩	2 g	
しょうゆ	10 mL	鶏そぼろ		
酢取りしょうが	20 g	■ 鶏ひき肉	300 g	
		砂糖	30 g	
		しょうゆ	30 mL	

①洗米し水に浸漬した後，調味料を混ぜて炊飯する。

②卵をよく溶き，調味料と混ぜ，なべで加熱し箸4〜5本で煎る。金の裏ごし器で裏ごしする。

③なべに鶏ひき肉と調味料を合わせて火にかけ，箸4〜5本で煎る。煮汁をよけてそぼろを取り出し，すり鉢ですった後，なべに戻し汁と混ぜる。

④①をどんぶりに盛り，上に②と③をきれいに半分ずつ盛りつける。

⑤せん切りにした酢取りしょうがを添える。

おでんなべ　練り辛子

だいこん（3cm厚，4切）	400 g	
早煮昆布	20 g	◀結ぶ
さといも（中4個）	160 g	
信田袋		
油揚げ（2枚）	50 g	
■ 豚肉（もも）	40 g	◀せん切り
だいこん	60 g	◀せん切り
にんじん	20 g	◀せん切り
しらたき	30 g	◀あく抜きし，短く切る
ぎんなん（8粒）	15 g	◀鬼皮と薄皮をむく
かんぴょう	80 cm	◀塩もみし水洗い
こんにゃく	150 g	
■ 砂糖（こんにゃくの3%）	4.5 g	
しょうゆ（こんにゃくの7%）	10 mL	
さつま揚げ（4枚）	160 g	◀熱湯で油抜き
はんぺん（1枚）	80 g	◀三角形に4つに切る
煮汁		
■ 濃いだし*（材料と同量）	1 L	
砂糖（だしの3%）	30 g	
食塩（だしの1%）	8 g	
しょうゆ（だしの3%）	30 mL	
清酒（だしの5%）	50 mL	
練り辛子**	15 g	

＊濃いだし
かつお節2〜3%と昆布2%で混合だしをとる。

＊＊練り辛子
①粉辛子を器にとり，粉辛子と同体積の湯（40℃）を加えて練る。

②少量ずつ湯を加えて練り，マヨネーズ程度の硬さに調整する。

③器をふせて蒸らす。

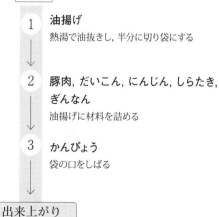

信田袋

1 油揚げ
熱湯で油抜きし，半分に切り袋にする

2 豚肉，だいこん，にんじん，しらたき，ぎんなん
油揚げに材料を詰める

3 かんぴょう
袋の口をしばる

出来上がり

	En(kcal)	Prot(g)	Fat(g)	Ca(mg)	Fe(mg)	NaCl(g)
茶　飯	274	4.9	0.7	7	0.6	0.7
二色御飯	548	24.7	14.8	37	2.2	2.6
おでんなべ	272	15.8	7.5	175	2.2	5.7

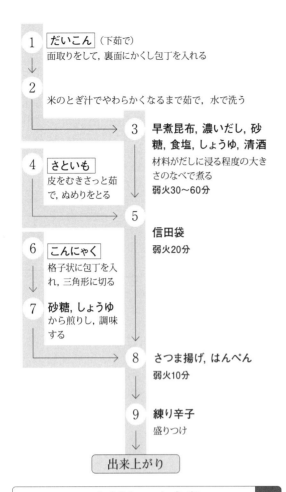

1 だいこん（下茹で）
面取りをして，裏面にかくし包丁を入れる

2 米のとぎ汁でやわらかくなるまで茹で，水で洗う

3 早煮昆布，濃いだし，砂糖，食塩，しょうゆ，清酒
材料がだしに浸る程度の大きさのなべで煮る
弱火30〜60分

4 さといも
皮をむきさっと茹で，ぬめりをとる

5 信田袋
弱火20分

6 こんにゃく
格子状に包丁を入れ，三角形に切る

7 砂糖，しょうゆ
から煎りし，調味する

8 さつま揚げ，はんぺん
弱火10分

9 練り辛子
盛りつけ

出来上がり

やまいも酢の物　青しそ

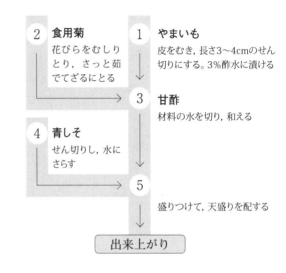

やまいも	200 g
食用菊	10 g
甘酢	
食酢 (材料の10%)	20 mL
砂糖 (材料の5%)	10 g
食塩 (材料の1.4%)	2.8 g
青しそ	2枚

1 やまいも
皮をむき，長さ3〜4cmのせん切りにする。3%酢水に漬ける

2 食用菊
花びらをむしりとり，さっと茹でてざるにとる

3 甘酢
材料の水を切り，和える

4 青しそ
せん切りし，水にさらす

5 盛りつけて，天盛りを配する

出来上がり

かぼちゃ小倉煮　応用

かぼちゃ	320 g	あずき	20 g
だし	260 mL	ゆず皮	少量
砂糖	32 g		
食塩	2.2 g		
しょうゆ	3 mL		

①あずきをさっと洗い，4〜5倍量の水に入れ加熱し，沸騰したら茹で水をすてる。これを2回繰り返した後，皮がやわらかくなるまで下煮する。

②かぼちゃを3cm×4cm程度に切り分け，皮をむき面取りをする。浸る程度の水と共に加熱し沸騰させたら，水にとり洗う。

③だしでかぼちゃを煮て，やわらかくなった後に①と砂糖，塩を加える。煮上がる直前にしょうゆを加える。

④かぼちゃを器に盛り，あずきと煮汁を上からかけ，天盛りにせん切りしたゆず皮を配する。

	En(kcal)	Prot(g)	Fat(g)	Ca(mg)	Fe(mg)	NaCl(g)
かぼちゃ小倉煮	111	2.8	0.3	18	0.7	0.7

柚香 (ゆこう) 漬け　応用

芝えび	100 g (正味)	ゆず果汁	15 mL
薄力粉	少量	ゆで汁	4 mL
揚げ油	適宜	砂糖	1.5 g
にんじん	10 g	食塩	1 g
しいたけ	1個	ゆず皮	1/4個
うど	15 g		

①にんじんは薄い短冊切り，しいたけは菱形に切り，少量の水で茹でる。

②うどは薄い短冊切りにして酢水にさらす。

③①の茹で汁と果汁，調味料を合わせ，せん切りにしたゆず皮を加え①，②を和える。

④芝えびは背わたを取り，尾1関節を残して殻をむき，尾を斜めに切り水をしごき出す。薄力粉を薄くまぶし，180℃の油で揚げたら，熱い内に③に加えて和える。

	En(kcal)	Prot(g)	Fat(g)	Ca(mg)	Fe(mg)	NaCl(g)
やまいも酢の物	45	1.2	0.2	10	0.2	0.7
柚香漬け	55	5.0	2.7	16	0.3	0.4

さんましょうが煮　応用

さんま	2尾	しょうが	20 g

- 食塩（さんまの2%）
- 粉さんしょう　少量

煮汁
- だし（さんまの15%）　清酒（さんまの10%）　砂糖（さんまの5%）　みりん（さんまの10%）　しょうゆ（さんまの15%）

①さんまの頭と腹わたを取り除き洗い，幅1.5cmの筒切りにし，塩をふり30分置く。

②①を3%酢水で茹でて水にとり，やさしく洗う。

③調味料を合わせて沸騰させ②を並べ，せん切りしたしょうがを加えて，弱火で加熱する。途中，上下を返して味を含ませながら，汁がなくなるまで煮る。

④器に盛りつけ，粉さんしょうをふる。

いわしつみれ汁　針しょうが

昆布だし	600 mL

- 食塩（だしの0.5%）　2.4 g
- しょうゆ（だしの0.5%）　3 mL

いわし（2尾）	80 g（正味）

- みそ（いわしの8%）　6.4 g
- しょうが（いわしの5%）　4 g

ねぎ（白髪ねぎ）	10 cm
しょうが	5 g　◀せん切り

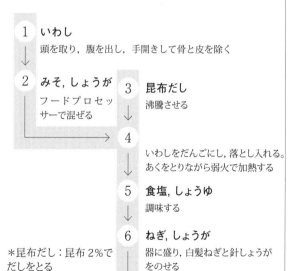

1　いわし
頭を取り，腹を出し，手開きして骨と皮を除く

2　みそ，しょうが
フードプロセッサーで混ぜる

3　昆布だし
沸騰させる

4　いわしをだんごにし，落とし入れる。あくをとりながら弱火で加熱する

5　食塩，しょうゆ
調味する

6　ねぎ，しょうが
器に盛り，白髪ねぎと針しょうがをのせる

*昆布だし：昆布2%でだしをとる

出来上がり

利久まんじゅう

薄力粉	80 g
ベーキングパウダー（BP）	2.4 g
水（粉の40%）	32 mL
黒砂糖（粉の50%）	40 g
こしあん（並あん）	150 g　◀6つに丸める

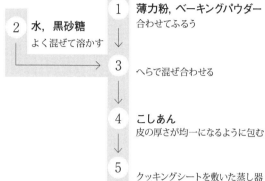

1　薄力粉, ベーキングパウダー
合わせてふるう

2　水，黒砂糖
よく混ぜて溶かす

3　へらで混ぜ合わせる

4　こしあん
皮の厚さが均一になるように包む

5　クッキングシートを敷いた蒸し器で蒸す
強火　12分

出来上がり

どら焼き　応用

鶏卵	1個	薄力粉	50 g
砂糖	40	BP	1.5 g
はちみつ	10 g	つぶあん	160 g
水	15 mL	あずき	50 g
みりん	10 mL	砂糖	60 g

①あずきを洗い4〜5倍量の水に入れ火にかけ，沸騰したら湯をすてる。これを3回繰り返す。

②①にたっぷりの水を加え，やわらかくなるまで煮たら，砂糖を複数回に分けて加えて煮詰め，練り上げる。

③鶏卵と砂糖をよくすり混ぜ，はちみつ，水，砂糖を加えて混ぜる。

④薄力粉とBPを合わせてふるい，③に加えて混ぜ，30分ねかせる。

⑤熱したホットプレート（フライパン）に生地が円形になるよう上から垂らし落とす。気泡が出てきたらひっくり返し，裏面も軽く焼く。焼けた生地は，乾燥させないように，ふきんを敷いた密閉容器に2枚合わせて入れる。

⑥生地につぶあんを包み，生地の端を合わせてとじる。

	En（kcal）	Prot（g）	Fat（g）	Ca（mg）	Fe（mg）	NaCl（g）
さんましょうが煮	94	5.1	6.7	10	0.5	1.2
いわしつみれ汁	42	4.3	1.9	22	0.5	1.3

	En（kcal）	Prot（g）	Fat（g）	Ca（mg）	Fe（mg）	NaCl（g）
利久まんじゅう	107	3.7	0.4	47	1.1	0.1
どら焼き	213	5.2	1.7	26	0.9	0.1

1 サンドイッチ ⅋ 卵料理

Sandwiche
    Closed sandwiches (Ham, Egg, Cucumber)
    Rolled sandwiches (Asparagus, Tomato)
Wine jelly
Tea (p.133 参照)
卵料理各種

献　立	応用料理
クローズドサンドイッチ 　ハム，卵，きゅうり	リボンサンドイッチ
ロールドサンドイッチ 　アスパラ，トマト	カスクルート
ワインゼリー	パニーニ
紅茶	
卵料理	**応用料理**
ボイルドエッグ	ポーチドエッグ
プレーンオムレツ	マヨネーズ
スクランブルドエッグ	

♣**サンドイッチのアクセサリー**
　サンドイッチの盛りつけには，パンの乾燥を防ぎ，口の中をリフレッシュさせるため，ラディッシュ，パセリ，セロリ，レタス，ピクルスなどが添えられる。

♣**卵料理のポイント**
　卵の熱による凝固は，調理上重要な性質であり，卵料理の基本といえる。
　卵は卵白と卵黄で熱による凝固温度が異なる。
　卵白：凝固開始60℃→完全凝固80℃
　卵黄：凝固開始65℃→完全凝固75℃

　以上の熱凝固性を利用し，3種のゆで卵が調製できる。

1. サンドイッチの調理
　サンドイッチは，パンに具をはさんだり載せたりする調理で，パンの厚さや種類により朝食・昼食・軽食（アフタヌーンティー含む）の様々な用途に用いられる。

2. サンドイッチの種類
　クロースドサンドイッチ：イギリスパン2枚の間に具をはさんだ形のもの。焼いたパンにはさむものは，クラブハウスサンドイッチとよばれる。
　オープンサンドイッチ：1枚のパンの上に具をのせる北欧風のサンドイッチ（スモーガスボード）。
　　焼いたパンの上にのせたものはカナッペとなり，食前酒と共に供される。
　ファンシーサンドイッチ：パーティー向け変形サンドイッチロール・リボンなど。
　その他のサンドイッチ：ホットサンドイッチ（クロックムッシュなど），ホットドッグやハンバーガー（米），カスクルート（仏），パニーニ（伊），バインミー（東南アジア）など。

3. 鶏卵の調理
英・米では一般に卵料理は朝食に供される（p.60参照）。
仏では昼食の主菜にもなる。
　卵は優れた調理性（熱擬固性，乳化性，起泡性）があり，そのため調理の利用範囲は広い。
鶏卵のサイズは50〜70gで，L・M・Sに分類される。
若鶏の卵はSサイズが多く，卵白58%，卵黄31%である。

4. ゆで卵
1. ゆで卵（Boiled egg）
　水から入れ沸騰後，12分茹で冷水にとる（卵白・卵黄ともに硬く凝固する）。
2. 半熟卵
　加熱時間，温度によって半熟の状態が異なる。
　水から入れ沸騰後3〜4分茹でる（卵白の表面は固まるが卵黄は生に近い）
　70℃ぐらいで15分茹でる（卵白・卵黄ともに半熟になる）。
3. 温泉卵
　65℃〜68℃の湯で20〜25分茹でる（卵黄はやわらかく固まり，卵白は流動状態に凝固する）。

サンドイッチ　Closed sandwiches
クローズド　サンドイッチ

| 食パン（12枚切り） | 1斤 | ◀1組（2枚）×6 |
| バター | 40g | ◀1組7gあて |

フィリング（各2組の分量）

A	角ハム	2枚	◀0.3cmに切る
	バター	13g	
	マスタード	1/2ts	
B	かたゆで卵*（1個分）	50g	
	食塩（卵の0.6%）	0.3g	みじん切りにし調味料と合わせペースト状にする
	こしょう	少量	
	マヨネーズ*	14g	
	バター	13g	
C	きゅうり（中1本）	100g	◀縦長に0.5cm幅に切る
	食塩（きゅうりの0.8%）	0.8g	
	こしょう	少量	
	食酢（酢洗い用）	5mL	
	バター	14g	
	マヨネーズ	10g	

＊卵料理 p.58 参照

A　ハム

1　パン，マスタード，バター，ハム
パンを中表に並べバターとマスタードをぬり，ハムをはさむ
↓
出来上がり

B　卵ペースト

1　パン，バター，卵ペースト
パンを中表に並べ，バターをぬり，卵ペーストを重ねぬりし，パンではさむ
↓
出来上がり

C　きゅうり

1　きゅうり，食塩，こしょう
きゅうりに調味する
10分
↓
2　食酢
酢洗いし水分をとる
↓
3　パン，バター，マヨネーズ
パンを中表に並べ，バター，マヨネーズをぬり，きゅうりをはさむ
↓
出来上がり

＜仕上げ＞　①下からハム・きゅうり・卵の順にサンドイッチを三段に重ね，かたく絞ったふきんをかけて軽く重しする（15〜20分）。（三段重ねが2組）
②パンの端を落とし，好みの形に4等分に切る。

	En(kcal)	Prot(g)	Fat(g)	Ca(mg)	Fe(mg)	NaCl(g)
クローズドサンドイッチ	319	7.1	24.8	26	0.5	1.4

サンドイッチ　Rolled sandwiches
ロールド　サンドイッチ

| 食パン（12枚切り） | 4枚 | |
| バター | 20g | ◀やわらかく練る |

フィリング

A	アスパラガス（M缶）	4本	
	食塩，こしょう，レモン汁	適量	◀下味をつけ，水分をとる
	マヨネーズ	18g	
B	トマト（S）	1/2個	◀くし形に切る
	食塩，こしょう	適量	◀トマトにふり，水分をとる
	マヨネーズ	18g	

パラフィン紙（以下紙という）

A　アスパラガス

1　パン，バター，マヨネーズ
周囲を切り落としバターとマヨネーズをぬったパンを紙の上におく
↓
2　パセリ，アスパラガス
パセリを紙の中央におき，パンをのせ，アスパラガスを芯にして巻いていく
紙の両端を絞る
↓
出来上がり

B　トマト

1　パン，バター，マヨネーズ
左と同様にする
↓
2　トマト，マヨネーズ
トマトをのせ，棒状に切ったセロファンで巻く
↓
出来上がり

＜参考＞　出来上がったロールの中央を斜めに切り，切り口をみせて皿に盛りつけてもよい。

サンドイッチ　Ribbon sandwiches　応用
リボン　サンドイッチ

ライ麦パン（厚さ0.5cm）	3枚
プロセスチーズ（厚さ0.5cm）	2枚
バター	13g

黒パン　チーズ　バター

①黒パン（3枚）のうちチーズ（2枚）をはさむ面にバターをぬる。
②パンの間にチーズをはさむ（図参照）。
③ラップに②を包み，冷蔵庫で冷やし，バターを固める。
④周囲を切りそろえ0.8cm幅に切り，切り口を上面にして盛りつける。

卵料理　Boiled egg
ボイルド　エッグ

ゆで卵 p.58 参照

	En(kcal)	Prot(g)	Fat(g)	Ca(mg)	Fe(mg)	NaCl(g)
ロールサンドイッチ	138	1.9	11.7	10	0.3	0.8
リボンサンドイッチ	322	14.2	17.0	263	1.0	2.0

サンドイッチ	**Casse croûte** カス クルート	フランス	応用

(4〜5人分)

バケット	1本	
スモークサーモン	2枚	◀うす切り
ボローニャソーセージ	2枚	◀うす切り
チェダーチーズ	2枚	◀うす切り
ロースハム	2枚	◀うす切り
ピクルス	少量	◀うす切り
たまねぎ	少量	◀輪切り
バター	適量	
緑ピーマン	少量	◀輪切り
ラディッシュ	少量	◀うす切り

①バケットは横半分に切り，バターをぬる。

②左から順にソーセージ，スモークサーモン，チーズ，ハムと並べ，それぞれの上にピクルス，たまねぎ，ピーマン，ラディッシュをのせる。

③上半分のパンを重ね，軽くおさえる。

サンドイッチ	**Panini** パニーニ	イタリア	応用

フォカッチャ	4枚	
エキストラヴァージンオイル	適量	
ズッキーニ	1/2本	◀3mm厚さのうす切り
赤ピーマン	1/2個	◀1cm幅に切る
オリーブオイル	20mL	◀うす切り
食塩，こしょう	適量	
粒マスタード	15g	
ルッコラ	1束	
ブロシュート(生ハム)	8枚	
モッツァレッラチーズ	4枚	◀うす切り
黒こしょう	少々	

①フォカッチャは2つに切って，エキストラヴァージンオイルと粒マスタードをぬる。

②ズッキーニと赤ピーマンをオリーブオイルで炒め，調味する。

③ルッコラ，生ハム，チーズ，②を重ね，黒こしょうをふり，上半分のパンを重ねる。

カスクルート / パニーニ

	En(kcal)	Prot(g)	Fat(g)	Ca(mg)	Fe(mg)	NaCl(g)
カスクルート	317	13.4	10.0	90	0.9	2.0
パニーニ	348	11.6	16.2	55	1.3	1.5

卵料理	**Poached egg** ポーチド エッグ	応用

新鮮卵	4個	
湯	1L	
食酢(湯の3%)	30mL	
食塩(湯の1%)	10g	
トースト(耳なし,小型)	4枚	

①おだやかに沸とうしている湯に塩と酢を加え，箸を回してうずをつくった中心部に，広がらないよう卵を落とし，広がる卵白を黄味にかぶせる。

②3分弱加熱した後，穴じゃくしで卵をすくい，冷水にさっとくぐらせる。

③ふきんの上にとり，卵白のはみ出した部分を切りとる。

④トーストの上などにのせて供する。

卵料理	**Plain omelet** プレーン オムレツ	

(1人分)

鶏卵	2個	◀よくほぐす
牛乳(卵の10%)	10mL	
食塩(卵の0.5%)	1g	
こしょう	少量	
バター(卵の10%)	10g	

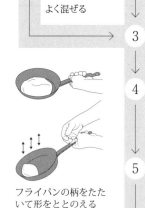

1 卵，牛乳，食塩，こしょう
よく混ぜる

2 バター
フライパンにバターを溶かす

3 卵液を流し入れる
やや強火

4 底が固まりかけたら全体を大きくかき回しながら，なべの向こう側へ，木の葉型にまとめていく

5 中心部が半熟のうちに裏返し，皿に移す

フライパンの柄をたたいて形をととのえる

出来上がり

＜参考＞ 朝食用の卵料理は，ソースを添えない。

	En(kcal)	Prot(g)	Fat(g)	Ca(mg)	Fe(mg)	NaCl(g)
ポーチドエッグ	94	6.9	5.5	25	0.8	0.3
プレーンオムレツ	218	12.6	18.7	59	1.5	1.6

<table>
<tr><td>卵料理</td><td colspan="2">スクランブルド エッグ
Scrambled egg</td><td>イギリス</td></tr>
</table>

鶏卵	4個	◄ フォークを用いてほぐし, 牛乳,
牛乳 (卵の10%)	20 mL	調味料とよく混ぜ合わせる
食塩 (卵の0.5%)	1 g	
こしょう	少量	
バター	15 g	
トースト	4枚	

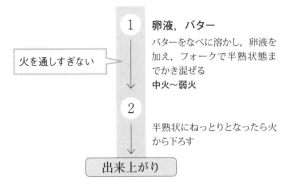

1 **卵液, バター**
バターをなべに溶かし, 卵液を加え, フォークで半熟状態までかき混ぜる
中火～弱火

火を通しすぎない

2 半熟状にねっとりとなったら火から下ろす

出来上がり

＜参考＞ トーストにのせて供する。ベーコンを添えるとさらによい。

<table>
<tr><td>卵料理</td><td colspan="2">ソース マヨネーズ
Sauce mayonnaise</td><td>フランス</td><td>応用</td></tr>
</table>

卵黄	1個	マスタード (粉)	1 g
食塩	1 g	果実酢	15 mL
こしょう	少量	サラダ油	150 mL

① 乾いたボウルに半量の果実酢, 食塩, こしょう, マスタードを入れ, 泡立て器で混ぜ, 卵黄を加えなめらかな状態に練り混ぜる。

② 泡立て器で絶えず混ぜながら, サラダ油を一滴ずつ少量加える。

③ ソースが硬くなったら残りの果実酢を加え, さらにサラダ油を少しずつ加えながら泡立て器で十分に混ぜる。

＜参考＞ 現在は既製のマヨネーズが用いられているが, 家庭でも簡単に調製できる。

	En(kcal)	Prot(g)	Fat(g)	Ca(mg)	Fe(mg)	NaCl(g)
スクランブルドエッグ	134	7.5	8.9	32	0.8	0.7
ソースマヨネーズ	1669	3.5	186.7	30	1.1	1.0

<table>
<tr><td colspan="2">ワイン ジェリー
Wine jelly</td><td>イギリス</td></tr>
</table>

(出来上がり量320g)

粉ゼラチン	8 g	◄ 出来上り量の2.5%
水	40 g	
グラニュー糖	48 g	◄ 出来上り量の15%
レモン汁	10 g	◄ 出来上り量の3%
赤ワイン	50 g	◄ 出来上り量の15%
水	160 g	◄ 出来上り量−上記材料全量
クレーム シャンティ (泡立てクリーム)		
生クリーム	80 g	
粉砂糖 (生クリームの10%)	8 g	
バニラエッセンス	少量	
ミント	4葉	
ゼリー型	4個	

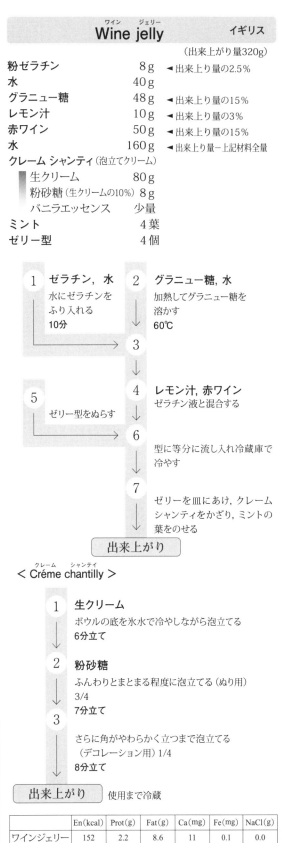

1 **ゼラチン, 水**
水にゼラチンをふり入れる
10分

2 **グラニュー糖, 水**
加熱してグラニュー糖を溶かす
60℃

3

5 ゼリー型をぬらす

4 **レモン汁, 赤ワイン**
ゼラチン液と混合する

6 型に等分に流し入れ冷蔵庫で冷やす

7 ゼリーを皿にあけ, クレームシャンティをかざり, ミントの葉をのせる

出来上がり

＜ Créme chantilly ＞

1 **生クリーム**
ボウルの底を氷水で冷やしながら泡立てる
6分立て

2 **粉砂糖**
ふんわりとまとまる程度に泡立てる (ぬり用)
3/4
7分立て

3 さらに角がやわらかく立つまで泡立てる
(デコレーション用) 1/4
8分立て

出来上がり 使用まで冷蔵

	En(kcal)	Prot(g)	Fat(g)	Ca(mg)	Fe(mg)	NaCl(g)
ワインジェリー	152	2.2	8.6	11	0.1	0.0

2 ソース ☙ ケーキ

Macaroni au gratin
Salade de tomate portugaise
Strawberry shortcake
Café（p.177 参照）

献　立	応用料理
スターター	
主菜：マカロニグラタン	カニクリーム
副菜：トマトのサラダポ	コロッケ
ルトガル風	トマトソース
デザート：いちごのショー	
トケーキ	
飲み物：コーヒー	

♣ソースの基本材料

Fond（フォン）：ソースのだし汁のこと。白いフォンは鶏または魚からとっただし汁。茶色のフォンは仔牛からとる。

Roux（ルー）：小麦粉をバターで炒めたもので, ソースのとろみづけ。約120℃で5分加熱した白色ルーと, 150℃で約25分加熱した褐色ルーに区別される。

Liaison（リエゾン）：ソースにこく, 美味を付与するもの。生クリーム, バター, 卵黄などを用いる。

♣Déglaçageでつくるソース

調理したなべにくっついた煮汁, 焼き汁のエキスを液体で煮溶かして（déglacer）（デグラッセ）煮つめ, バターや生クリーム, 卵黄などでリエゾンしてつくる簡単なソース

♣冷製ソース

バター系ソース（Sauce au beurre）（ソース　オ　ブール）

Sauce hollandaise（ソース　オランデーズ）：バター, 卵黄, 酢, こしょうを用いて, つくられる温かいソース, 魚や野菜料理に。

Beurre maitre d'hotel（ブール　メートル　ドテール）：バター, レモン汁, パセリを練り合せる。ステーキや野菜料理に。

オイル系ソース（Sauce a l'huile）（ソース　ア　ラユイル）

Sauce mayonnaise(p.61参照)（ソース　マヨネーズ）

Sauce vinaigrette (French dressing) (p.64参照)（ソース　ビネグレット）

---

1. ソースの調理

　西洋料理とくにフランス料理は, ソースがおいしさの決め手といわれるほど重要である。ソースの種類は, 数多くあるが基本的ソースの種類を以下に示す。

温製ソース（基本ソース）

白色系ソース（Sauce blanche,　White sauce）（ソース　ブランシェ）

Sauce veloute（ソース　ブルーテ）：白または黄色ルーと白いだし汁（Fond）（フォン）でつくられる。魚料理には魚のだし汁（fumet）（フュメ）, 鶏料理には鶏のだし汁を用いる。

Sauce bechamel（ソース　ベシャメル）：白色ルーと牛乳（または一部をだし汁に替える）でつくられる。

　以上は, 主に卵・魚介・鶏料理など種々の料理に使われる。

褐色系ソースSauce brune,　Brown sauce)（ソース　ブラン）

Sauce espagnole（ソース　エスパニョール）：褐色ルーと仔牛のだし汁（fon de veau）（フォン　ド　ヴォー）でつくられる。

Sauce demi-glace（ソース　デミ　グラス）：ソースエスパニョールに茶色のフォンを加えて煮つめたもの。またはフォンドヴォーを煮つめてつくる場合も, 日本では区別せず, ドミグラスという。

　以上は, 主に獣鳥肉料理, 野菜料理に使われる。その他のSauce tomate（ソース　トマト）は中間の黄金色のルーでつくるソースである。

2. ケーキの調製法

　ケーキの基本分量はパウンドケーキ (p.77) であり, 小麦粉：バター：砂糖：卵の割合が等しい（カトルカール：仏1/4の意味）。バターケーキともいい, バターが多いので, つくり方はバターと砂糖をすり混ぜて, そこに卵を加えていく方法をとる。その場合, バターのエマルションを保つことがきめ細かなケーキとなるのに重要である。

　一方, ショートケーキやロールケーキのようなスポンジケーキは, 卵の量が多く, その分バターが少なくなる。小麦粉：バター：砂糖：卵の割合は, 2：1：2：3となる。つくり方は卵を泡立てることから始まるが, 全卵で泡立てる場合と卵黄と卵白を分けて泡立てる場合がある。前者は泡立ちにくいので湯せんを用い, 砂糖と共に泡立てるが, 泡沫の安定性がある（ジェノワーズ生地）。別立ての場合は, 卵白・卵黄ともによく泡立て, 小麦粉・バターを併せるが, 泡沫の安定性はわるい（ビスキュイ生地）ので, 注意が必要である。前者の泡は大きく, カステラ様の出来上がりとなり, 後者の泡は小さく, ババロアの土台などに適する。

Macaroni au gratin フランス

鶏むね肉	160 g	◀厚みを平らに開いて調味（ラップをする）
食塩（鶏の0.5%）	0.8 g	
こしょう	少量	
白ワイン	20 mL	
たまねぎ	80 g	◀うす切り
マッシュルーム	40 g	◀うす切り
バター	10 g	
マカロニ	60 g	◀沸騰した湯に5%の食塩を加え，茹でる（*アルデンテ）
ベシャメルソース		
リエゾン		
卵黄	1/4 個	
生クリーム	15 mL	
パルメザンチーズ（粉末）	10 g	
生パン粉	15 g	
バター	10 g	
グラタン皿	4 個	（底にバターをぬる）

al dente（伊）
パスタの茹で加減を表す用語
パスタの中心に芯があり，歯ごたえのある茹で方

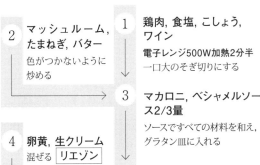

2 マッシュルーム，たまねぎ，バター
色がつかないように炒める

1 鶏肉，食塩，こしょう，ワイン
電子レンジ500W加熱2分半
一口大のそぎ切りにする

3 マカロニ，ベシャメルソース2/3量
ソースですべての材料を和え，グラタン皿に入れる

4 卵黄，生クリーム
混ぜる リエゾン

5 ベシャメルソース1/3量
残りのソースとリエゾンを混ぜたものを上からかける

6 チーズ，パン粉，バター
順に上からかける

7 ほどよい焦げめがつくまで焼く
オーブン220℃10分

出来上がり

	En(kcal)	Prot(g)	Fat(g)	Ca(mg)	Fe(mg)	NaCl(g)
マカロニオグラタン	402	17.7	26.1	214	0.6	1.1

＜ベシャメルソース（中濃度）＞

薄力粉（牛乳の5%）	30 g	◀ふるいにかける
バター	30 g	
牛乳	600 g	
食塩（牛乳の0.3%）	1.5 g	
こしょう	少量	
ナツメグ	2ふり	
ローリエ	1枚	

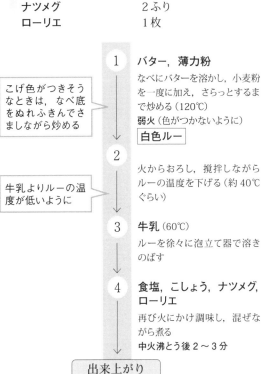

1 バター，薄力粉
なべにバターを溶かし，小麦粉を一度に加え，さらっとするまで炒める（120℃）
弱火（色がつかないように）
白色ルー

こげ色がつきそうなときは，なべ底をぬれふきんでさましながら炒める

2 火からおろし，撹拌しながらルーの温度を下げる（約40℃ぐらい）

牛乳よりルーの温度が低いように

3 牛乳（60℃）
ルーを徐々に泡立て器で溶きのばす

4 食塩，こしょう，ナツメグ，ローリエ
再び火にかけ調味し，混ぜながら煮る
中火沸とう後2～3分

出来上がり

ベシャメルソースの基本分量（150g）

用途	材料			薄力粉 牛乳（%）
	薄力粉(g)	バター(g)	牛乳(g)	
スープ 煮込み（薄）	6～8	6～8	200	3～4
一般料理（中）	10～15	10～15	200	5～7.5
クロケット（グラタン）（濃）	25～30	25～30	200	12.5～15

マカロニオグラタンのソースは，一般料理用中程度を用いている。

Croquettes de crabe フランス 応用

（クロケット ド クラブ）

(6～8個)

ベシャメルソース（高濃度）

薄力粉	30 g	◀作り方はグラタン
バター	25 g	ソースと同様
牛乳	200 mL	(p.63参照)
食塩（牛乳の0.6%）	1.2 g	
こしょう	少量	

鶏卵	1個	◀かた茹でで，みじん
		切り
バター	10 g	
かに（缶詰）	80 g	◀ほぐす
セロリ	10 g	◀みじん切り
薄力粉（コロッケの材料の5%）	15 g	
溶き卵（コロッケの材料の10%）	30 g	
生パン粉（コロッケの材料の10%）	30 g	

＜ガルニチュール＞（つけ合わせ, garniture (仏), garnich (英))

パセリ	◀揚げパセリ（160℃）またはそのまま
レモン	◀くし形切り
トマトソース（下記参照）	適量

①セロリをバターで炒め，かにを加えてさらに炒める。
②ベシャメルソースをつくり，ゆで卵のみじん切りと
　①を加えて，バットに広げてさます。
③等分に分け形をつくり，薄力粉，卵，パン粉の順に
　衣をつけ，揚げる（190℃）。

Sauce tomate フランス 応用

（ソース トマト）

(出来上り3カップ)

にんにく	10 g	◀みじん切り
オリーブ油	2 Tbs	
たまねぎ	100 g	◀みじん切り
セロリ	60 g	◀みじん切り
トマト缶	800 g	◀汁を軽くきり，ヘタ
		や皮を除き軽くつぶす
食塩（出来上り量の0.5%）	3 g	
ローリエ	1枚	

①低温の油でにんにくを炒め，かおりをひき出す。
②たまねぎ，セロリをよく炒める。
③トマトの果肉をつぶしながら入れ，炒める。
④塩で調味し，ローリエを入れ，弱火で半量まで煮つ
　める（30分）。裏ごす。

	En(kcal)	Prot(g)	Fat(g)	Ca(mg)	Fe(mg)	NaCl(g)
クロケットドクラブ （1個分）	207	9.3	12.9	88	0.6	1.0
ソーストマト （全量）	454	9.1	27.9	114	3.7	3.0

Salade de tomate portugaise フランス

（サラドゥ デ トマト ポルテュゲーズ）

トマト	（中3個）	400 g	◀湯むき*にし，くし型切り
食塩（トマトの0.5%）		2 g	⎫調味しておく
こしょう		少々	⎭
新たまねぎ		40 g	◀みじん切りし，塩をふる，
食塩（たまねぎの2%）		0.8 g	さらしのふきんで絞る
きゅうり		80 g	◀みじん切りし，塩をふる，
食塩（きゅうりの0.5%）		0.4 g	ふきんで水分を除く
パセリ		1 g	◀みじん切り

ソースビネグレット（French dressing)

果実酢	15 mL	*芯をくり抜いたトマトを
食塩（油＋酢の1.5%）	0.9 g	穴じゃくしにのせ，沸と
からし，こしょう	少量	うした湯に数秒つけて
オイル	45 mL	直ちに冷水中に放つ，
		さめたら薄皮をむく

＜ソースビネグレット＞

1	果実酢，食塩， からし，こしょう 泡立て器でよく混ぜる	1	トマト，たまねぎ トマトの水分をとり，たまねぎをまぶす
2	オイル 混ぜながら少しずつ加え白濁（乳化）させる	2	きゅうり サラダ鉢にトマトを，放射状に盛り，きゅうりを中心におく，冷蔵庫で冷やす
出来上がり		3	ソースビネグレット，パセリ 冷やしたソースを回しかけ，パセリをちらす
		出来上がり	

ソースビネグレット（フレンチドレッシング）の応用

応用ソース名	追加材料	適する料理
ラビゴットソース （sauce ravigote）	たまねぎ，ケッパーとパセリ，パプリカなどのみじん切り，エストラゴンなどの香草を加えたもの（ravigoter）	魚・肉の冷製料理，サラダ
ホースラディッシュ フレンチドレッシング	ホースラディッシュ （10%程度）	きゅうり，うど，セロリなどのサラダ
ジンジャー フレンチドレッシング	おろししょうが	いわし，あじ，さばなど魚料理
トマト フレンチドレッシング	トマトを brunoise（さいの目切り）または裏ごす	ゆで卵，じゃがいも，蒸し魚料理

	En(kcal)	Prot(g)	Fat(g)	Ca(mg)	Fe(mg)	NaCl(g)
サラドゥデトマト ポルテュゲーズ	115	1.0	9.9	14	0.3	0.7

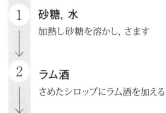

Strawberry shortcake イギリス
ストロベリー ショートケーキ

（18cmケーキ型）

ジェノワーズ生地

鶏卵	（3個）	150 g
グラニュー糖		90 g
牛乳(卵の10%)		15 g
バニラオイル		少々 g
薄力粉(卵の60%)		90 g ◀二度ふるう
無塩バター(卵の20%)		30 g ◀湯せんで溶かす

クレームシャンティ(泡立てクリーム)（p.61 参照）

生クリーム	300 g
粉砂糖	30 g
バニラエッセンス	少量

ラムシロップ

砂糖	30 g
水	50 mL
ラム酒	15 mL

いちご	300 g	◀飾り用に6個残し，他は粗切り

＜準備器具＞
18cmケーキ型
パラフィン紙 (orオーブンシート)：バターをぬった型に貼る
口金，絞り出し袋

ジェノワーズ
(スポンジケーキ生地)　　　　[共立法]

1 卵，グラニュー糖
混ぜて湯せん (50℃) にかけて泡立て，人肌になったらおろし，さらに泡立てる
約5分

> すくい上げて落とした種がぼってりと形が残るくらいまで

↓

2 バニラオイル，薄力粉，牛乳
バニラオイルを加え，粉を木じゃくしで切るように混ぜ，およそ混ざったら次に牛乳を加え手早く混ぜる [バッター]

↓

3 溶かしバター (80℃)
バターの一部分で全体に手早く，しっかり混ぜる

↓

4 ケーキ型に流し込みオーブンで焼く
170℃, 35～40分

> 竹串をさしてみる

↓

5 [ジェノワーズ]
型から出し，網の上にのせてさます

↓

[出来上がり]

＜ Rum syrup ＞

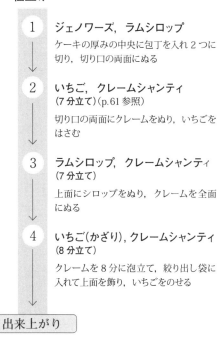

1 砂糖, 水
加熱し砂糖を溶かし，さます

↓

2 ラム酒
さめたシロップにラム酒を加える

↓

[出来上がり]

仕上げ

1 ジェノワーズ, ラムシロップ
ケーキの厚みの中央に包丁を入れ 2 つに切り，切り口の両面にぬる

↓

2 いちご, クレームシャンティ
(7 分立て)(p.61 参照)
切り口の両面にクレームをぬり，いちごをはさむ

↓

3 ラムシロップ, クレームシャンティ
(7 分立て)
上面にシロップをぬり，クレームを全面にぬる

↓

4 いちご(かざり), クレームシャンティ
(8 分立て)
クレームを 8 分に泡立て，絞り出し袋に入れて上面を飾り，いちごをのせる

↓

[出来上がり]

＜参考＞

昭和初期米国風 (大岡蔦枝著) よりレシピ追加材料

薄力粉	190g	B.P	小さじ 2
バター	40g	牛乳	80mL
生クリーム	150mL	砂糖	10g
苺	250g	粉ざとう	60g

①薄力粉，B.P,砂糖の中でバターを刻み，牛乳でまとめた生地を丸く抜く。

②オーブンで20分焼く。

	En(kcal)	Prot(g)	Fat(g)	Ca(mg)	Fe(mg)	NaCl(g)
ストロベリーショートケーキ (全量)	2682	34.8	171.4	306	4.1	0.9

3 挽肉の料理 ∽ Hamburg steak

Potage aux féves

Hamburg steak
    Carotte glacees
    French fried potates

Bavarois aux fraises

Café（p.77 参照）

献 立	応用料理
スターター：そら豆のクリー ムスープ	ブイヨン
	ニンジンのスープ
主菜：ハンバーグステーキ	ビーフステーキ
副菜：キャロットグラッセ， フレンチフライドポテト	いんげんのリオ ネーズ
デザート：いちごのババロ ワ	マーブルゼリー
飲み物：コーヒー	

♣ スープの調理（Soup, Potage仏）

スープはフランス語でポタージュといい，クリアタイプ，粘度のあるタイプ，具だくさんのタイプの3種に大別される。スープに用いられるだし汁をブイヨン（Bouillon仏）といい，肉や野菜を煮込んだポトフがその原型である。なお，仔牛を使ったフランス料理のソースの素をフォンドボーという。

♣ ポタージュの分類

Potage clair

Consommé simple：調味し，浮き実を入れたイヨン

Consommé double：上記をベースにさらに二度抽出

Potage lié

Purée：裏ごしした材料を加える。

Crème：ルーを牛乳で希釈する。

Velouté：ルーをブイヨンで希釈する。

Taillé：細かく刻んだ野菜を加える。

Potage special：各国固有のスープが一般化したもの

♣ スープの応用

コンソメスープ：浮き実により名前がつく。

トマトスープ：粘度を出すため，米を用いる。

パンプキンスープ：冷凍かぼちゃを使用する。

ヴルーテスープ：アスパラガス，クレソン

具だくさんのスープ：ミネストローネ，ブイヤベース， ポテ，コッカリーキ

♣ 世界の三大冷スープ

ゼリーコンソメ，ヴィシソワーズ，ガスパチョ

1. 牛肉の調理（Beef, Boeuf 仏）

安全性：BSE対策として現在国産牛のトレーサビリテ制度により産地・飼料は追跡できるようになった。

国産牛の格付：肉質等級は，脂肪交雑／肉の色択／肉の締まり及びきめ／脂肪の色択と質の4項目により，1〜5等級で判定される。牛肉の枝肉は，歩留等級（A〜Cの3段階）と肉質等級により，格付けされ，取引されている。

2. 部位別調理法

スープ：ネック，レッグ

煮込み：ネック，チャック， プレート，ブリスケ

ステーキ：リブス，サーロ イン，フィレ，ランプ

ロースト：チャック，リブス， サーロイン，ランプ

網焼き：リブス，サーロイン

挽肉：ネック，ランプ，イチボ，ラウンド，レッグ

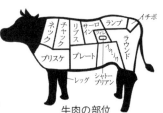

牛肉の部位

3. 脂肪の少ない牛肉

脂肪の少ない赤身の肉には，牛肉自体脂肪が少ないもの，牛肉の中でも脂肪の少ない部位を指すものがある。赤身の肉は火を通しすぎると硬くなり，食味をわるくするため，内部温度が70℃以下（ミディアム）になるよう注意を要する。逆に脂肪が多い肉はウェルダンに焼いてもやわらかいうえ，脂肪が流出するので摂取するエネルギーが抑えられる。

① 輸入牛（オーストラリア）・短角牛など。

② ランプ・イチボはやわらかく，ネック，レッグは硬い。

4. 他の肉への応用

ラムステーキ　ラムは臭いを消すため香辛料やハーブミックスなどを用いる（フィーヌゼルブ，エルブドプロバンスなど）。

ポークソテー，チキンソテー　豚や鶏はあっさりしているのでソースを添える（アップルソース，トマトソースなど）。

5. 加熱温度（内部温度）

rare：60℃　赤い肉汁を含み，肉は弾力性がある。

medium：65℃〜70℃　内部は薄いピンク色で弾力がある。

welldone：77℃　肉，外側共に灰褐色で肉汁は少ない。

6. ステーキとソテーの違い

ステーキ：焼加減を調整できる調理に用いる名称

ソテー：完全に火を通す調理に用いる名称

Potage aux fèves　フランス
ポタージュ　オ　フェーブ

たまねぎ（みじん切り）	40 g
バター	15 g
そらまめ（さやつき）	1.2 kg（正味200g）◀さやと薄皮をとる
薄力粉	15 g
ブイヨン（代用スープの素1個）	600 mL
牛乳	200 mL
食塩	少量　◀味をみながら加える
こしょう	少量

クルトン（cròuton）
　▮ パン（0.5cm厚さ1枚）
　　サラダ油　　　　　　　適量
＜モンテ*＞
生クリーム　　　　　　　　20 mL

クルトン（160℃）

1　パン，サラダ油
　平均に色づくまで
　ゆっくり揚げる
　弱火
↓
2　ペーパータオルの上
　で油を軽くとる
↓
出来上がり
器に入れて供する

1　バター，たまねぎ
　透き通るまで炒める
↓
2　そらまめ
　加えて炒める
　弱火2〜3分
↓
3　薄力粉
　ふり入れ炒める
　弱火2〜3分
↓
4　ブイヨン
　加えて煮る
　中火15〜20分
↓
5　なべごと冷ました後，ミキサー
　にかけ（ピューレ），なべに戻
　す**
↓
6　牛乳，食塩，こしょう
　なべに加え，火にかけ調味す
　る
↓
7　生クリーム
　火からおろして加え，仕上げる
↓
出来上がり

*モンテ（monter）は
　仕上げるという意味
　でここでは生クリー
　ムを用い，なめらかさ
　と，こくを出す。
**ていねいにすると
　きは⑤をシノアでこ
　す。

＜参考＞　コーンクリームスープは，上記のそら豆をス
　イートコーン（缶詰：クリームタイプ）400gに代えてつ
　くることができる。

	En(kcal)	Prot(g)	Fat(g)	Ca(mg)	Fe(mg)	NaCl(g)
ポタージュオフェーブ	160	8.1	7.9	77	1.2	0.7
ブイヨン	18	3.9	0.0	15	0.3	1.5
ポタージュピューレクレーシー	107	1.3	6.6	22	0.2	1.0

Bouillon　フランス　応用
ブイヨン

（出来上がり量 1.2L）

牛すね肉	600 g 角◀3cm角
鶏がら	2羽分（または老鶏1/2羽）
にんじん	1本（150g）◀縦4つ割り
たまねぎ	1個（150g）◀芯にクローブをさす
セロリ	1本（50g）◀2つ切り
ポワロー（リーキ）	50 g　◀2つ切り
にんにく	1片　◀薄皮つきのまま
パセリ茎	3本
水	2.4 L
食塩（出来上がりの0.5%）	

香辛料
　▮ ローリエ　　1枚　　▮ クローブ　　3個
　　タイム　　　1枚　　　黒こしょう　3粒

①牛すね肉，鶏がらを水から入れ加熱する。沸とう直
　前に出てくるあく，脂肪をとる。
②中火で2〜3回追汁を加え，あくをとる。
③野菜類，香辛料，食塩を加えふたをせずに3時間煮
　る。シノアでこす。

Potage puree crecy　フランス　応用
ポタージュ　ピューレ　クレーシー

にんじん	200 g	◀うす切り
たまねぎ	50 g	◀うす切り
バター	15 g	
米	20 g	
ブイヨン（キューブ1個）	600 mL	

ブーケガルニ
　▮ パセリ　　　　2茎
　　セロリ　　　　1/2茎
　　ローリエ　　　1/2枚
生クリーム　　　　30 mL
食塩（出来上がり量の0.2%）
こしょう　　　　　少量
パセリ　　　　　　1/2 ts　◀みじん切り
メルバトースト*
　▮ 食パン　　　　1/2枚（0.5cm 厚）

　＊ 薄切りの食パンにオーブンで焼き色をつけたもの。

①なべにバターを溶かし，たまねぎ，にんじんの順に加え
　て2〜3分炒める。
②米を加え1〜2分炒め，ブイヨン，ブーケガルニを加え20
　分煮る。
③ブーケガルニを取り出し，ミキサーにかけ調味する。再
　び温め生クリームを加える。
④パセリ，メルバトーストを散らす。

Hamburg steak ハンバーグ ステーキ アメリカ

牛ももひき肉（二度びき）　320 g

たまねぎ（みじん）	100 g　サラダ油　20 mL
バター	7 g　　＜ソース＞
パン粉	20 g　　赤ワイン　　20 mL
牛乳	50 mL　トマトケチャップ 50 mL
鶏卵（L1/2個）	30 g　　ウスターソース　30 mL
食塩（肉の1%）	3 g　　＜ガルニチュール＞
こしょう, ナツメグ	少量　　キャロットグラッセ
	フレンチフライドポテト

1 バター
たまねぎ
透き通るまで炒め, 粗熱をとる

2 牛ひき肉, パン粉, 牛乳, 卵
食塩, こしょう, ナツメグ
合わせる

3
1.5cm厚さの小判型に形づくり, 中央をくぼませる
30回ぐらいこねる
4等分し成型する

4 サラダ油
フライパンを熱し, ハンバーグの表の方から焼く
強火1分 中火2分
裏返して同様に焼く

フライパンをゆすりながら両面色よく焼き, 中央にふれてみて, くぼまなければよい

5 赤ワイン, トマトケチャップ,
ウスターソース
焼き油をすて, 赤ワインを加えデグラッセする。トマトケチャップ, ウスターソースを加え, 濃度をつける

ハンバーグを皿にとる

6
器に盛り, ガルニチュールを付け合わせる

出来上がり

Carrot glacee フランス

にんじん　200 g　水　200 mL
バター（にんじんの5%）10 g
砂糖（4%）　8 g　食塩（0.8%）　1.6 g　こしょう　少量
① にんじんをシャトー型に切る。
② なべににんじんと水, バター, 砂糖, 食塩, こしょうを加え紙ふたをして, やわらかく30分煮からげる。

French fried potatoes

じゃがいも　200 g　　食塩, こしょう　少量
サラダ油　適量
① じゃがいも大1個を皮をむき, バトネに切る。
② 水に5分さらし, 水気をふきとり, 4〜5分塩茹でする。
③ 180℃のサラダ油で2〜3分揚げる。
④ 調味する。
　　注〕油の中で二度揚げしてもよい。

Beef steak ビーフ ステーキ アメリカ 応用

牛肉（サーロインまたはランプ）　4枚：1枚200g

食塩（肉の重量の1%）	100 g
黒こしょう	少量
サラダ油（肉の重量の5%）	
バター	40 g
レモン汁	5 mL
パセリ（みじん）	少量
クレソン	4 茎

＜ガルニチュール＞
　アリコベールアラリヨン
　フレンチフライドポテト

作り方
ステーキ
① 牛肉を肉たたきでかるくたたく（筋がある場合）。
② 食塩, 黒こしょうをして10分置く。風味のない肉は赤ワインや油につけるとよい。
③ サラダ油を入れ（肉の脂の量により調節）, 表から焼く（強火30秒, 中火弱1〜2分）裏返し中火で3〜5分焼く（脂の入り方, 好みにより調節）。
④ 温めた皿に盛り, 付け合わせ, クレソン, ブールメートルドテールを置く。
　ブール メートル ドテール

Beurre maitre d`hotel（合わせバター）
① バターを室温に戻し, やわらかく練る。
② レモン汁を少量ずつ加えエマルションとし, パセリを加える。
③ パラフィン紙で棒状に包み冷蔵庫で冷やし固める。
④ 1cmに切ってステーキにのせる。

Haricots verts a la lyonnaise
いんげん（サーベル）100g　バター　10 g
たまねぎ（みじん）80 g　　食塩　1/6ts
サラダ油　20mL　　　　　こしょう　少量
①いんげんを4〜5分茹で, 4〜5cm長さに切る。
②たまねぎを弱火で20分炒める。
③②にバターといんげんを加えて炒め, 調味する。

	En(kcal)	Prot(g)	Fat(g)	Ca(mg)	Fe(mg)	NaCl(g)
ハンバーグステーキ	454	18.7	26.0	74	3.0	1.9
キャロットグラッセ	41	0.3	1.7	14	0.1	0.1
フレンチフライドポテト	54	1.1	1.6	18	0.2	0.3
ビーフステーキ	861	36.1	71.5	83	4.8	1.1
アリコベールアラリヨン	68	0.7	6.3	16	0.2	0.3

Bavarois aux fraises バヴァロワ オー フレーズ フランス

（18cm サバラン型）

粉ゼラチン（材料の2%）	14 g
▤ 水	120 g
いちご	400 g
粉砂糖	80 g
レモン汁	15 g
生クリーム	150 g
バニラエッセンス	少量
ソースアングレーズ（作り方は右段参照）	
▤ 卵黄	2個
グラニュー糖	65 g
牛乳	250 mL
▤ バニラエッセンス	少量
飾り用いちご	8粒

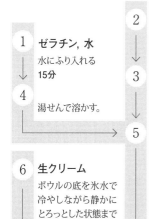

1 **ゼラチン, 水**
水にふり入れる
15分

4 湯せんで溶かす。

6 **生クリーム**
ボウルの底を氷水で冷やしながら静かにとろっとした状態まで泡立てる（6分立て）

2 **いちご**
ミキサーにかけた後, 裏ごす
（300g）

3 **粉砂糖, レモン汁, バニラエッセンス**
加え混ぜる

5 ゼラチン液を加え, ボウルの底を冷水にあて撹拌しながら冷やす

7 均一に混じり合うよう氷水で冷やしながら混ぜる

とろみが出て, 固まる寸前まで
15〜17℃

8 ぬらしたサバラン型に流し, 冷蔵庫で冷やし固める

9 型の内側を軽く押した後, 型ごと35℃の湯にさっとつけ, 型から皿に移す

10 **いちご, ソースアングレーズ**
いちごを飾り, 別器のソースを添える

出来上がり

	En(kcal)	Prot(g)	Fat(g)	Ca(mg)	Fe(mg)	NaCl(g)
バヴァロアオーフレーズ（全量）	1678	34.8	88.0	513	3.8	0.6

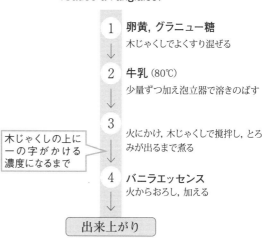

＜Sauce á l'anglaise＞ ソース アングレーズ

1 **卵黄, グラニュー糖**
木じゃくしでよくすり混ぜる

2 **牛乳**（80℃）
少量ずつ加え泡立器で溶きのばす

3 火にかけ, 木じゃくしで撹拌し, とろみが出るまで煮る

木じゃくしの上に一の字がかける濃度になるまで

4 **バニラエッセンス**
火からおろし, 加える

出来上がり

Marble Jelly マーブル ジェリー 応用

（18cm サバラン型）

＜コーヒーゼリー＞

粉ゼラチン（液量の3〜4%）	12 g	
▤ 水	60 g	
インスタントコーヒー	10 g	
▤ 湯	300 g	◀コーヒーを溶く
▤ 砂糖	65 g	

＜ミルクゼリー＞

粉ゼラチン（液量の3〜4%）	12 g
▤ 水	60 g
牛乳	300 g
▤ 砂糖	45 g
コーヒー用生クリーム	100 mL

① 粉ゼラチンを水にふり入れ, 十分膨潤させる。

② コーヒー液（または牛乳）に砂糖を加え火にかけ, 溶かしながら沸とう直前まで加熱する。

③ 火からおろし, ①のゼラチンを溶かし, 粗熱をとって小ボウルに冷やし固め, コーヒーゼリーとミルクゼリーをつくる。

④ サバラン型に, 2種のゼリーを約60gずつ大スプーンですくい, はめ込むように並べ, 型いっぱいにつめる。

⑤ ④を型ごと80℃の湯に漬け, 2種のゼリーが混じり始め, 空間がうまってきたところで, 氷水ですばやく冷やし固め, 型から抜く。

⑥ 生クリームを添える。

	En(kcal)	Prot(g)	Fat(g)	Ca(mg)	Fe(mg)	NaCl(g)
マーブルジェリー（全量）	932	37.6	29.8	378	0.6	0.9

4 鶏肉 ∽ 香辛料

Chicken curry
Butter rice
Coleslaw
Blanc-manger
Compote
Lemon squash

献　立	応用料理
スターター：レモンスカッシュ	
主菜：チキンカレー	鶏のバスク風
副菜：バターライス，コールスロー	にんじんのサラダ レタスのサラダ 即席ピクルス
デザート：ブランマンジェ，コンポート	

♣煮込み料理とブーケガルニ

ブーケガルニは，煮込みにかかせない。材料といっしょになべに入れ，20分〜1時間ぐらいで取り出す。長く煮るとかおりがとんだり，えぐみが出る。乾燥品は生より少なめに，ガーゼに包み用いる。

♣カレーの薬味

酸　味：らっきょう漬け，ピクルス
塩　味：福神漬，ハム，オリーブ
辛　味：紅しょうが，クリスタルジンジャー
甘味と酸味：パイナップル，りんごとレーズンの甘煮，マーマレード
歯ごたえ他：スライスアーモンド，オニオンフライ，ゆで卵

♣香辛料 (épice 仏, spice) の調理

矯臭 (臭みをマスキングする)，賦香 (かおりづけ)，食欲増進 (辛味の唾液促進作用)，着色 (色づけ) などの各種作用をもつほか，生体調節機能 (抗酸化作用) がある。香辛料にはハーブ (生鮮) とスパイス (乾燥) がある。

スパイスは一種で使うものではなく数種を用いる。

1. 鶏肉の調理

一般に市販の鶏肉は生後2か月までの若鶏 (ブロイラー) であるが，他に3か月の肥育鶏，地鶏がある。

2. 鶏肉の部位と調理法

部　位	調理法	特　徴
一羽ごと	ロースト，グリル，ガランティーヌ	1.2〜2kgまで
もも肉	ソテー，グリル，煮込み	味は濃厚
むね肉	ソテー，フライ，グリル	脂肪が少ない
手羽もと	フリカッセ	やわらかく味は淡白
手羽先	フライ，煮込み，スープ	脂肪やゼラチン質が多い
ささみ	フライ，サラダ	脂肪が少なく，やわらかい
レバー	ブロシェット，テリーヌ	栄養素が多い
くず肉・がら	フォン，ブイヨン	だしが出る

3. 鶏肉調理の要点

鮮度のよいものを購入：鶏肉の熟成期間は半日から2日。腐敗が速く，食中毒菌 (サルモネラ，カンピロバクター) に汚染されやすいので，75℃1分間以上で完全に火を通して食する。

鶏肉の煮込み料理：煮込みの加熱時間は30分〜1時間を限度とする。

4. 鶏肉と香辛料 (カレーに用いられる香辛料)

オールスパイス allspice　フトモモ科
　　シナモン　クローブ　ナツメグ様のかおり
カルダモン cardamom　ショウガ科
　　ユーカリ樟脳レモン様のかおり
クミン cumin　セリ科　強い芳香と苦味，辛味
クローブ clove　フトモモ科　チョウジノキのかおり花蕾
コリアンダー coriander　セリ科　パクチー　シャンツアイ
ジンジャー ginger　ショウガ
シナモン cinnamon　桂皮　ニッキ
セージ sage　シソ科　コモンセージ　セイヨウサルビア
ターメリック turmeric　ショウガ科　ウコン　鮮やかな黄色
ナツメグ nutmeg　ニクズクの種子
フェンネル fennel　セリ科　ウイキョウ
　　樟脳様の甘いかおりと苦味
ローレル bayleaf　クスノキ科
　　シネオールの独特のかおり
ガラムマサラ garam masala　ミックススパイス
　　シナモン　クローブ　ナツメグ等の混合スパイス

Chicken curry （チキン カレー） イギリス

鶏もも骨つき（ぶつ切り）	500 g
油	10 mL
食塩（鶏肉の1.0%），こしょう	
ブイヨン	800 mL
にんじん	50 g ◀おろす
りんご	100 g ◀おろす
チャツネ	15 g ◀みじん切り
食塩（ソースの0.8%）	
こしょう	適量
生クリーム	15 mL

\<カレーソース（イギリス）\>

ラード	10 g
にんにく	1片（5g） ◀みじん切り
しょうが	1かけ（5g） ◀みじん切り
たまねぎ	200 g ◀うす切り
バター	20 g
小麦粉	16 g
カレー粉	14 g （1ts）
ガラムマサラ	1 ts

Curry sauce （カレー ソース）

1 ラード, にんにく, しょうが
↓ 軽く炒める

2 たまねぎ
↓ 加えて炒める
10分

3 バター, 小麦粉
↓ バターが溶けたら小麦粉をふり入れ炒める
2分

4 カレー粉
加えて軽く炒める
弱火30秒

---

1 鶏肉, 食塩, こしょう, 油
フライパンに油を熱し鶏肉の表面に焼き色をつけ, 深いなべに移す

2 ブイヨン
加えて煮る*
沸とうするまで強火
中火弱20分
（途中浮き上がるあくをきれいにとる）

5 にんじん, りんご, チャツネ, カレーソース, ガラムマサラ
加えて煮込む
中火20〜30分

6 食塩, こしょう
調味する

7 生クリーム
仕上げる

出来上がり

＊30分煮込むと煮汁は700 g前後になる。

	En（kcal）	Prot（g）	Fat（g）	Ca（mg）	Fe（mg）	NaCl（g）
チキンカレー	395	22.5	28.7	43	2.0	3.0

Butter rice （バター ライス） イギリス

たまねぎ	80 g ◀みじん切り
バター	17 g
米	300 g ◀洗ってざるにとる
ブイヨン（米の重量の1.4倍）	420 g ◀ブイヨンキューブでも可
食塩（米の重量の0.7%）	2.1 g ◀キューブのときは1/2量

①なべにバターを溶かし，たまねぎを入れて，1分炒め，米を加え2〜3分炒める。

②90℃に温めたブイヨンを加え，食塩で調味し炊飯する（18分）。

Poulet saute basqaise （プーレ ソーテ バスケーズ） フランス 応用

鶏もも肉骨つき	4本 ◀関節より切り分け 8つ切り
食塩（鶏の1.2%）	
こしょう	少々
油, バター（鶏の5%）	
バター	20 g
白ワイン	100 mL
たまねぎ	1個 ◀みじん切り
にんにく	1片 ◀みじん切り
トマト	300 g ◀湯むき, 粗切り
ピーマン	2個 ◀0.5 cm角切り
ブイヨン（キューブ1/2個）	200 mL
食塩, こしょう	少々
パセリ	1 Tbs ◀みじん切り
ブーケガルニ	
トマトペースト	1 ts
\<ガルニチュール\>	
ベーコン	4枚 ◀バターで炒める
バター	5 g

①鶏肉に食塩，こしょうをまぶし，フライパンに油とバターを入れてソテーする。鶏肉を取り出し脂を捨て，白ワインでデグラッセする。

②別なべにバターを溶かし，たまねぎをきつね色になるまで炒め，にんにく，トマト，ピーマンを加え10分煮る。

③②にトマトペーストと①の鶏肉を加え，ブイヨンとデグラサージュ（デグラッセ後の汁），ブーケガルニを加え，ふたをして30分煮て味を整える。

④器に鶏肉を盛り，煮汁のソースをかけ，その上に炒めたベーコンを飾り，パセリを散らす。

	En（kcal）	Prot（g）	Fat（g）	Ca（mg）	Fe（mg）	NaCl（g）
バターライス	295	4.9	4.2	8	0.7	0.8
プレー ソーテ バスケーズ	582	28.8	46.9	34	1.6	2.8

Salade de carotte <small>サラドゥ デ キャロット</small> フランス 応用

にんじん	300 g	◀斜めの輪切りにし，せん切り
▊ 食塩	12 g	
▊ 水	600 mL	2%食塩水
きゅうり（太いもの）	1 本	◀周り4か所にすじをつけ，小口切り

ビネグレットソース

▊ サラダ油	20 mL
▊ オリーブオイル	10 mL
▊ りんご酢	15 mL
▊ 食塩	0.5 g
▊ 砂糖	1 g
▊ こしょう	少々
▊ からし	0.3 g

オリーブ（黒）	8 粒	◀種ぬきし，たて割り
パセリまたはセルフィーユ	少々	◀みじん切りし水にさらす

① にんじんを食塩水の中でよくもみ，30分つける。

② ビネグレットソースのオイル以外の材料を泡立て器で混ぜる。オイルを少しずつ加えながら混ぜ，白濁させる。

③ ①の水気を絞り，②で和える。

④ にんじんを中央に盛り，周りにきゅうりを飾る。オリーブとパセリを飾る。

Coleslaw <small>コールスロー</small> オランダ

キャベツ	200 g	◀せん切り	
にんじん	20 g	◀せん切り	食塩（材料の0.5%）
砂糖（材料の1.0%）			食酢（材料の1.0%）
こしょう	少々		マヨネーズ* 20〜30mL
パプリカ，キャラウェイシード	適量		

1 **キャベツ，にんじん**
細いせん切りにして冷水につける
↓

2 **食塩，砂糖，食酢，こしょう**
野菜の水分を十分にきり，調味料で下味をつけ，冷蔵庫で冷やす
↓

3 **マヨネーズ，パプリカ，キャラウェイシード**
供する直前にマヨネーズで和える
パプリカ，キャラウェイシードをふる
↓

[出来上がり]

＊ヨーグルトを加えるのもよい。また，フレンチドレッシングに代えてもよい。

Head lettuce salad <small>ヘッド レタス サラドゥ</small> アメリカ 応用

レタス	1 個	◀8つのくし形切り
卵	1 個	◀茹でて6つのくし形切り

サウザンドアイランドソース

▊ マヨネーズソース（p.61）	60 mL	
▊ トマトケチャップ	20 mL	
▊ チリソース	2〜5 mL	合わせる
▊ ピーマン	10 g	◀みじん切り
▊ 赤ピーマン	10 g	◀みじん切り
▊ セロリ	10 g	◀みじん切り

① レタス，卵は下ごしらえする。器に花形に盛り，冷やしておく。

② 調味料を合わせ，野菜のみじん切りを加える。

③ レタスとソースは別々に供する。

Pickles <small>ピクルス</small> 応用

きゅうり	3 本
カリフラワー（小さめのもの）	1/2 個
セロリ	2 本
にんじん	1 本
食塩，食酢	各少々

ピクルス液

A ▊ 食酢	450 mL	B ▊ ローリエ	2 枚
▊ 水	300 mL	▊ 黒こしょう	10 粒
▊ 砂糖	160〜170 g	▊ オールスパイス	5 粒
▊ 食塩	大さじ1弱	▊ クローブ	2〜3 個
		▊ キャラウェイ	小さじ1

① きゅうりはヘタずりと板ずりする。水気をふき，ひと口大の乱切りにする。

② カリフラワーは小房に分け，食酢を加えた熱湯の中で2分ほど茹で，冷やす。

③ セロリは筋をとり，ひと口大の斜め切りにして酢水に10分ほど浸す。

④ にんじんは5〜6mmの厚さに切って食塩を加えた熱湯の中で2分ほど茹でる。

⑤ Aをひと煮立ちさせて火を止め，Bを加えてよくさましておく。

⑥ 各材料の水気をとって混ぜ合わせ，びんに入れ，⑤を注いで，きっちりとふたをする。

	En(kcal)	Prot(g)	Fat(g)	Ca(mg)	Fe(mg)	NaCl(g)
サラドゥデキャロット	98	0.9	7.4	35	0.3	0.3
コールスロー	55	0.8	4.6	24	0.2	0.4
ヘッドレタスサラドゥ	159	3.5	14.4	86	2.4	0.6
ピクルス（全量）	958	18.7	1.4	346	4.5	13.5

Blanc-manger （ブラン マンジェ） フランス

（出来上がり量380g）

コーンスターチ（出来上がり量の7%）	28 g
グラニュー糖	32 g
牛乳	320 g
アーモンドエッセンスまたは	適量
アマレット（リキュール）	
＜ソース＞*	
ソース・フレーズ（フランス）	
いちご	100 g ◀裏ごす
グラニュー糖	15 g
レモン汁	5 mL
ブランデー	1 mL
ゼリー型	4 個

*カスタードソース, 他の果物を用いたソースでもよい。

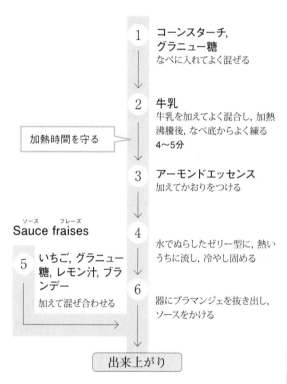

1 コーンスターチ, グラニュー糖
なべに入れてよく混ぜる

2 牛乳
牛乳を加えてよく混合し, 加熱
沸騰後, なべ底からよく練る
4〜5分

［加熱時間を守る］

3 アーモンドエッセンス
加えてかおりをつける

Sauce fraises （ソース フレーズ）

4 水でぬらしたゼリー型に, 熱い
うちに流し, 冷やし固める

5 いちご, グラニュー糖, レモン汁, ブランデー
加えて混ぜ合わせる

6 器にブランマンジェを抜き出し,
ソースをかける

出来上がり

＜参考＞ ブランマンジュは作り方が2つあり, コーンス
ターチを用いたものはイギリス風で, フランス風はゼラ
チンで固める。コーンスターチを用いたものは, 十分に
加熱しないと糊化せず, 口ざわりのわるいものとなる。
　また加熱しすぎると, ゼリーらしい口ざわりではなく
なるので, 沸とう後, 4〜5分がよい。

Compote （コンポート） フランス

生の果実（未熟のもの）	400 g	あんず, チェリー, もも, 洋梨, りんご, すもも, びわ, パイナップル, メロンなど。
砂糖（果実の20%）	70 g	
水（果実の60%）	200 g	
レモン汁（酸味による）	10 mL	
コーンスターチ	1〜2 ts	

（煮汁にごく薄い粘度をつけてもよい）

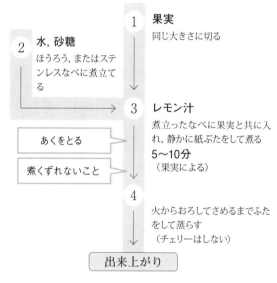

1 果実
同じ大きさに切る

2 水, 砂糖
ほうろう, またはステンレスなべに煮立てる

3 レモン汁
煮立ったなべに果実と共に入れ, 静かに紙ぶたをして煮る
5〜10分
（果実による）

［あくをとる］
［煮くずれないこと］

4 火からおろしてさめるまでふたをして蒸らす
（チェリーはしない）

出来上がり

＜参考＞ 果物の熟度, 酸味によって, 砂糖量や加熱時間を考慮する。

Lemon squash （レモン スカッシュ） イギリス

ガムシロップ	80 g	氷片	適量
砂糖	80 g	チェリー	4 粒
水	160 g	レモン薄切り	4 枚
レモン汁	60 mL		◀皮をむく
炭酸水	360〜400 mL		◀冷やしておく

ゴブレットまたはタンブラー 4 個

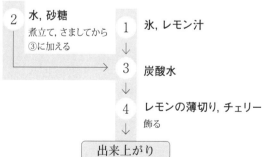

2 水, 砂糖
煮立て, さましてから③に加える

1 氷, レモン汁

3 炭酸水

4 レモンの薄切り, チェリー
飾る

出来上がり

	En(kcal)	Prot(g)	Fat(g)	Ca(mg)	Fe(mg)	NaCl(g)
ブランマンジェ	106	2.6	3.1	88	0.0	0.1
ソースフレーズ	23	0.2	0.0	4	0.1	0.0

	En(kcal)	Prot(g)	Fat(g)	Ca(mg)	Fe(mg)	NaCl(g)
コンポート	109	1.0	0.3	9	0.3	0.0
レモンスカッシュ	86	0.1	0.0	2	0.0	0.0

5 前菜 ∽ 魚介類

Cocktail de crevettes
Sole à la meunière
Vichyssoise
Tomates grilles
Épinards au beurre
Gâteau earlgrey
Cafè

献　立	応用料理
スターター：えびのカクテル	
主菜：したびらめのムニエル	
副菜：じゃがいものポター	ボイルドポテト
ジュ，ほうれんそうのソ	マッシュドポテト
テー，焼きトマト	
デザート：紅茶のケーキ	
飲み物：コーヒー	

♣調理の要点

魚のフライパン焼き：盛りつけたときに表になるほう
を先にフライパンで焼き，ほどよい焦げめをつけ，
次に裏返して火を弱め中心まで火が通るように焼
く。焼き時間は，魚によって差があるので注意する。

ムニエル：魚に小麦粉をまぶすと，小麦粉が魚の水分
を吸収し加熱により糊化して膜をつくり，魚の栄養
分の損失を少なくする。また小麦粉が油で炒めら
れ香ばしいかおりを生じ，生臭みを感じさせない。
ムニエルは切り身もよいが，にじます，あじなどに
もよく合う調理法である。これらには，バターソー
スにアーモンドスライスを入れ，香ばしく炒めて魚
にかける（アーモンドソース）。

♣前菜の種類

冷　製：貝類・甲殻類のカクテル，魚や肉の加工品
（生ハムメロンなど），取合せサラダ（サラダコン
ポーゼなど）

温　製：キッシュ，タルトやバルケット，パテやテリー
ヌ，フォアグラなどを詰めたシュー，クロケット，ス
フレなど。

1. 魚介類の調理

調理上のポイント

調理法は肉類と類似しているが，異なる点は，身がやわら
かく，加熱が短いことである。魚肉のたんぱく質は約65℃で
変性し煮えるので，加熱しすぎると身が収縮してうま味が流
出し，くずれやすくなる。

魚介類の主な調理法

茹で煮（pocher，　poach）：クールブイヨン（茹で汁）の中
で魚介に火を通す。

バター焼き（meunière）：魚介に軽く小麦粉をまぶし，バ
ターで両面を色よく焼く。

炒め焼き（poéler）：切身魚を少量の油を敷いたフライパン
で，両面をかりっと炒め焼く。最もよく用いられる調理法

グラタン（gratiner，　coquille）：焼き皿に調理した魚介類
をソースと共に入れ，強火のオーブンで上面にきれいな焼
き色をつける。また，ほたての貝殻に入れて焼いたものを
コキーユとよぶ。

串焼（brachette）：魚介を小口に切り，野菜と共に金串に刺
して直火で焼く。

紙包み焼き（papillote）：ムニエルにした魚をソースと共に
硫酸紙に包みオーブンで焼く。

から揚げ（frire，　french fry）

衣揚げ（beignet，　fritter）：魚に泡立てた卵白入りのふわっ
とした衣をつけて揚げる。

エスカベーシュ（escabèche）：魚の素揚げに，にんじん，た
まねぎ，など香味野菜をのせ，ビネグレットソースなどにつ
け込んだもの。

2. 前菜の調理

前菜は Hors-d'oeuvre（仏）Appetizer（英）Antipasto
（伊）zacuska（露）などとよばれ，コース料理のめに出され
る料理である。語意からは番外料理という意味で，本来は別
室で食前酒と共に供されるフィンガーフード（一口でつまめ
る料理）であった。

フランスではEntrée（入口）で前菜を指すこともある。

芝えびまたは大正えび　　小12〜16尾
クールブイヨン*

水	200 mL
たまねぎ	30 g
にんじん	30 g
食塩（水の1%）	2 g
ブーケガルニ	
（タイム, ローリエ, パセリ茎）	
白ワイン	150 mL
粒こしょう	3粒
サラダ菜	8枚 ◀4枚をせん切り, 残りは飾り
レモン	1/2個 ◀くし切り

Sauce cocktail
カクテルソース

トマトケチャップ	25 mL
チリソース	5 mL
レモン汁	10 mL
ウスターソース	1/2 ts
タバスコ	少量
ホースラディッシュ	1/4 ts

クール　ブイヨン
Court-bouillon　フランス

1 **水, たまねぎ, にんじん, 食塩, ブーケガルニ**
材料を煮る
弱火10分

2 **白ワイン, 粒こしょう**
加える　10分煮る

3 **えび**
背わたをとる

4 ブイヨン（90℃）の中で茹でる
3分

6 ブイヨンが冷めたら, えびを取り出し, 頭, 尾, 殻をとる

ソース　カクテル
Souce cocktail

5 **カクテルソースの材料**
材料を混合する

7 **サラダ菜, レモン**
器にせん切りのサラダ菜を敷きえびを盛り, 飾りのサラダ菜とレモンを添える

8 カクテルソースをかける

［出来上がり］

*Court（クール）は短いという意味で, 短時間でとれるかおりのついたブイヨンのこと。洋風料理では魚を茹でるときのだし汁で魚の臭みが抑えられ, だし汁の香味が魚につく。

したびらめ（1尾150g）4尾 ◀下処理する

食塩（魚の0.5%）	ブールノワゼット（焦がしバター）	
こしょう　少々	バター	30 g
牛乳　100mL	レモン汁	15 mL
小麦粉　適量	レモン	4枚 ◀うす切り
サラダ油・バター（各3%）	パセリ	1 ts ◀みじん切り

＜ガルニチュール＞
トマトグリエ（p.76参照）
ポンムアングレーズ（p.76参照）

1 **したびらめ, 塩, こしょう**
調味して置いておく
10分

ブール　ノワゼット
Beurre noisette

2 **牛乳***
魚を浸しておく
15分

5 **バター**
フライパンにバターを入れ, 火にかける

6 **レモン汁**
バターが色づきはじめたら火からおろし, レモン汁を加える

3 **小麦粉**
魚の水気をとり, 両面に粉をつけ余分な粉を落とす

4 **サラダ油, バター**
熱したなべに油を入れ表になる方から先に色よく焼き, 裏返して火を弱め, 中心まで火が通るまでよく焼く

7 皿に盛り, 魚の上にソースをかける

8 **レモン, パセリ**
魚にレモン, パセリをのせ, 他のガルニチュール（焼きトマト, 塩茹でポテト）を添える

［出来上がり］

*牛乳中に多く含まれる微細な脂肪球やカゼイン粒子は, レバーや魚臭をある程度吸着する性質がある。

したびらめの下ごしらえ

①表皮の口先を少しはぎ, 尾のほうに向かって引きはがす。裏皮も同様にむく。

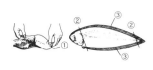

②頭と尾を図のように落とす。
③背びれ, 腹びれをキッチンばさみで切りとる。

	En(kcal)	Prot(g)	Fat(g)	Ca(mg)	Fe(mg)	NaCl(g)
カクテルドクルベット	34	5.8	0.2	23	0.5	0.5
ソールアラムニエール	211	16.3	15.6	33	0.3	1.0

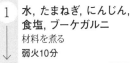

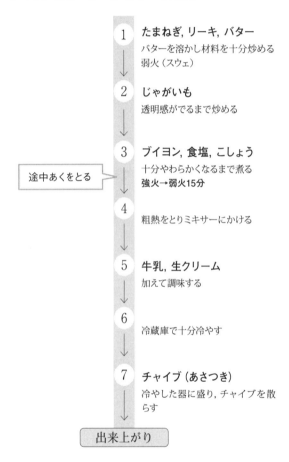

Vichyssoise ビシソワーズ フランス

じゃがいも（男しゃく）	200 g	◀皮をむき1cmのさいの目切り。水につけ, あくを除く
たまねぎ	60 g	◀うす切り
リーキまたは長ねぎ	30 g	
バター	10 g	
ブイヨン	800 mL	
牛乳	200 mL	
生クリーム	50 mL	
食塩（出来上り量の0.5〜0.8%）		◀味をみながら加える
こしょう（白）	少量	
チャイブ（あさつき）	2〜3本	◀小口切り

1. たまねぎ, リーキ, バター
   バターを溶かし材料を十分炒める
   弱火（スウェ）
2. じゃがいも
   透明感がでるまで炒める
3. ブイヨン, 食塩, こしょう
   十分やわらかくなるまで煮る
   強火→弱火15分
   （途中あくをとる）
4. 粗熱をとりミキサーにかける
5. 牛乳, 生クリーム
   加えて調味する
6. 冷蔵庫で十分冷やす
7. チャイブ（あさつき）
   冷やした器に盛り, チャイブを散らす

出来上がり

<参考> その他の冷製スープには, コンソメジュレ（仏）やガスパチョ（スペイン）がある。温かいスープの適温が60〜65℃なのに対し, 冷製スープの適温は, 5〜10℃である。この温度帯は, 体温付近が最も塩味を強く感じるため, 常温で調味した場合はやや濃いめに調味するとよい。

	En(kcal)	Prot(g)	Fat(g)	Ca(mg)	Fe(mg)	NaCl(g)
ビシソワーズ	136	3.3	9.6	73	0.6	1.2

Tomates grilles トマト グリエ フランス

トマト（S2個）	200 g	◀皮をむき横2等分にし, 種をとる
食塩（トマトの1.0%）	2 g	
サラダ油	1 Tbs	

1. トマト, 食塩
   調味して置いておく
   10分
2. サラダ油
   たっぷりの油を熱し, 切り口に焦げめがつくまで焼く
   弱火
   余分な油はすてる

出来上がり

Epinards au beurre エピナード オ ブール フランス

ほうれんそうソテー

ほうれんそう	200 g
バター（ほうれんそうの10%）	
食塩（ほうれんそうの0.7%）	1.4 g
こしょう	少量

1. ほうれんそう
   熱湯（食塩1%）で茹で, 5cm長さに切る
2. バター, 食塩, こしょう
   なべに戻しバターを加え, 弱火でバターをからめ調味する

出来上がり

Pommes anglaises ポンム アングレーズ フランス 応用

じゃがいも（メイクィーン）	200 g	◀シャトー切り
食塩（じゃがいもの1%）	2 g	
こしょう	少量	

①なべにポテトと浸るくらいの水と食塩（水の1%）を入れ, やわらかくなるまで茹で, 水分をとる。

②食塩, こしょうで味を整える。

	En(kcal)	Prot(g)	Fat(g)	Ca(mg)	Fe(mg)	NaCl(g)
トマトグリエ	39	0.4	3.3	4	0.1	0.3
エピナードオブール	44	1.1	4.3	25	1.0	0.4
ポンムアングレーズ	26	0.9	0.1	2	0.5	0.2

Gâteau earlgrey （ガトー　アールグレイ） フランス

（パウンドケーキ型：1本分(7×5×22cm)）

無塩バター	100 g
グラニュー糖	100 g
卵 (L)	2個　◀ほぐす
アールグレイ (紅茶葉)	2 ts　◀ミキサーで粉末にする
小麦粉	110 g
ベーキングパウダー (B.P)	1/2 ts
バニラオイル	少量
粉砂糖	適量
クレームシャンティ (p. 61)	
生クリーム	100 g
粉砂糖 (生クリームの5%)	5 g
バニラエッセンス	少量

1　**バター，グラニュー糖**
全体がふっくらするまでかき混ぜる

↓

2　**卵**
少しずつ加え泡立器でふっくらするまで混ぜる

↓

3　**アールグレイ, 小麦粉, B.P**
粉類を合わせて2回ふるい
アールグレイを混ぜる

↓

4　**バニラオイル**
さっくり混ぜ入れる

↓

5　パウンド型に流しオーブンで焼く
165〜170℃　35分

↓

6　**粉砂糖, クレームシャンティ**
さめたら上面にふる
クレームシャンティを添える

↓

出来上がり

Mashed potatoes （マッシュド　ポテト） イギリス 応用

じゃがいも (男しゃく)	360 g	◀4〜6等分し水につけ，あくをぬく
バター	20 g	
牛乳	60 mL	
食塩 (いもの0.6%)	2 g	
こしょう・ナツメグ	少量	

① じゃがいもを0.5%塩湯でやわらかく茹でる。

② ゆで湯を捨て，弱火にかけ余分な水分を蒸発させ，マッシャーでつぶす。

③ バター，牛乳，食塩，こしょう，ナツメグを入れ焦がさぬように練り上げる。

Coffee イギリス　　Cafè フランス

コーヒー粉末 (細びき)	30 g	砂糖	適量
沸とう水	600 mL	コーヒークリーム	

1　**熱湯**
ポットに注ぎ温める

↓

2　**コーヒー**
湯をあけて紙を入れたろ過器に置く

↓

3　**水**
沸とうさせる

→

4　1Tbsの湯でコーヒーを湿らせた後 (30秒) コーヒーの中央に熱湯を注ぎ入れる

↓

出来上がり

Caffè espresso （カフェ　エスプレッソ）（イタリア）：沸とう寸前の熱湯を9気圧で一瞬にして抽出するので「特急：espresso」の名がある。エスプレッソはコーヒー豆を最も強く煎ったものを用いる。

Cafè au lait （カフェ　オ　レ）（イタリア）　**Caffè e latte** （カフェ　ラッテ）（フランス）：フランス風ミルクコーヒー。コンチネンタルの濃いコーヒーと温めた牛乳を別々のポットに入れ，同時にカフェオレボウルに注ぐ。

Caffè cappuccino （カフェ　カプチーノ）（イタリア）：エスプレッソに牛乳（ときにクリーム）を泡立たせて加えたもの

Caffè e macchiato （カフェ　マキアート）（イタリア）：クリーム入りコーヒー

Caffè freddo （カフェ　フレッド）（イタリア）：アイスコーヒー

	En(kcal)	Prot(g)	Fat(g)	Ca(mg)	Fe(mg)	NaCl(g)
ガトーアールグレー	211	2.7	14.0	22	0.4	0.1

	En(kcal)	Prot(g)	Fat(g)	Ca(mg)	Fe(mg)	NaCl(g)
マッシュドポテト	91	2.2	4.8	22	0.9	0.6

6 シチュウ ❧ タルト

<table>
<tr><td colspan="2">
Pruneaux au bacon
Stewed beef
Caesars salad
Tarte tatin
Cafè
</td></tr>
<tr><th>献　立</th><th>応用料理</th></tr>
<tr><td>スターター：プラムのベーコ
　ン巻き</td><td></td></tr>
<tr><td>主菜：ビーフシチュウ</td><td>ボルシチ</td></tr>
<tr><td>副菜：シーザースサラダ</td><td>マセドアンサラダ</td></tr>
<tr><td>デザート：タルトタタン</td><td>洋梨のサラダ
焼きりんご</td></tr>
</table>

♣ サラダの分類

① 単菜サラダ（Salade simple）：新鮮な生野菜をサラダ用ソースで和えたさっぱりしたサラダ。コースでは肉料理の後に供されるが，日常食では前菜として出されることが多い。

② 組合せサラダ（Salade com-posé）：野菜，卵，魚貝，肉および加工品，米，麺類などを組合わせてサラダ用ソースで和えたもので，前菜，冷製料理の添えものとして供される。

♣ サラダ調理の留意点

生野菜は冷水に浸し細胞の膨圧をあげパリッとさせる。ドレッシングは供卓直前に加え野菜からの放水を防ぐ。十分冷やして供卓する。

♣ 基本のソースの応用

① ソースヴィネグレット（p.64）に，にんにく，しょうが汁などの香辛料やバジル，チャイブなどのハーブ類，ロックフォール，アンチョビーなどで風味をつける。

② マヨネーズソース（p.61）に，香味野菜，ピクルス，ゆで卵のみじん切りを加えソースタルタル，また，赤・青ピーマン，セロリー，チリソース，トマトケチャップを加えたサウザンドアイランドソースなどがある。

1. 肉を「煮る」調理

肉を「煮る」調理の分類は，その区分がはっきりしにくいところもあるが，主に以下のようなものがある。

Braiser（ブレゼ）（蒸し煮）：大切り肉の表面を焼き，少量の煮汁でふたをして蒸し煮にする料理

poach，pocher（ポーチ）（ポシエ）（仏）（茹で煮）：軽く沸騰する状態で茹でる料理

Stew（シチュー）（英）Ragoût（ラグー）（仏）（煮込み）：肉基質たんぱく質の多い硬い牛や豚のすね肉，肩肉，ばら肉などを煮込む料理。コラーゲンがゼラチン化し，肉質がやわらかくなり，煮汁に，こくとうま味，まろやかさが出てくる。

その他スープの分類に入るがフランスのポ・ト・フ（ポーチに入れてもよい）ロシアのボルシチなどは，主菜にもなるスープ（ホール・ミール・スープまたはフル・ミール・スープ）で一つのなべでスープ（煮汁）と主菜（だし兼用の肉と野菜）が同時にできる合理的な料理である。

2. パイとタルトの調理

パイ（Pie英）は肉と果物を練り粉で包んで焼いた料理，または菓子のこと。英国では中身のみえる菓子パイをタルト（tart）といい，これはフランスの菓子タルト（tarte仏）に由来するものである。

3. タルト生地（Pâte â tarte）

- Pâte feuilletée（feuilletage）Puffed pie crust 折り込み生地
- ドウにバターを包み込んで折りたたみ，のばす操作を数回繰り返した生地
  〔例〕ミルフィユ，ボローパン
- Feuilletage rapid（速成法）は，バターを小豆大に切って小麦粉に混ぜ合わせてドウをつくり，上記同様に折りたたんだ生地
  〔例〕アップルパイ，レモンパイなど（菓子用，料理用）
- Pâte brisée Plain pie crust 練り込み生地
- 小麦粉の中にバターを細かく刻み込んでまとめた生地
  〔例〕タルトタタン，キッシュなど（菓子用，料理用）
- Pâte sucrée 砂糖入り練り込み生地
- ビスケット生地ともいわれ砂糖の入った練り込み生地
  〔例〕いちごのタルト，洋なしのタルト（菓子用）

Stewed beef （シチュード ビーフ） イギリス

牛バラまたはブリスケ肉	400 g	◀8個に分ける
▌食塩 (肉の重量0.5%)	2 g	
こしょう	少量	
▌小麦粉	適量	

油	10 mL	ブイヨン 1.8L (キューブ2個)
赤ワイン	100 mL	トマトピューレ 150 mL
たまねぎ (うす切り)	1個	油でたまねぎを茶色
油	10 mL	になるまで炒め (20
にんにく (うす切り)	1片	分), にんにくを加え さらに炒める (5分)
砂糖	15 g	ブラウンルー (p.62)
食塩, こしょう	適量	▌小麦粉 35 g
ブーケガルニ (p.70)		バター 35 g

ガルニチュール
▌小たまねぎ	8個	◀皮をむき十字を入れる
芽キャベツ	8個	◀皮をむき十字を入れ塩
じゃがいも (シャトー切り)	250 g	茹でにする
にんじん (シャトー切り)	120 g	

1 たまねぎ, 油
茶色になるまで炒める
15〜20分弱火

5 にんにく
さらに炒め, 香りがたったら火を止める

2 牛肉, 食塩, こしょう, 小麦粉
調味して5分置き, 焼く直前に小麦粉をまぶす

3 油
フライパンに入れ熱くして, 肉を焼く

4 赤ワイン
肉は煮込み用なべに移し, フライパンの油を捨てた後, 赤ワインでデグラッセする
デグラサージュ

6 なべの肉に炒めたたまねぎ, にんにく, デグラサージュを加える

7 ブイヨン, ブーケガルニ, トマトピューレ, 砂糖, 食塩, こしょう
沸とうしたらあくを取りながら煮る
2時間 中火弱
（圧力なべ使用時：30分）

あくをとる

9 じゃがいも, にんじん, 小たまねぎ, 油
炒める

8 ブラウンルー
ルーを溶き入れ煮込む

10 ガルニチュールを加えて煮る
約30分

11 芽キャベツ
塩茹でする

12 食塩, こしょう
ブーケガルニを取り出し味を調え, 芽キャベツに味をなじませる

出来上がり

Borsch* （ボルシチ） ロシア 応用

牛ブリスケ肉 (または豚肩ロース肉) 塊	400 g	◀4等分に切る
水+キューブ1個	2.0 L	◀ブイヨンをつくる
ローリエ	1枚	
にんじん	中1/2本	◀0.5cm 幅のせん切り
たまねぎ	中1/2個	◀うす切り
セロリ	1/4本	◀筋をとりうす切り
バター, 油	各10 g	
じゃがいも	中2個	◀皮をむき,1個を8等分
にんにく	1片	◀つぶす
キャベツ	中1/3個	◀1cm 幅の細切り
ビーツと汁	1/2缶分	◀0.5cm 幅のせん切り
トマト (完熟のもの)	小1個	◀湯むきにしてざく切り
レモン汁	10 mL	
食塩	2 g	
こしょう	少量	
砂糖 (酸味の強い場合に加える)		
サワークリーム	60 mL	
ディル, パセリ	適量	◀みじん切り

① 深なべにブイヨンを入れて煮立て, 肉とローリエを入れて煮込む（1時間程度）。火が通りやわらかくなった肉は取り出してうす切りにしておく。

② バターと油を熱し, にんじん, たまねぎ, セロリを炒める。

③ ①のブイヨンが煮立ったら, じゃがいもとにんにくを加えて5分ぐらい煮込む。

④ キャベツ, ②の炒めた野菜, ビーツおよびビーツの缶汁, トマト, レモン汁を加えてさらに10分ぐらい煮込む。

⑤ 食塩, こしょうで味を調え, 消火する。

⑥ 器に肉を配分し, 野菜とスープを盛りつける。サワークリームを添え, みじん切りにしたディルやパセリをたっぷりとふる。

*ウクライナ地方の郷土料理。BarschのBarは"大きな", schは"キャベツのシチュー"の意で, まっ赤に仕上げるこの料理にビーツとキャベツ, 白いサワークリームはかかせない。

	En(kcal)	Prot(g)	Fat(g)	Ca(mg)	Fe(mg)	NaCl(g)
シチュードビーフ	753	16.8	61.7	54	3.1	1.7
ボルシチ	653	15.8	58.9	74	2.8	1.2

Pruneaux au bacon ^{フランス}

ブルノー オ ベーコン

Pruneaux au bacon　フランス

| ドライプラム（種を抜く） | 16個 | ◀硬いときはぬるま湯で戻す |
| ベーコン（ごく薄く切る） | 2枚 | ◀1cm幅 |

1 **プラム**
プラムの種を取ったところに別のプラムを差し込み1個とする（8個できる）

↓

2 **ベーコン**
1cm幅のベーコンを巻き，巻き終わりを下にして楊枝で止める
パイ皿に並べる

↓

3
オーブンで加熱する（ベーコンに火が通るまで）
180℃ 5分

↓

出来上がり

サラドゥ マセドワーヌ

Salade Macédoine　フランス　応用

じゃがいも	（中2個）	240 g
にんじん	（中1/2本）	100 g
いんげん	（塩茹で，1cm角）	25 g
サラダ菜		4枚
食塩（材料の0.5%）		1.8 g
こしょう		少々
食酢（材料の4%）		15 mL
マヨネーズ（材料の7%）		25 g

①じゃがいも，にんじんを30分茹でる。

②①の熱いうちに皮をむき0.5～1cm角に切り，調味料（食塩，こしょう，食酢）をかけておく。

③②といんげんをマヨネーズで和え，サラダ菜を敷いて盛りつける。

シーザース サラドゥ

Caesars salad　アメリカ

ロメインレタス	300 g	◀洗って手でちぎり冷やす
クルトン	食パン1枚	◀1cm角切り（p.67参照）
チェダチーズ	50 g	◀7mm角切り
ドレッシング		
鶏卵	2個	
にんにく	1/2片	
アンチョビ	4枚	
レモン汁	15 mL	
タバスコ	2滴	
ナツメグ	少量	
砂糖	1.5 g	
こしょう	少量	
サラダ油	40 mL	

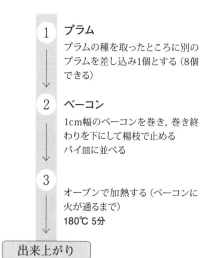

1 **卵**
ポーチドエッグをつくる（p.60参照）

2 **レタス**
洗って手でちぎり（3cm）冷やしておく

3 **にんにく**
ボールに，にんにくをすりこみ，かおりをつける

↓

4 **アンチョビ**
ポーチドエッグの卵黄にアンチョビを加えどろどろにつぶす

↓

5 **レモン汁，タバスコ，ナツメグ，砂糖，こしょう**
混ぜる

↓

6 **サラダ油**
糸状に加え，ドレッシングをつくる

↓

7 **クルトン，チーズ**
レタスを加えて皿に盛りつけ，クルトンとチーズを散らす

↓

出来上がり

	En（kcal）	Prot（g）	Fat（g）	Ca（mg）	Fe（mg）	NaCl（g）
プルノーオーベーコン	119	2.1	3.5	23	0.5	0.2
サラドゥマセドワーヌ	84	1.6	4.8	16	0.8	0.6

	En（kcal）	Prot（g）	Fat（g）	Ca（mg）	Fe（mg）	NaCl（g）
シーザースサラドゥ	202	8.1	16.8	125	0.8	0.8

Tarte tatin*　　フランス

パートブリゼ

薄力粉	150g	
無塩バター（小麦粉の50%）	75g	ボウルに入れすべ
冷水（小麦粉の30%）	45g	ての材料をよく冷
食塩（小麦粉の2%）	3g	やしておく
打ち粉（強力粉）	適量	

フィリング

りんご（フジまたは千秋）　1kg　◀皮と芯を除き1cm
　　　　　　　　　（正味800g）　のいちょう切り
砂糖（りんごの重量の20%）　145g
バター　　　　　　　　　　50g

**18cmフライパンまたは18cmパイ皿

Pâte brisée（練りこみパイ生地）

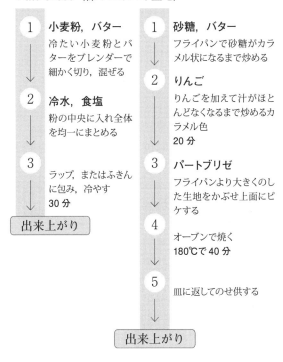

1 小麦粉，バター
冷たい小麦粉とバ
ターをブレンダーで
細かく切り，混ぜる

↓

2 冷水，食塩
粉の中央に入れ全体
を均一にまとめる

↓

3 ラップ，またはふきん
に包み，冷やす
30分

↓

出来上がり

1 砂糖，バター
フライパンで砂糖がカラ
メル状になるまで炒める

↓

2 りんご
りんごを加えて汁がほと
んどなくなるまで炒めるカ
ラメル色
20分

↓

3 パートブリゼ
フライパンより大きくのし
た生地をかぶせ上面にピ
ケする

↓

4 オーブンで焼く
180℃で40分

↓

5 皿に返してのせ供する

↓

出来上がり

*フランスのオルレアネ地方に住む，タタン姉妹の失敗作か
　ら生まれたとされるりんごのタルト。りんごと生地をさか
　さにして焼くことで，香ばしい味となる。

**本場フランスでは，柄の短いタルトタタン用のフライパ
　ン一つで仕上げる。

＜参考＞　アップルパイは，シナモン入りの煮りんごを
　フィリングする。パイ皿に生地を敷いて，フィリングを
　入れ，上にパイ皮をかぶせて焼く。

	En(kcal)	Prot(g)	Fat(g)	Ca(mg)	Fe(mg)	NaCl(g)
タルトタタン（全量）	2431	14.7	107.4	81	1.9	3.9

Baked apple　　フランス　応用

りんご（紅玉）	4個
クローブ	4個
グラニュー糖	40g
シナモン	1ts
ナツメグ	少量
バター	4ts
白ワイン	100mL
水	100mL
クレームシャンティ	30mL（p.61参照）

またはアプリコットソース
（ジャム＋焼りんごの煮汁）

天板用バター	適量

①りんごは底に穴をあけないように芯をくり抜く，り
　んごの側面にクローブをさす。

②りんごのくり抜いたところにグラニュー糖，シナモ
　ン，ナツメグをつめ，薄くバターを塗った天板にの
　せる。

③りんごの上にバターをのせ，160℃のオーブンで30
　分焼く。焼いている途中で，白ワインと水をかけ
　る。ときどき煮汁をりんごにかけ回しながら，竹串
　が通るまで焼く。

④りんごをさまし，クレームシャンティを飾る。（熱い
　ところにアプリコットソースをかけてもよい）。

＜参考＞　焼きりんごやソースには，酸味がつよく繊維が
　やわらかい紅玉，あかね，ジョナゴールドなどが適す
　る。

Salade de poire　　フランス　応用

洋梨	2個	
レモン	1/2個	
食塩	1/3ts	
セロリ	20g	0.5cm角切にし，塩水に通す
りんご	1/3個	
クリームチーズ	30g	
クレソン	適量	

ソースビネグレット（p.64参照）

①洋梨の皮をむき，軸がつくように1/2切りにする。

②セロリとりんごをクリームチーズで和え，①のくぼみに
　盛る。

③クレソンを添えてソースビネグレットをかける。

	En(kcal)	Prot(g)	Fat(g)	Ca(mg)	Fe(mg)	NaCl(g)
ベイクドアップル	241	0.6	7.4	21	0.3	0.0
サラドゥポワール	187	1.1	12.4	15	0.2	0.8

1 炒菜の料理

凉拌海蜇 （くらげの和え物）
炒青椒牛肉絲 （ピーマンと牛肉の細切り炒め）
蛋花湯 （卵スープ） 毛湯 （p.84 参照）
什錦炒飯 （五目炒飯）
奶豆腐 （牛乳かん）

献　立	応用料理
菜：凉拌海蜇	凉拌豆腐
炒青椒牛肉絲	清湯
湯：蛋花湯	
飯：什錦炒飯	
点心：奶豆腐	芒果布旬

♣中国料理の構成と名称

　中国料理は，菜（前菜，主料理）と点心（軽食）に大別され，同じ調理法や材料が重ならないよう，多種類の調理法に関する言葉を用いて構成される。

　なお，本稿の献立において，湯，飯と記されているが，湯は湯菜（タンツァイ），飯は点心にそれぞれ分類される。献立構成の便宜上，それぞれ分類を区別した。

　中国では献立のことを菜単（ツァイダン），献立をたてることを開菜単（カイツァイダン）とよび，前菜，大菜，点心の順で供される。中国料理の店で見る料理名（献立）は漢字の羅列で一見，理解しにくく感じるかもしれないが，材料，調理技法，調味料の組合せであり，漢字一文字ずつの意味から，どのような料理か，ほぼ理解できる。

♣中国料理の調理法

　使用される調理法は，生もの調理が少なく大部分が加熱調理（火工：フオゴン）であり，2〜3種の加熱形態を組合せることが多い。

　油脂の役割はきわめて大きく，炒め物や揚げ物をはじめあらゆる調理に油が利用されるが，使い方に工夫があり，油っこさを感じさせない。

　また，動物性食品調理の下ごしらえにでん粉を用い油のしつこさを緩和させることや，ねぎ，しょうがなどの香辛料を用い，香りや刺激成分により，くせや臭みを除き，中国料理特有の風味を生み出している。

1. 炒菜の調理

　少量の油を高温に熱し，強火で手早く調理する。揚げ物ほど水分の損失はないが，油の香味が付加され材料の色や味が保たれる。また，材料における栄養素の損失は少ない。

　材料の組合せ方，味のつけ方により，高級料理から家庭料理まで広く応用がきく調理法である。

2. 炒菜のポイント

①短時間で火を均一に通すため，主材料，副材料をできるだけ同じ切り方にする。せん切り，片切りが多く用いられる。

②なべは使い込んで油の十分馴染んだものか，なべならしをしたものを用いる。

③油の量は，材料の表面に行き渡り，炒め上げた際に，油が残らない程度として，総材料の5〜10%が適当である。

④材料の水気は十分にきっておく。

⑤香味野菜（ねぎ，しょうが，にんにくなど）は，先に弱火で炒め香りを出す。

⑥なべは十分に熱し，油を熱くしてから材料を入れる。

⑦あらかじめ調味料や水溶き片栗粉は準備しておき，7分通り火が通ったところで一度に加える。

⑧余熱で火が通りすぎないよう，材料に九分通り火が通ったところで火からおろし，手早く器に盛りつける。

3. 炒菜の種類

生炒（シオンチャオ）：切った材料に下味をつけずそのまま炒める。素材の持ち味を活かした調理法となる。

清炒（チンチャオ）：材料に下味をつけ，衣をつけずに炒める。

乾炒（ガンチャオ）：材料に下味をつけた後，でん粉をつけ油通しをしておき，清炒した副材料と合わせて炒める。

京炒（ヂンチャオ）：材料に卵白をつける，もしくはつけてから炒める。

烹（ポン）：生のまま，もしくは下味をつけた材料を一旦炒め，調味料をなべに回しかけて，一度に仕上げる。

煎（チエン）：汁気のないものを，少量の油で炒め焼きにする。

爆（バオ）：高温の油で瞬間的に炒め揚げる。

涼拌海蜇 リャンバン ハイ ヂオ くらげの和え物

板クラゲ (塩)	100 g
しょうゆ	8 mL
酢	8 mL
砂糖	3 g
ハム (2枚)	25 g ◀せん切り
きゅうり (1本)	100 g ◀斜めに薄切り→せん切
ザーサイ	25 g ◀せん切り
かけ酢	
酢 (材料の6%)	15 mL
砂糖	2 g
しょうゆ (材料の1%塩分)	15 mL
ごま油	3 mL

1 くらげ
2時間程度水につける

2 80℃の湯, 冷水
下味をつける

3 きゅうり, ザーサイ
水にさらした後, 水気をきる

4 ハム

5 くらげ
中央にこんもりと盛りつける

6 かけ酢
よく混ぜて, かける

出来上がり

長く入れると縮みすぎ硬くなる。縮れはじめですぐ水にとり, 下味につける。
きゅうりの薄切りはハム, 搾菜の長さに合わせる。

涼拌豆腐 リャン バン ドウ フウ 豆腐の酢じょうゆがけ 応用

豆腐皮	250 g	砂糖	3 g
きゅうり	100 g	しょうゆ	20 mL
ハム	25 g	ごま油	3 mL
もやし	50 g	白ごま	10 g
酢	20 mL		

①豆腐皮はさっと洗い, 4〜5倍量の湯で2分茹で, 水気をきる。その後冷蔵庫で冷やす。

②ハム, きゅうりはせん切りにする。もやしは根を取り除き, 30秒茹でた後水きりする。

③調味料はすべて合わせておく。

④食材は色よく盛合わせ, 調味液を上からかける。

炒青椒牛肉絲 チャオチンヂォオニウロウスウ ピーマンと牛肉の細切り炒め

牛赤身肉	150 g ◀5cm せん切り
しょうゆ (肉の5%)	8 mL
清酒 (肉の10%)	15 mL
片栗粉 (肉の3%)	5 g
揚げ油	600 mL (適宜)
にんにく (一片)	3 g ◀せん切り
ねぎ	30 g ◀せん切り
ピーマン (4個)	100 g ◀種を取りせん切り
たけのこ水煮	50 g ◀せん切り
炒め油 (材料の10%)	30 mL
混合調味液	
しょうゆ	20 mL
清酒	10 mL
砂糖	5 g

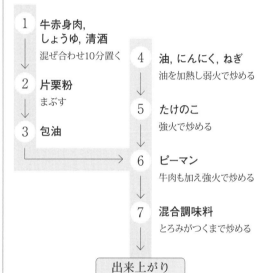

1 牛赤身肉, しょうゆ, 清酒
混ぜ合わせ10分置く

2 片栗粉
まぶす

3 包油

4 油, にんにく, ねぎ
油を加熱し弱火で炒める

5 たけのこ
強火で炒める

6 ピーマン
牛肉も加え強火で炒める

7 混合調味料
とろみがつくまで炒める

出来上がり

牛肉は繊維に沿ってせん切りする。包油 (パオイウ) は, 材料をやや低温の油にくぐらせることで八分通り火を通す操作である。うま味成分の流出を防ぎ, 後の炒め上がりも手早くなる。動物性食品は120℃前後, 植物性食品は150℃前後で行う。ピーマンは最後に入れることで, 色よく炒めることができる。

	En(kcal)	Prot(g)	Fat(g)	Ca(mg)	Fe(mg)	NaCl(g)
涼拌海蜇	42	3.3	1.8	3	0.5	1.9
涼拌豆腐	185	8.9	14.2	6	1.3	1.1
炒青椒牛肉絲	185	16.2	11.6	6	0.9	2.7

毛　湯　中国だし

水	2 L	
鶏がら（2羽分）	300 g	◀内臓，脂を除く
鶏胸肉	150 g	（3等分）
豚赤身肉	150 g	（3等分）
ねぎ（葉先）	40 g	◀ぶつ切り
しょうが（塊）	40 g	◀皮をはぎぶつ切り

1　鶏がら
よく水洗いする
さらにざるに上げ，熱湯をかける
ことで臭みを除く

2　水，鶏胸肉，豚赤身肉，
ねぎ，しょうが
材料をすべて深なべに入れ，加熱
沸騰するまで強火

3　あくをこまめに取り，煮出し
1～2時間弱火
半量（1 L）になるまで

4　こし器でこす

出来上がり

注〕以下「毛湯（マオタン）」は「湯（タン）」とする。

清　湯　　　応用

湯（タン）	1 L
鶏むねひき肉	100 g
ねぎ	10 g ◀小口切り
しょうが	10 g ◀薄切り

① 材料をすべて入れ，中火で沸騰まで加熱する。鶏ひき
　肉は，なべ底につかないように混ぜる。

② 沸騰後，弱火にし，あくをとりながら30分煮出す。

③ さらしを敷いたざるで②をこす。

　鶏むねひき肉が，脂分やあくなどの濁りを吸いとる。
　鶏むねひき肉は再利用しない。

蛋花湯　卵スープ

湯（タン）	600 mL	
清酒	10 mL	
食塩（湯の0.8％）	5 g	
しょうゆ	2 mL	
こしょう	少量	
片栗粉	6 g	◀倍量の水で溶く
鶏卵（1個）	50 g	◀溶きほぐす
万能ねぎ	20 g	◀小口切り

1　湯
加熱する

2　清酒，食塩，しょうゆ，
こしょう
温まり始めたら調味する
中火

3　水溶き片栗粉
沸騰直前に加えとろみをつける

4　鶏卵
弱火にし，菜箸で混ぜながら静
かに流し入れる

5　万能ねぎ
ねぎを加え，消化する

出来上がり

＜参考＞　湯菜（タンツァイ）とは，汁物の総称であり，
日本料理のだし，西洋料理のブイヨン同様，材料によっ
て見た目は変わる。
　また，澄んだ汁を清湯（チンタン），とろみの汁を羹湯
（ゴンタン），濁った汁を奶湯（ナイタン）という。

	En(kcal)	Prot(g)	Fat(g)	Ca(mg)	Fe(mg)	NaCl(g)
毛湯	11	1.5	0.5	2	0.3	0.0
清湯	55	5.9	3.5	2.4	0.5	0.0
蛋花湯	27	1.7	1.3	11	0.3	1.0
什景炒飯	439	13.3	15.5	41	1.5	1.6
奶豆腐	110	1.7	2.0	62	0.1	0.0
芒果布甸	82	2.3	0.1	8	0.1	0.0

什景炒飯 <small>シヂンチャオハヌ</small> 五目炒飯

米	300 g	◀硬めに炊飯
水（米重量の1.3倍）	390 mL	
食塩（米重量の1%）	3 g	◀調味料は炊飯直前に追加
しょうゆ（米重量の1%）	3 mL	
清酒（米重量の7%）	20 mL	
卵3個	150 g	◀溶きほぐす
乾しいたけ（4枚）	5 g	◀戻して0.5cm角に切る
たけのこ（水煮）	30 g	◀粗みじん切り
ハム 2枚	25 g	◀粗みじん切り
かに缶	50 g	◀身をほぐす
ねぎ	50 g	◀粗みじん切り
油	40 mL	
食塩	4 g	
こしょう	少量	
しょうゆ	少量	
グリンピース（水煮）	20 g	

1 **油**
強火
薄煙が出るまでしっかりと加熱

2 **卵**
なべの中心にすばやく落とす

3 **ご飯**
卵の上に火が通る前にすぐ加える
なべにご飯を押しつけるように加熱する
卵をほぐす
飯に卵をなじませる

4 **しいたけ, たけのこ, ハム, かに, ねぎ**
かき混ぜるように炒める

5 **塩, こしょう, しょうゆ**
塩, こしょうで調味し, しょうゆは, なべ脇から回し入れる

6 **グリンピース**
混ぜる

出来上がり

奶豆腐 <small>ナイドウフウ</small> 牛乳かん

寒天	4 g
水	300 mL
牛乳	200 mL
砂糖	20 g
シロップ	
砂糖	60 g
水	100 mL
アーモンドエッセンス	少々

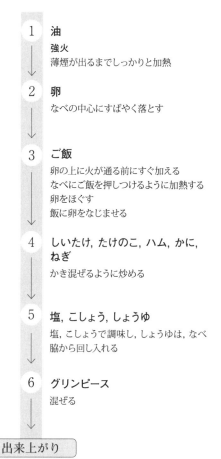

1 **砂糖, 水**
火にかけ, 約120gまで煮詰める

2 **アーモンドエッセンス**
混ぜて, 冷やす

3 **寒天, 水**
水洗いし, 細かくちぎって入れ, 30分吸水

4 火にかけ, 寒天を煮溶かす

5 **砂糖**
250gになるまで煮つめる

6 **牛乳**
30〜40℃に温め, ⑤を茶こしを通して注ぎ混ぜる

7 器に流し入れ, 泡を取り除き, 冷やし固める

8 包丁でひし形に切り込みを入れ, 器を軽くゆすり, 牛乳かんを浮上させる

出来上がり

芒果布甸 <small>モングオボウディン</small> マンゴープリン <small>応用</small>

ゼラチン	9 g	冷水	130 mL
熱湯	70 mL	レモン汁	20 mL
マンゴー	200 g	ミントの葉	4枚
砂糖	40 g		

①ゼラチンに熱湯を入れ, 透明になるまで溶かす。

②ミキサーでピューレ状にしたマンゴーと砂糖を混ぜ合わせ, 電子レンジで2分加熱する。

③ボウルの底に冷水（分量外）をあて, 粗熱をとりながら①を加えて, よく混ぜ合わせる。

④冷水, レモン汁を加えて混ぜ, ガラス容器に入れて冷やし固める。

⑤ミントの葉を飾りつける。

2 炸菜の料理

辣拌捲菜（巻きキャベツの酢漬け）
辣醤茄子（なすの油炒め）
麻辣鶏球（ごまと辛子味の鶏の揚げもの）
豆腐丸子湯（豆腐だんごとはるさめのスープ）
鶏蛋糕（蒸しカステラ）

献　立	応用料理
菜：辣拌捲菜	
辣醤茄子	
麻辣鶏球	炸肉丸子
湯：豆腐丸子湯	
点心：鶏蛋糕	

♣吸油率

吸油率は表面積の大きなもの（平たいもの，小さいもの，細かいもの）や水分の多いものは高くなる。衣をつける前の材料に対し，調理後重量からの吸油量を算出しする。
吸油率の例をいくつか示す。

0.5%	骨つき鶏から揚げ	（40 g，乾炸）
1%	揚げ団子	（20 g，清炸）
5%	とりもも肉のから揚げ	（10 g，乾炸）
7%	たらのから揚げ	（15 g，乾炸）
7%	たらのフリッター	（100 g，高麗）
12%	春巻き	（57 g，清炸）
35%	たらの中国風揚げ	（10 g，酥炸）

♣油の種類と活用

動物性脂（ラード）より，植物性油（なたね油など）のうち，健康面から植物性油を用いることが多い。しかし，動物性脂には特有の，かおり，うま味，こくがあるので，うまく活用したい。

1. 炸菜の調理

多量の油で加熱し，揚げたものである。150〜190℃で食材を揚げるため，高温かつ短時間という特徴から栄養素の損失が少ない。さらに，栄養の損失が少なく，材料の持ち味が生かされ油特有の風味を付与される。

中国料理では代表的な調理法の一つであり，炸菜とは調理の最後に揚げることを指す。なべを高温に熱し，強火で手早く調理する。揚げ物ほど水分の損失はないが，油の香味が付加され材料の色や味が保たれる。

2. 炸菜のポイント

①油の温度は，一般的に材料を入れた際の温度は低め，仕上げの温度は高めにする。
②火の通りにくい材料やカラッと揚げるために「二度揚げ」を行うことが多い。一度目は低温（130〜150℃）で中心まで火を通した後に取り出す。2度目は油を高温にし，仕上げ直前に揚げる。
③揚げ時間は，衣の有無，材料そのものの硬さにより加減が必要となる。
④水気のあるものは，事前にふきんやクッキングペーパーなどで水気をよくふきとる。乾炸では余分な粉を落としてから揚げる。
⑤揚げ油は，鍋底から7〜8分目かつ，材料の厚さより多く必要となる。そのため，油の量が少ないときは，丸底なべの方が適している。

3. 炸菜の種類

①清炸（チンチャ）：切った材料に下味をつけずそのまま揚げる（素揚げ）。素材の持ち味を活かした調理法となる。
②乾炸（カンチャ）：材料に下味をつけ，でん粉をつけて揚げる（から揚げ）。
③軟炸（ロワンヌチャ）：材料に下味をつけた後，衣をつけて揚げる（衣揚げ）。
④高麗（カオリイ）：下味をつけた材料に卵白をつける，もしくは，つけてから揚げる。白く軽い口触りとなる。
⑤酥炸（スウチャ）：衣に膨化剤（ベーキングパウダーなど）を加えて揚げる。酥とは，衣に油が入りサクサクとした口触りになることをいう。
⑥その他：材料にでん粉をまぶした後に卵液をつけ，はるさめ，くるみ，ピーナッツなどをつけて揚げる。衣として用いられるものとして，淀粉（でん粉），乾麺（小麦粉），真めん（上新粉），玉米粉（コーンスターチ）などがある。

辣拌捲菜 (ラアバンヂュアンツアイ) 巻きキャベツの酢漬け

キャベツ	250 g	
きゅうり（1本）	120 g	◀せん切りまたは6つ割り
食塩（きゅうりの1%）	1.2 g	
しょうが	10 g	◀せん切り
唐辛子	1/2本	◀種子を取り出し輪切り
つけ汁	30 mL	
食酢 ⎫	30 mL	
しょうゆ ⎪	7 g	
砂糖　a	10 mL	
ごま油 ⎪		
唐辛子 ⎭	1/2本	

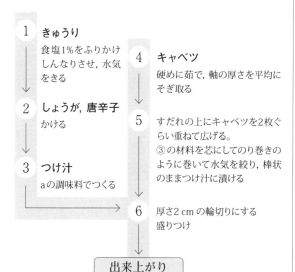

1 **きゅうり**
食塩1%をふりかけしんなりさせ，水気をきる

2 **しょうが，唐辛子**
かける

3 **つけ汁**
aの調味料でつくる

4 **キャベツ**
硬めに茹で，軸の厚さを平均にそぎ取る

5 すだれの上にキャベツを2枚ぐらい重ねて広げる。
③の材料を芯にしてのり巻きのように巻いて水気を絞り，棒状のままつけ汁に漬ける

6 厚さ2 cmの輪切りにする
盛りつけ

出来上がり

＜参考＞「辣，ラー」とは，ピリッとしびれるような辛さを指す。中国料理の中でも，とりわけ四川料理には欠かせない。

唐辛子の他にも，八角や花椒（ホワチャオ，さんしょう粒）しょうがなどの薬味を用いる。

「ラー油」は上記香辛料をごま油で炒めてつくられたものである。

辣醬茄子 (ラアジャンチエヅ) なすの油炒め

なす	500 g	(6個) ◀縦4〜6つに切る
ピーマン	100 g	(4個) ◀縦2つに切る
豚もも肉	100 g	◀薄切り
ねぎ	10 g	◀みじん切り
しょうが	5 g	◀薄切り
にんにく	10 g	◀薄切り
赤唐辛子	1本	◀細輪切り
サラダ油	15 mL	(大1)
揚げ油	適量	
みそ ⎫	60 g	
しょうゆ ⎪	15 mL	
酒　　　a	30 mL	
砂糖 ⎪	20 g	(大2)
ごま油 ⎪	5 mL	
豆板醬 ⎭	5 g	(小1)
湯（タン）	30 mL	

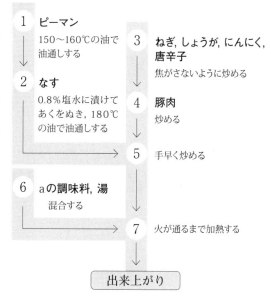

1 **ピーマン**
150〜160℃の油で油通しする

2 **なす**
0.8%塩水に漬けてあくをぬき，180℃の油で油通しする

3 **ねぎ，しょうが，にんにく，唐辛子**
焦がさないように炒める

4 **豚肉**
炒める

5 手早く炒める

6 **aの調味料，湯**
混合する

7 火が通るまで加熱する

出来上がり

	En(kcal)	Prot(g)	Fat(g)	Ca(mg)	Fe(mg)	NaCl(g)
辣拌捲菜	52	1.9	2.2	16	0.5	1.3
辣醬茄子	347	9.3	27.9	19	2.9	1.2

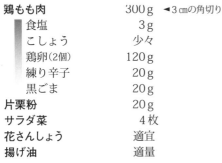

麻辣鶏球 （マァラァディチウ）　ごまと辛子味の鶏の揚げもの

鶏もも肉	300 g	◀3 ㎝の角切り
食塩	3 g	
こしょう	少々	
鶏卵(2個)	120 g	
練り辛子	20 g	
黒ごま	20 g	
片栗粉	20 g	
サラダ菜	4 枚	
花さんしょう	適宜	
揚げ油	適量	

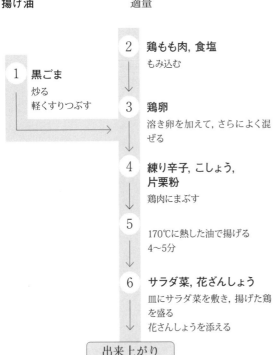

1　黒ごま
炒る
軽くすりつぶす

2　鶏もも肉, 食塩
もみ込む

3　鶏卵
溶き卵を加えて, さらによく混ぜる

4　練り辛子, こしょう, 片栗粉
鶏肉にまぶす

5　170℃に熱した油で揚げる
4〜5分

6　サラダ菜, 花ざんしょう
皿にサラダ菜を敷き, 揚げた鶏を盛る
花さんしょうを添える

出来上がり

<参考>　揚げ油は「適量」としているが, 直径21cm平底揚げ物なべを例にすると, 1.2 L 程度あることが望ましい。

　多量の油に対し, 材料を少量ずつ加えることで, 温度を均一に保ちやすい。

　油の比熱は水よりも低いため, 温度変化が起こりやすい。

炸肉丸子 （ヂアロウワンズ）　豚ひき肉の揚げ団子　【応用】

豚ひき肉	250 g	
卵	50 g	（小 1 個）
乾しいたけ	4 g	（2 個）
しょうが汁	2 mL	
ねぎ	10 g	
食酢	3 mL	
食塩	2 g	
酒	5 mL	a
ごま油	3 mL	
片栗粉	10 g	
パセリまたはさらしねぎ	1 枝または 10g	
揚げ油	適量	
練りからし	10 g	
しょうゆ	適宜	

①戻した乾しいたけ, ねぎはみじん切りにし, 卵は溶きほぐしておく。

②ボウルに豚ひき肉を入れ, ①の材料とaの調味料, でん粉を加えて粘りが出るまでよく混ぜ合わせる。

③手に薄く油をつけ, ②の材料を直径2.5〜3cm のだんごにする。

④揚げ油を150〜160℃に加熱し, ③のだんごを入れ, 3分ほど揚げ, 浮き上がってきたら取り出す。

⑤④の揚げ油の温度を170〜180℃にして④のだんごを入れ, 30〜60秒ぐらい揚げる（これを二度揚げという）。

⑥器に⑤のだんごを盛りつけ, パセリまたは, さらしねぎを散らす。

　練りからしとしょうゆを添えて供する。

	En(kcal)	Prot(g)	Fat(g)	Ca(mg)	Fe(mg)	NaCl(g)
麻辣鶏球	223	19.3	13.9	7.4	1.8	1.4
炸肉丸子	200	13.1	15.7	4.3	1.1	0.9

豆腐丸子湯　豆腐だんごとはるさめのスープ

ドウフウワヌヅタン

豚ひき肉	80 g
木綿豆腐	100 g
食塩	1 g
清酒	10 mL
こしょう	少量
卵白 (1/3個)	8 g
片栗粉	6 g
緑豆はるさめ	15 g ◀湯で戻し5cmに切る
黒きくらげ	2 g ◀ぬるま湯で戻す
湯 (タン)	600 mL

　湯
　食塩　　　3 g
　清酒　　　5 mL
　こしょう　少量
　ほうれんそう　20 g （茹でて5cmに切る）

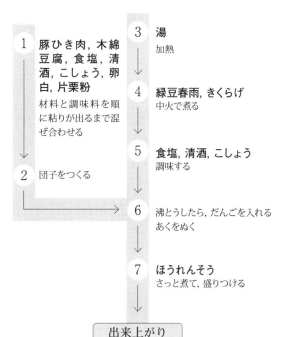

1 豚ひき肉, 木綿豆腐, 食塩, 清酒, こしょう, 卵白, 片栗粉
材料と調味料を順に粘りが出るまで混ぜ合わせる

2 団子をつくる

3 湯
加熱

4 緑豆春雨, きくらげ
中火で煮る

5 食塩, 清酒, こしょう
調味する

6 沸とうしたら, だんごを入れる
あくをぬく

7 ほうれんそう
さっと煮て, 盛りつける

出来上がり

鶏蛋糕　蒸しカステラ

デイダンガオ

上新粉	90 g
ベーキングパウダー	1.8 g
鶏卵 (3個)	150 g ◀卵黄と卵白に分ける
砂糖	110 g ◀7:3に分ける
ラード	5 g
レーズン	10 g
ドレンチェリー (2個)	5 g ◀3等分にする

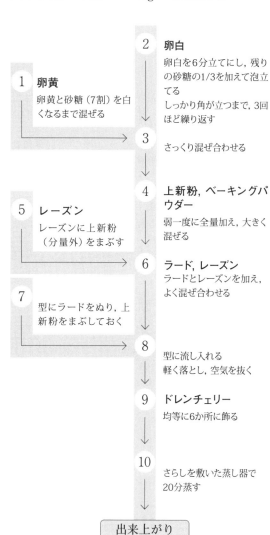

1 卵黄
卵黄と砂糖（7割）を白くなるまで混ぜる

2 卵白
卵白を6分立てにし, 残りの砂糖の1/3を加えて泡立てる
しっかり角が立つまで, 3回ほど繰り返す

3 さっくり混ぜ合わせる

4 上新粉, ベーキングパウダー
弱一度に全量加え, 大きく混ぜる

5 レーズン
レーズンに上新粉（分量外）をまぶす

6 ラード, レーズン
ラードとレーズンを加え, よく混ぜ合わせる

7 型にラードをぬり, 上新粉をまぶしておく

8 型に流し入れる
軽く落とし, 空気を抜く

9 ドレンチェリー
均等に6か所に飾る

10 さらしを敷いた蒸し器で20分蒸す

出来上がり

	En(kcal)	Prot(g)	Fat(g)	Ca(mg)	Fe(mg)	NaCl(g)
豆腐丸子湯	27	1.7	1.3	1.7	0.3	1.4
鶏蛋糕	259	6.0	5.3	47.5	0.8	0.2

3 冷菜の料理

棒々鶏（蒸し鶏のからしごま和え）

炒墨魚（いかの炒め物）

炸春捲（春巻き）

芙蓉蟹（かに玉）

西湖魚羹（白身魚と卵白のスープ）

小西米（タピオカ入りココナッツミルク）

献　　立	応用料理
菜：棒々鶏	
炒墨魚	
炸春捲	
芙蓉蟹	
湯：西湖魚羹	
点心：小西米	

♣味汁 ウェイヂー

怪味汁グァイウェイヂー：芝麻醬, 豆板醬, しょうゆ, 砂糖, 酢, さんしょう, とうがらしなどを混ぜ合わせ, 複雑な味に仕上げる。

麻辣汁マァラァヂー：とうがらしとさんしょうを効かせた辛味のあるソース

姜汁チャンヂー：しょうがと酢を効かせ, さっぱりした味に仕上げる。

蒜泥汁スアンニイヂー：にんにくを効かせたソース

芥末汁ヂュモォーヂー：芥末醬, 酢, 砂糖, ごま油などを混ぜ合わせたマスタードソース

紅油汁ホンヨウヂー：紅油（ラー油）の辛味を効かせたしょうゆだれ

糖醋汁タンツゥヂー：砂糖と酢を合わせ, しょうゆなどを加えた甘酢だれ

1. 冷菜（ロンツァイ）の調理

冷菜は熱菜（熱い料理）以外のもので, つくり置きがきいて, すぐに提供できる点から, 主に前菜の役割を担う料理である。和える, 冷やし固めるなどの調理法だけでなく, 煮る, 焼く, 蒸すなど火を通す調理法をふまえてつくるものも多い。

2. 冷菜の材料

冷菜は, 肉や内臓, 魚介, 野菜, フルーツなどの食材を幅広く用いるが, 基本的に小さなものが適している。また, 大きな塊のまま調理し, 食べやすいように小さく切り分けることも少なくない。切り方は片ピュン（ヌ）（うす切り）や条ティアオ（拍子木切り）などを基本とし, 一口大に切られる。冷めても味が落ちないものを用い, 皮蛋ピータンや冷鮑魚ロンパオユイ（あわびの水煮）などの加工食品も多く使われる。

3. 冷菜の特徴

形は小さく, 分量はそれほど多くなく, 味はやや濃いめに仕立ててあり, 酒の肴になるようにつくられることが多い。盛りつけや味つけに工夫をこらすことで食欲を増進させ, 次に続く料理に期待をもたせる役割を果たす。

4. 冷菜の主な調理法

拌バン：材料と調味料を混ぜ合わせてつくる。冷たく和える涼拌リャンバン（冷拌ロンバンともいう）と温かい状態で和える温拌ウェンバンがある。

凍ドン：ゼラチン, 寒天などの凝固剤を使って固める。あるいは, ゼラチン質の多い材料（豚足, 皮など）を加えて煮た後, 冷やし固める。

燻シュン：材料を香辛料, 茶葉, 砂糖などで燻して, かおりをつける。

熗チャン：火を通した材料に, かおりの強い熱した油（花椒油など）をかけてかおりを移し, 調味料で和える。

醬チャン：香辛料（八角, 肉桂など）を効かせた, たれで材料を煮しめ, 味とかおりを含ませる。

煮ヂュウ：材料を湯や熱湯タンに入れて火を通す。盛りつけてから味汁ウェイヂーをかける。あるいは, 添えて出すことが多い。

棒々鶏 (バンバンディ) 蒸し鶏のからしごま和え

鶏胸肉 (塊)	200 g	◀厚みを半分に切る
食塩	2 g	◀肉の1.0%塩分
清酒	10 mL	
ねぎ	20 g	◀たたく
しょうが	10 g	◀うす切り
きゅうり	100 g	◀せん切り
トマト	100 g	◀うす切り

ごまだれ

芝麻醤	15 g	
ねぎ	10 g	◀みじん切り
しょうが	10 g	◀みじん切り
しょうゆ	10 mL	
豆みそ	5 g	
砂糖	5 g	
食酢	10 mL	
ラー油	2 mL	
ごま油	5 mL	
豆板醤	適量	
湯 (蒸し汁)	30 mL	

1 **鶏肉, 食塩, 清酒**
下味をつける

2 **ねぎ, しょうが**
バットに鶏肉を入れ, 肉の間にねぎ, しょうがを入れる

3 蒸気が上がっている状態でバットごと蒸す
中火弱約20分
さめたら棒状に手で割く

4 **ごまだれ**
材料を全部混ぜる

5 **きゅうり, トマト**
皿に敷き, 中央に割いた鶏を盛る
ごまだれをかける

供する直前にかけるか添えて出す

出来上がり

	En(kcal)	Prot(g)	Fat(g)	Ca(mg)	Fe(mg)	NaCl(g)
棒々鶏	183	11.4	12.6	15	0.5	1.1

炒墨魚 (チャオムオユイ) いかの炒め物

もんごういか	200 g	
しょうが汁	5 mL	
清酒	10 mL	
でん粉	6 g	
にんにく	10 g	◀2つに切る
油	30 mL	
乾しいたけ	8 g	◀戻してそぎ切り
たまねぎ	100 g	◀1.5cm のくし切り
にんじん	40 g	◀短冊に切り茹でる
さやえんどう	20 g	◀筋をとり青く茹でる

混合調味液

湯 (タン)	75 mL	
清酒	15 mL	
砂糖	3 g	
食塩	2 g	◀材料の0.5%塩分
でん粉	3 g	

1 **もんごういか**
裏から切り込みを入れてから短冊に切る

2 **しょうが汁, 清酒**
下味をつける

3 **でん粉**
うすくまぶす

4 **食酢, 水 (分量外)**
酢水を沸とうさせ, 湯通しをする

前操作

5 **油, にんにく**
油を加熱し, にんにくをゆっくり炒めて取り出す
弱火

6 **乾しいたけ, たまねぎ, にんじん**
炒める
ごく強火

7 **混合調味料**
加える

8 **さやえんどう**
いかとさやえんどうを加え, 混ぜて消火する

出来上がり

＜いかの切り方＞
①裏から斜めに5 mm 幅で格子に切込みを深く入れる。
②たてに2〜3個に切る。
③斜めに短冊状に切る。

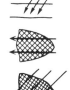

	En(kcal)	Prot(g)	Fat(g)	Ca(mg)	Fe(mg)	NaCl(g)
炒墨魚	126	8.5	6.4	19	0.2	0.9

<table>
<tr><td colspan="2" align="center">**炸春捲** <ruby>炸春捲<rt>ヂァチゥヌヂュアヌ</rt></ruby> 春巻き</td></tr>
</table>

しょうが	5 g	◀せん切り
油	20 mL	
春巻きの皮 (市販品)	4〜6枚	
豚ばら肉 (うす切り)	100 g	◀せん切り
▌しょうゆ	5 mL	
▌こしょう	0.02 g	
乾しいたけ	8 g	◀戻してせん切り
たけのこ (水煮)	50 g	◀せん切り
にら	50 g	◀4 cm に切る
もやし	20 g	◀湯通しする
混合調味料		
▌<ruby>湯<rt>タン</rt></ruby>	50 mL	
▌食塩	1.5 g	
▌しょうゆ	8 mL	◀材料の 1.0 %塩分
▌清酒	18 mL	
でん粉	5 g	◀2 倍重量の水で溶く
ごま油	5 mL	
小麦粉のり	少々	◀小麦粉を水で溶く
揚げ油	適宜	

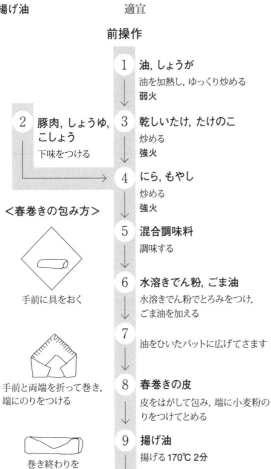

前操作

1 **油, しょうが**
油を加熱し, ゆっくり炒める
弱火

2 **豚肉, しょうゆ, こしょう**
下味をつける

3 **乾しいたけ, たけのこ**
炒める
強火

4 **にら, もやし**
炒める
強火

＜春巻きの包み方＞

手前に具をおく

5 **混合調味料**
調味する

6 **水溶きでん粉, ごま油**
水溶きでん粉でとろみをつけ, ごま油を加える

手前と両端を折って巻き, 端にのりをつける

7 油をひいたバットに広げてさます

8 **春巻きの皮**
皮をはがして包み, 端に小麦粉のりをつけてとめる

巻き終わりをきっちりとめる

9 **揚げ油**
揚げる 170℃ 2分

出来上がり

<table>
<tr><td colspan="2" align="center">**芙蓉蟹** <ruby>芙蓉蟹<rt>フゥロオンシエ</rt></ruby> かに玉</td></tr>
</table>

油	45 mL	
乾しいたけ	6 g	◀戻してせん切り
たけのこ (茹で)	50 g	◀せん切り
ねぎ	50 g	◀せん切り
鶏卵	200 g	◀軽く混ぜる
かに (缶詰)	100 g	◀軟骨を取る
食塩 (卵の0.5%)	1 g	
清酒 (卵の5%)	10 mL	
混合調味料		
▌<ruby>湯<rt>タン</rt></ruby>	150 mL	
▌しょうゆ	3 mL	◀湯の 0.4 %塩分
▌オイスターソース	15 mL	
▌清酒	15 mL	
▌こしょう	少々	
でん粉 (湯の4%)	6 g	◀水で溶く

前操作

1 **油1/3量, 乾しいたけ, たけのこ, ねぎ**
炒める

2 材料をさます

3 **鶏卵, かに, 食塩, 清酒**
卵液に入れて混ぜる

[火力を強め半熟状態で消火する]

4 **油2/3量**
卵液を入れ, 手早く中央にまとめて返す

混合調味料

5 **湯, しょうゆ, オイスターソース, 清酒, こしょう, 水溶きでん粉**
調味料を煮溶かし, とろみをつける

6 皿に卵を盛り, くずあんをかける

出来上がり

	En(kcal)	Prot(g)	Fat(g)	Ca(mg)	Fe(mg)	NaCl(g)
炸春捲	197	5.9	14.2	13	0.5	1.1
芙蓉蟹	212	13.0	14.5	48	1.2	1.5

西湖魚羹 (シイホウユイゴン) 白身魚と卵白のスープ

白身魚	130 g	
清酒	10 mL	
食塩	1 g	
こしょう	少々	
ねぎ	10 g	
しょうが	3 g	
湯 (タン)	600 mL	
清酒	15 mL	
食塩	2 g	(湯の 0.4 %塩分)
こしょう	少々	
ねぎ	25 g	◀細いせん切り
白菜	25 g	◀細いせん切り
しょうが	5 g	◀細いせん切り
ハム	10 g	◀細いせん切り
ピーマン	40 g	◀軽く混ぜる
でん粉	8 g	◀2倍重量の水で溶く
卵白	40 g	◀ほぐしておく

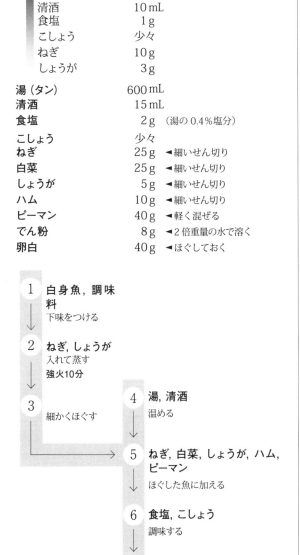

1 白身魚, 調味料
下味をつける

2 ねぎ, しょうが
入れて蒸す
強火10分

3 細かくほぐす

4 湯, 清酒
温める

5 ねぎ, 白菜, しょうが, ハム, ピーマン
ほぐした魚に加える

6 食塩, こしょう
調味する

7 水溶きでん粉
とろみをつける

8 卵白
沸とうしている湯の中に糸状に流し入れる

出来上がり

	En(kcal)	Prot(g)	Fat(g)	Ca(mg)	Fe(mg)	NaCl(g)
西湖魚羹	66	8.8	1.1	20	0.3	1.1

小西米 (シヤオシイミー) タピオカ入りココナッツミルク

タピオカ (小粒)	50 g	
ココナッツミルク (缶詰)	280 g	
牛乳	200 g	
砂糖	25 g	
クコの実	6粒	◀水で戻す

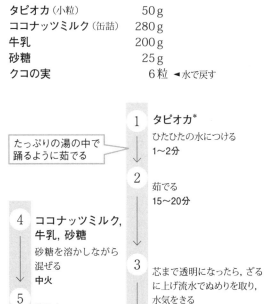

たっぷりの湯の中で踊るように茹でる

1 タピオカ*
ひたひたの水につける
1〜2分

2 茹でる
15〜20分

3 芯まで透明になったら, ざるに上げ流水でぬめりを取り, 水気をきる

4 ココナッツミルク, 牛乳, 砂糖
砂糖を溶かしながら混ぜる
中火

5 冷やす

6 クコの実
器に入れクコの実をかざる

出来上がり

＊タピオカはでん粉質なので, 湯が少ないと溶けて形がくずれたり粘りが出る。タピオカ25gにつき湯2Lが目安となる。

	En(kcal)	Prot(g)	Fat(g)	Ca(mg)	Fe(mg)	NaCl(g)
小西米	212	3.2	13.2	63	0.7	0.1

4 蒸菜の料理

辣黄瓜（きゅうりの辛味漬け）
清蒸魚（魚の姿蒸し）
咕咾肉（酢豚）
乾炸鶏塊（鶏のから揚げ）
酸辣湯（酸味と辛味のスープ）
芝麻元宵（白玉揚げだんご）

献　立	応用料理
菜：辣黄瓜	
清蒸魚	
咕咾肉	
乾炸鶏塊	
湯：酸辣湯	燴鮮蟹羹
点心：芝麻元宵	開口笑

♣甜菜〔ティエンツァイ〕

甜菜は甘い料理のことで，コース全体をしめくくる役目もある。甜点心〔ティエヌディエヌヌ〕（飲茶のときの甘い料理）と区別するが，香港では，甜点心も含めて甜品〔ティエンピン〕とよんでいる。

♣甜菜の種類

凍〔ドン〕：寒天やゼラチンで固めた冷たい料理。杏仁豆腐が有名

糖水〔タンシュイ〕：シロップ（糖水）に材料を浮かせた料理。温かいものと冷たいものがある。

抜絲〔バアスー〕：材料を揚げ，砂糖の液をからめた温かいあめがけのこと

粘糖〔ツアムタン〕：掛霜〔グワシュワン〕ともいう。材料を揚げて砂糖の結晶をからめた料理

1. 蒸菜〔ツョンツァイ〕（蒸し物）の調理

蒸気を用いて材料に熱を加える調理。材料のもち味や形を損なうことなく，中心部まで火を通すことができる。大きな食材（魚や鶏など）を丸のまま調理することができるという利点がある。また，点心を一度に大量加熱する場合にも適している。

2. 蒸菜の種類

清蒸〔チンチヲン〕：無色の調味料，または少量の清湯〔チンタン〕を加えて蒸す。主に魚介類に用いられる手法である。

干蒸〔ガンヂヲン〕：調味料だけで湯〔タン〕を加えずに蒸す。点心類に多く用いられる。

粉蒸〔フェヌヂヲン〕：味つけした材料に米の粉をまぶして蒸す。

包蒸〔バオヂヲン〕：材料を包んで蒸す。小さく切った材料を湯葉などで包んで蒸したり，はすの葉などに包んで蒸すことでかおりを材料に移したりする。

扣蒸〔コウヂヲン〕：材料を碗に詰めて蒸し，皿の上に碗ごと裏返して盛りつける。

3. 蒸すときのポイント

①沸騰水からの蒸気を熱媒体として利用した加熱のため，常に適量の沸騰水が保たれているかを確かめる。

②蒸気が上がっている蒸し器に材料を入れる。材料を直接蒸篭〔チョンロン〕に入れる場合，クッキングシートなどの底じきを敷いて，その上に材料をのせる。

③途中でふたを開けると蒸気が逃げて蒸し器の中の温度が下がってしまうので，蒸し上がるまではふたを開けない。蒸し器に入れた後は，あくや臭みを取り除くことができないので，加熱前に下処理をしっかりしておく。

④蒸篭のふたは，適度な蒸気が抜けるので水滴が落ちる心配はない。ただし，和風の蒸し器を利用する場合は，ふたに水滴受けのふきんをはさむ必要がある。

⑤材料や料理に応じて，蒸気の強さ（火加減）と時間に注意する。まんじゅうは強い蒸気で一気に蒸すと膨らみがよい。卵や豆腐類は，やや弱い蒸気でゆっくり蒸すと「す」が入るなどの変化が起こりにくい。豚ばら肉や鶏肉など肉類は，繊維をやわらかくするために長時間蒸すとよい。魚介類は，長時間加熱すると身が硬くなるので，強火で短時間蒸しがよい。

辣黄瓜 （きゅうりの辛味漬け）
ラアホワンゴワ

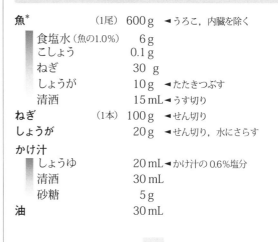

きゅうり	（2本）	300 g	◀じゃばら切り
3％食塩水			
しょうが		8 g	◀せん切り
ごま油		5 mL	
赤とうがらし*		1本	◀種を除き小口切り
乾しいたけ		5 g	◀戻してせん切り
にんじん		30 g	◀5cm長さのせん切り
ねぎ		30 g	◀5cm長さのせん切り

混合調味料 （塩分1.8％）

湯 タン	60 mL	
食酢	15 mL	
しょうゆ（混合調味料の0.3％塩分）	15 mL	
砂糖	20 g	
食塩（混合調味料の1.5％）	1.5 g	

```
4  ごま油, しょうが,        1  きゅうり, 3%食塩水
   赤とうがらし                食塩水につけておく
   油を温め, ゆっくり           30分
   炒める
   弱火                     2  水で食塩水を洗い流し, 水気を
                              絞る
5  しいたけ, にんじ
   ん, ねぎ                 3  5〜6cmに切り, ボウルに入れる
   さっと炒める
   強火

6  混合調味料
   混ぜ合わせて加える

                           7  熱い汁のままかけ, つける
                              20〜30分

                           8  きゅうりの上にしいたけ, にんじ
                              ん, ねぎをおき, 汁をかけて盛
                              りつける
```

出来上がり

＊赤とうがらしを加熱しすぎると煙でむせるため, 代わり
　にラー油5mLを加えてもよい。

	En(kcal)	Prot(g)	Fat(g)	Ca(mg)	Fe(mg)	NaCl(g)
辣黄瓜	53	1.7	1.2	26	0.4	1.1

清蒸魚 魚の姿蒸し
チンヂョンユイ

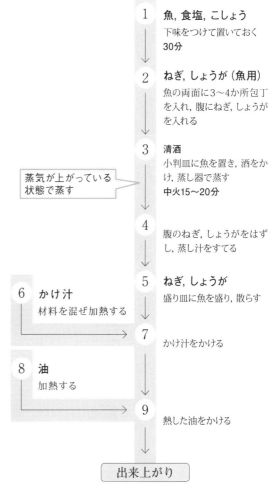

魚*	（1尾）	600 g	◀うろこ, 内臓を除く
食塩水（魚の1.0％）		6 g	
こしょう		0.1 g	
ねぎ		30 g	
しょうが		10 g	◀たたきつぶす
清酒		15 mL	◀うす切り
ねぎ	（1本）	100 g	◀せん切り
しょうが		20 g	◀せん切り, 水にさらす

かけ汁

しょうゆ	20 mL	◀かけ汁の0.6％塩分
清酒	30 mL	
砂糖	5 g	
油	30 mL	

```
1  魚, 食塩, こしょう
   下味をつけて置いておく
   30分

2  ねぎ, しょうが（魚用）
   魚の両面に3〜4か所包丁
   を入れ, 腹にねぎ, しょうが
   を入れる

3  清酒
   小判皿に魚を置き, 酒をか
   け, 蒸し器で蒸す
   中火15〜20分

   ［蒸気が上がっている
   状態で蒸す］

4  腹のねぎ, しょうがをはず
   し, 蒸し汁をすてる

5  ねぎ, しょうが
   盛り皿に魚を盛り, 散らす

6  かけ汁                 7  かけ汁をかける
   材料を混ぜ加熱する

8  油                    9  熱した油をかける
   加熱する
```

出来上がり

＊魚は鯛, すずきなど白身魚を用いるとよい。

	En(kcal)	Prot(g)	Fat(g)	Ca(mg)	Fe(mg)	NaCl(g)
清蒸魚	137	11.7	6.5	34	0.5	2.5

咕咾肉 (クウラオロウ) 酢豚

豚肩ロース肉	200 g	◀2cm 角に切る
しょうが汁	5 mL	
しょうゆ	10 mL	
でん粉	10 g	
揚げ油 (油通し用)		
にんにく	5 g	◀うす切り
しょうが	5 g	◀うす切り
乾しいたけ (2〜3枚)	8 g	◀戻してそぎ切り
たけのこ (茹で)	50 g	◀乱切り
たまねぎ	100 g	◀1枚ずつはがして色紙切り
にんじん	30 g	◀乱切りにし,茹でる
ピーマン	30 g	◀色紙切り
油	10 mL	
混合調味料		
湯 (タン)	100 mL	
砂糖	27 g	
しょうゆ	15 mL	(材料の0.6%塩分)
ケチャップ	15 mL	
食酢	35 mL	
でん粉	10 g	

1 **豚肉, しょうが汁, しょうゆ**
下味をつけておく
10分

2 **でん粉**
まぶしつける

前操作

3 **揚げ油**
ゆっくり揚げる
160℃
肉を取り出し油の温度を上げる

5 **にんにく, しょうが**
焦がさないように炒め, かおりが出たら取り除く
弱火

4 表面が黄金色に色づいたらひき上げる
（二度揚げ）
180℃

6 **乾しいたけ, たけのこ, にんじん, たまねぎ**
炒める
強火

7 **ピーマン**
さっと炒める
ごく強火

8 **混合調味料**
肉と調味料を入れて全体を手早くからめる

出来上がり

	En(kcal)	Prot(g)	Fat(g)	Ca(mg)	Fe(mg)	NaCl(g)
咕咾肉	228	11.7	11.9	16	0.5	1.3

乾炸鶏塊 (ガヌヂヤデイコワイ) 鶏のから揚げ

鶏もも肉	240 g	◀ぶつ切り
食塩	1.5 g	
しょうゆ	5 mL	(肉の0.9%塩分)
清酒	5 mL	
こしょう	少々	
でん粉	30 g	
鶏卵	40 g	◀溶いておく
かけ汁		
ねぎ	30 g	◀みじん切り
しょうが	15 g	◀みじん切り
しょうゆ	22 mL	
酢	22 mL	
砂糖	6 g	
ごま油	3 mL	
サラダ菜	8枚	
揚げ油	適宜	

1 **鶏もも肉, 調味料, でん粉, 鶏卵**
調味料でもみ込むように下味をつけ, でん粉をからませる
溶き卵を入れておく

2 **揚げ油**
全体が白くなるまで揚げる
140〜150℃
5〜8分
肉を取り出し油の温度を上げる

3 全体が黄金色になるまで揚げる
（二度揚げ）
170〜180℃

5 **かけ汁**
材料を混ぜ合わせる

4 **サラダ菜**
皿に敷き, 中央に肉を盛る
かけ汁をかける（添える）

出来上がり

＜調理上のポイント＞

① 下味にしょうゆを用いた場合は、焦げやすいので火加減に注意する。鶏肉に隠し包丁を入れておくと, 味がしみ込みやすく, やわらかく食べやすい。

② 衣に卵を入れると, 肉の周囲に卵の皮膜ができ, 揚げたときにパリッとして食感がよく, うま味も逃げずやわらかくなる。

	En(kcal)	Prot(g)	Fat(g)	Ca(mg)	Fe(mg)	NaCl(g)
乾炸鶏塊	187	12.0	10.2	18	0.9	1.7

酸辣湯　酸味と辛味のスープ
（スーラアタン）

湯（タン）	600 mL
ささみ	30 g ◀せん切りにし下味をつける
┃でん粉	3 g
┃食塩	0.5 g
ザーサイ	30 g ◀せん切り，水につけて塩を抜く
豆腐	100 g ◀せん切り
きくらげ	2 g ◀戻してせん切り
清酒	15 mL
食塩	5 g （湯の0.8％）
しょうゆ	3 mL
でん粉	7 g ◀水溶き
鶏卵	50 g ◀割りほぐす　　こしょう　0.01 g
食酢	5〜10 mL（好み）　　ラー油　適宜

1 **湯, ささみ**
湯を沸とうさせ, ささみを加え, あくをとる

↓

2 **ザーサイ, 豆腐, きくらげ**
他の材料を入れて煮る

↓

3 **酒, 食塩, しょうゆ, でん粉, 鶏卵**
調味料を加えてとろみをつけ, 卵を回し入れる

↓

4 **酢, こしょう, ラー油**

［酢の酸味がとばないようにする］

酢, こしょうの入った大きめの器に移してよく混ぜる
器に盛り, 好みでラー油を落とす

↓

［出来上がり］

燴鮮蟹羹　かにと野菜のスープ　応用
（ホイシェンシュゴン）

かに	100 g ◀軟骨を除きほぐす
しいたけ	20 g ◀せん切り
たけのこ（茹で）	40 g ◀せん切り
ねぎ	30 g ◀斜めうす切り
しょうが	5 g ◀すりおろす
油	15 mL　　食塩（湯の0.7％）　4 g
清酒	5 mL　　こしょう　0.01 g
しょうゆ	3 mL　　でん粉　6 g ◀水溶き
湯（タン）	600 mL　　鶏卵　50 g ◀割りほぐす

① なべの油がなじんだら卵以外の材料を炒め, 酒, しょうゆで調味する。
② 湯を加えて煮立ったらあくをとり, 食塩, こしょうで調味する。
③ 水溶きでん粉を入れてとろみをつけ, 卵を回し入れて器に盛る。

芝麻元宵　白玉揚げだんご
（チマアユアヌシャオ）

皮

┃白玉粉	67 g		
┃砂糖	20 g	揚げ油	適宜
┃水	50〜65 mL	ラード	10 g
あん	150 g	薄力粉	20 g
いりごま（白）	40 g	熱湯	26 g

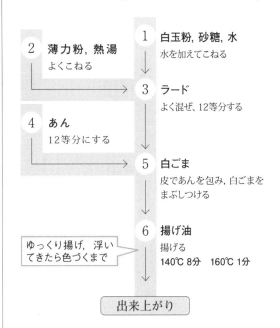

2 **薄力粉, 熱湯**
よくこねる

1 **白玉粉, 砂糖, 水**
水を加えてこねる

↓

3 **ラード**
よく混ぜ, 12等分する

4 **あん**
12等分にする

↓

5 **白ごま**
皮であんを包み, 白ごまをまぶしつける

↓

6 **揚げ油**
揚げる
140℃ 8分　160℃ 1分

［ゆっくり揚げ, 浮いてきたら色づくまで］

↓

［出来上がり］

開口笑　中国風ドーナッツ　応用
（カイコウシャオ）

薄力粉	100 g	┃合わせて二度ふるう	
ベーキングパウダー	2 g		
卵　　（1/2個）	25 g ◀割りほぐす		
水	15 mL	ラード	6 g
黒蜜	8 mL	いりごま（白）	40 g
上白糖	40 g	揚げ油	適宜

① ふるった粉に卵と水を加え混ぜる。
② 黒蜜, 上白糖, ラードを加えてよく練る。
③ 生地を30 g前後に取り分け, 丸く整える（6等分）。
④ ③のだんごに白ごまをまぶしつける。
⑤ 揚げ油（140〜150℃）でゆっくり揚げる。生地がふくらんで割れ目ができ, ごまがきれいに色づいたら取り出す。

	En(kcal)	Prot(g)	Fat(g)	Ca(mg)	Fe(mg)	NaCl(g)
酸辣湯	75	6.8	3.2	45	1.2	1.8
燴鮮蟹羹	89	6.8	5.2	26	0.6	1.6
芝麻元宵	281	5.6	8.3	138	1.8	0.0
開口笑	219	4.9	8.0	144	1.3	0.1

1 正月料理 — 会席献立(供応)

正月料理

祝　肴　色紙かずのこ
　　　　田作り
　　　　黒豆甘露煮

祝吸物　雑煮
　　　　鏡ゆず

重詰

一の重(口取)
　　　紅白かまぼこ
　　　だて巻きたまご
　　　松風羽子板
　　　若竹きゅうり
　　　りんごきんとん

二の重(鉢肴)
　　　さわらの西京焼き
　　　松笠いかうに焼き
　　　車えびの姿焼き

三の重(煮物)
　　　やつがしらの含め煮
　　　昆布巻き
　　　くわいの含め煮
　　　梅花にんじん
　　　きぬさや青煮

与の重(酢の物)
　　　錦なます
　　　ゆず

菓子
　　　うぐいすもち

献　立	
祝　肴	色紙かずのこ, 田作り, 黒豆甘露煮
祝吸物	雑煮　鏡ゆず
口　取	紅白かまぼこ, だて巻きたまご, 松風羽子板, 若竹きゅうり, りんごきんとん
鉢　肴	さわらの西京焼き, 松笠いかうに焼き, 車くるまえびの姿焼き
煮　物	やつがしらの含め煮, 昆布巻き, くわいの含め煮, 梅花にんじん, きぬさや青煮
酢の物	錦なます　ゆず
菓　子	うぐいすもち

♣ 現代のおせち料理

おせち料理は, 年末に家庭でつくり, 正月三が日は保存のきくもので, 味も甘味をきかせたもの, 食材は, めでたいものが多かった。現代のおせち料理は, 伝統を受け継ぎながらも, 時代にあった新たな形に変わりつつある。おせちを家庭でつくらずに, 市販品を購入して済ませる家庭も少なくない。そういった商品の献立には, ローストビーフなどの西洋料理や中国料理などが組み込まれた折衷献立が多くみられる。

♣ 雑煮の地域性

もちが入った汁物を雑煮といい, おせち料理と共に正月に食される。もちと一緒に, その地域の産物を具材とする。そのため地域ごとに様々な種類の雑煮がみられる。もちの形, もちの調理方法, 汁の種類についても, 地域で特徴が異なる。

もちの形: 丸もち, 角もち
もちの調理方法: 煮る, 焼く
汁の種類: すまし仕立て, みそ仕立て

1. おせち料理

おせち料理の由来は奈良時代の節会といわれ, その後, 五節句に供された節句料理を指していたが, 現在では正月料理だけが「おせち」とよばれている。おせち料理は, 国家安泰, 子孫繁栄, 五穀豊穣を祈る気持ちを込めてつくられる。

祝肴の縁起

黒　豆: まめに働けるようにとの願いを込めた。
田作り: 五穀豊穣を祈り, 別名「五万米(ごまめ)」という。
かずのこ: 子孫繁栄の願いを込めた。

その他伝統的なおせち料理には, それぞれに縁起のよいいわれがある。

2. おせち料理と重箱

おせち料理は「よいことが重なるように」という願いから重箱に詰めて盛りつけることが多くみられる。組重は四段重が正式であるが, 最近では三段重や二段重の略式のものが多い。詰める料理の数は奇数とする。重詰めの方法は, 市松, 隅どり, 段どり, 斜めどり, 末広などがある。

市松　　隅どり　　段どり　　斜めどり　　末広

3. おせち料理とあしらい

日本料理には見た目の美しさや季節感を引き立てる「あしらい」が盛りつけの際に用いられる。おせち料理の盛りつけによく使われるあしらいは, 長寿や夫婦和合などを意味する裏白, 南天, 千両, 松葉, 菊の葉, ちょろぎなどがある。

色紙かずのこ

かずのこ (塩)	100 g	(4本)
清酒	適宜	(下洗い用)
土佐しょうゆ		

うすくちしょうゆ (かずのこの30%)	30 mL	合わせて弱火にかけ, 煮立ったらこす
みりん (しょうゆの30%)	10 mL	
かつお節 (液体の5%)	2 g	
削り節 (糸けずり)	少々	

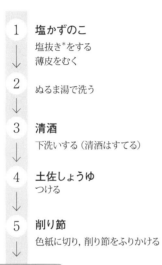

1 **塩かずのこ**
塩抜き*をする
薄皮をむく

2 ぬるま湯で洗う

3 **清酒**
下洗いする (清酒はすてる)

4 **土佐しょうゆ**
つける

5 **削り節**
色紙に切り, 削り節をふりかける

出来上がり

＊最初はうすい食塩水に浸け, ほぼ塩がぬけたら, 後2回水を取り替え, 少し塩分が残る程度がよい。

田作り

ごまめ	30 g	◀頭と尾をとる。(つけたままの場合は15g)
あめ		
みりん (ごまめの60%)	9 mL	
砂糖 (ごまめの40%)	6 g	
しょうゆ (ごまめの60%)	9 mL	
清酒 (ごまめの60%)	9 mL	
サラダ油	少量	◀出来上がりをのせるためバットに薄くぬっておく
いりごま (白)	3 g	
赤とうがらし	1/2 本	◀細い小口切り

①ごまめはフライパンに紙を敷き, ぱりっとするまで弱火で気長に煎る (電子レンジ乾燥でもよい)。
②小なべでみりん, 砂糖, しょうゆ, 清酒を少し糸を引くくらいに煮つめて, ごまめをからませる
③バットに広げ, 白ごまと赤とうがらしをふる。

	En(kcal)	Prot(g)	Fat(g)	Ca(mg)	Fe(mg)	NaCl(g)
色紙かずのこ	29	4.4	0.4	3	0.2	0.9
田作り	42	4.5	0.6	197	0.3	0.4

黒豆甘露煮

黒豆 (乾燥)	30 g
熱湯 (豆の約7倍)	
砂糖 (乾燥黒豆と同量)	30 g
しょうゆ (乾燥黒豆の5%)	1.5 mL
重そう (乾燥黒豆の0.5%)	0.15 g

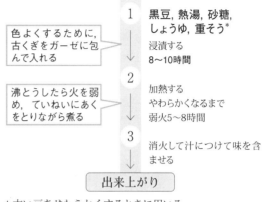

1 **黒豆, 熱湯, 砂糖, しょうゆ, 重そう***
色よくするために, 古くぎをガーゼに包んで入れる
浸漬する
8〜10時間

2 加熱する
やわらかくなるまで
弱火5〜8時間
沸とうしたら火を弱め, ていねいにあくをとりながら煮る

3 消火して汁につけて味を含ませる

出来上がり

＊古い豆をやわらかくするときに用いる。

雑　煮　鏡ゆず

一番だし汁	600 mL	
食塩 (だし汁の0.4%)	2.4 g	
しょうゆ (だし汁の1%)	6 mL	
切りもち	4切	◀焼く (茹でる)
鶏肉	80 g	◀一口大
かまぼこ	60 g	◀8切にきる
生しいたけ	小4枚	◀石づきをとり, 飾り包丁を入れ, 下煮する
だし汁 (生しいたけと同量)		
しょうゆ (生しいたけの5%)		
こまつな, または菜の花	40 g	◀茹でて4cmに切る
ゆず (吸口)	少量	◀鏡ゆず

1 **一番だし, 鶏肉**
あくをとりながら煮る

2 **食塩, しょうゆ, かまぼこ**
ひと煮立ちさせ消火する

3 **もち, しいたけ, こまつな, ゆず** (吸口)
器に盛りつける

出来上がり

	En(kcal)	Prot(g)	Fat(g)	Ca(mg)	Fe(mg)	NaCl(g)
黒豆甘露煮	56	2.4	1.2	11	0.5	0.1
雑　煮	97	6.4	3.8	28	0.6	1.4

だて巻きたまご

白身魚のすり身 (卵の50%)	75 g	(市販)
鶏卵 (3個)	150 g	
だし汁 (卵とすり身の5〜10%)	11〜22 mL	
砂糖 (卵とすり身の20%)	45 g	
みりん (卵とすり身の5%)	10 mL	
うすくちしょうゆ (卵とすり身の2.5%)	5 mL	
油 (卵焼きなべ用)	適量	

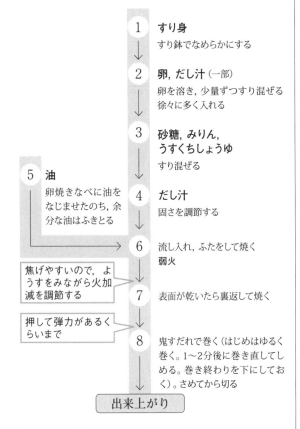

1 すり身
すり鉢でなめらかにする

2 卵, だし汁 (一部)
卵を溶き, 少量ずつすり混ぜる
徐々に多く入れる

3 砂糖, みりん,
うすくちしょうゆ
すり混ぜる

4 だし汁
固さを調節する

5 油
卵焼きなべに油をなじませたのち, 余分な油はふきとる

6 流し入れ, ふたをして焼く
弱火

焦げやすいので, ようすをみながら火加減を調節する

7 表面が乾いたら裏返して焼く

押して弾力があるくらいまで

8 鬼すだれで巻く (はじめはゆるく巻く。1〜2分後に巻き直してしめる。巻き終わりを下にしておく)。さめてから切る

出来上がり

＜調理用具＞　大型卵焼き器, 木ぶた, 鬼すだれ

若竹きゅうり

きゅうり	100 g
食塩 (きゅうりの1%)	1 g
食酢 (きゅうりの10%)	10 mL
いくら	30 g
清酒	少量

きゅうりの切り方

　きゅうりを図のように長めの琴地切りにし, 上面を約0.7cmの深さにくり抜く。全体に食塩をふり10〜15分おき, 水分をきって酢洗いし, 再びよく水分をとる。いくらを清酒でほぐしてつめる。

松風羽子板

鶏ひき肉	100 g	
調味料Ⓐ		
しょうゆ (鶏ひき肉の2%)	2 mL	
清酒 (鶏ひき肉の2%)	2 mL	
砂糖 (鶏ひき肉の2%)	2 g	
調味料Ⓑ		
赤みそ (鶏ひき肉の15%)	15 g	
砂糖 (鶏ひき肉の10%)	10 g	
みりん (鶏ひき肉の3%)	3 mL	
清酒 (鶏ひき肉の3%)	3 mL	
鶏卵 (鶏ひき肉の10%)	10 g	
パン粉 (鶏ひき肉の3%)	3 g	混ぜ合わせる
牛乳 (鶏ひき肉の6%)	6 mL	
けしの実	3 g	
みりん (つや出し)	適量	
黒文字 (和菓子用ようじ)	4本	◀柄にする

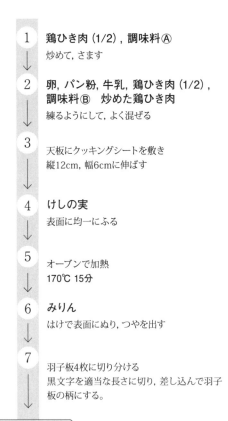

1 鶏ひき肉 (1/2), 調味料Ⓐ
炒めて, さます

2 卵, パン粉, 牛乳, 鶏ひき肉 (1/2),
調味料Ⓑ　炒めた鶏ひき肉
練るようにして, よく混ぜる

3 天板にクッキングシートを敷き
縦12cm, 幅6cmに伸ばす

4 けしの実
表面に均一にふる

5 オーブンで加熱
170℃ 15分

6 みりん
はけで表面にぬり, つやを出す

7 羽子板4枚に切り分ける
黒文字を適当な長さに切り, 差し込んで羽子板の柄にする。

出来上がり

	En(kcal)	Prot(g)	Fat(g)	Ca(mg)	Fe(mg)	NaCl(g)
だて巻きたまご	134	7.0	4.7	19	0.6	0.4
若竹きゅうり	23	2.3	0.9	14	0.2	0.4
松風羽子板	79	4.8	3.9	31	0.7	0.6

りんごきんとん

さつまいも	150 g	◀厚めに皮をむき,
砂糖（さつまいもの20%）	30 g	1cm厚さの輪切り
みりん（さつまいもの10%）	15 mL	
水（さつまいもと同量）	150 mL	
食塩	ごく少量	
りんご 1/2個	100 g	◀皮をむき1cm角切り
砂糖（りんごの20%）	20 g	
くちなしの実		

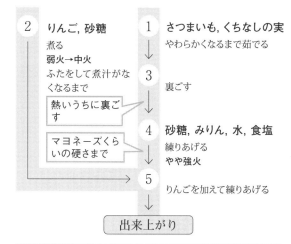

2 りんご, 砂糖
煮る
弱火→中火
ふたをして煮汁がな
くなるまで

熱いうちに裏ごす

マヨネーズくら
いの硬さまで

1 さつまいも, くちなしの実
やわらかくなるまで茹でる

3 裏ごす

4 砂糖, みりん, 水, 食塩
練りあげる
やや強火

5 りんごを加えて練りあげる

→ 出来上がり

松笠いかのうに焼き

いか（甲のみ）	100 g	◀皮をむき，表に松笠切り
食塩（いかの1%）	1 g	に包丁を入れる
練りうに（いかの10%）	10 g	
卵黄（うにの50%）	5 g	混ぜ合わせて，裏ごす
みりん（うにの50%）	5 mL	

1 いか, 食塩
両面に軽く食塩をふる
10分おきに水気をふきとる

2 曲がらないように, 金串を縫い
刺しにして焼く

3 うに
表面にうにをはけでぬる
表面をさっと乾かす
弱火

硬くなるのでさっと
焼く

4 さまして切る

→ 出来上がり

さわらの西京焼き

さわら	240 g	（4切れ）
食塩（さわらの1%）	2.4 g	
調味みそ（みそ床）		
西京みそ（甘みそ）（さわらの20%）	50 g	混ぜ合わせる
みりん（みその20%）	10 mL	
清酒（みその20%）	10 mL	

1 さわら, 食塩
食塩をふり10〜20分置き, 水
気をふきとる

2 調味みそ
1/2量をラップの上に伸ばし,
さわらをのせる。その上に残
りをぬりつける。

3 ラップで包み冷蔵庫に入れる
約2時間

洗わない

こげやすいので弱
火で

4 みそをきれいにとる

5 表になるほうを先に焼く

→ 出来上がり

＜菊花かぶ＞

小かぶ	8個
3%食塩水	
あちゃら酢（小かぶの20%）（p.40）	

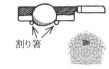
割り箸

小かぶは皮をむき図のように切り込みを入れ，3%の
食塩水につける。しなやかになったら，水洗いし水気
をよく絞り，あちゃら酢につける。

車えびの姿焼き

車えび	160 g	（4尾）	みりん 15 mL
食塩（えびの1%）	1.6 g		
清酒（えびの10%）	16 mL		

①車えびの背わたを竹ぐしでとり，口先をそろえてき
る。

②食塩，清酒をふりかけて20分置く。

③尾が焦げないように，アルミはくを巻き，170℃の
オーブンで10分で焼く。

④仕上げに，みりんを2〜3回ぬり，つやを出す。

	En（kcal）	Prot（g）	Fat（g）	Ca（mg）	Fe（mg）	NaCl（g）
りんごきんとん	121	0.3	0.1	16	0.2	0.2
松笠いかのうに焼き	31	3.9	0.5	5	0.1	0.4

	En（kcal）	Prot（g）	Fat（g）	Ca（mg）	Fe（mg）	NaCl（g）
さわらの西京焼き	114	11.4	5.2	13	0.7	0.8
菊花かぶ	40	0.8	0.1	30	0.4	1.2
車えびの姿焼き	47	7.3	0.1	17	0.3	0.4

やつがしらの含め煮

やつがしら	200 g	◄ 亀甲切り
焼きみょうばん (水の量の3%)		◄ 煮くずれを防止（省略可）

煮汁
だし汁 (いもと同量)	200 mL	
清酒 (いもの5%)	10 mL	
砂糖 (いもの3%)	6 g	
みりん (いもの7%)	14 mL	
削り節 (いもの2%)	4 g	◄ 差しかつお（省略可）
食塩 (いもの0.8%)	1.6 g	
うすくちしょうゆ (いもの5%)	10 mL	

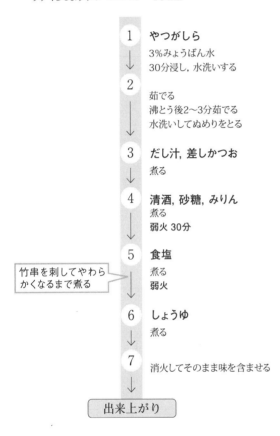

1 **やつがしら**
3%みょうばん水
30分浸し，水洗いする

2 茹でる
沸とう後2～3分茹でる
水洗いしてぬめりをとる

3 **だし汁，差しかつお**
煮る

4 **清酒，砂糖，みりん**
煮る
弱火 30分

5 **食塩**
煮る
弱火

竹串を刺してやわらかくなるまで煮る

6 **しょうゆ**
煮る

7 消火してそのまま味を含ませる

出来上がり

きぬさや青煮

さやえんどう	20 g	◄ すじをとる

煮汁
だし汁 (さやえんどうの1.5倍)	30 g	
みりん (さやえんどうの15%)	3 mL	
食塩 (さやえんどうの2%)	0.4 g	

①1%の食塩水でさやえんどうを茹で，急冷する。
②煮汁を煮立て，さやえんどうを入れ，すぐにひき上げ急冷する。
③煮汁をさまし，その中に浸しておく。

昆布巻き

(8本)

昆布 (早煮昆布)	15 g	
牛肉	100 g	◄ うす切り
かんぴょう (15cm×8本)	7 g	◄ 塩もみし，水洗い

煮汁
だし汁 (昆布巻きの1.5倍)	300 mL	◄ 昆布のつけ汁も合わせて使う（ひたひたになるくらい）
清酒 (昆布巻きの10%)	20 mL	
砂糖 (昆布巻きの5%)	10 g	
しょうゆ (昆布巻きの5%)	20 mL	

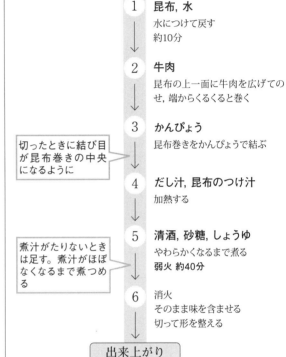

1 **昆布, 水**
水につけて戻す
約10分

2 **牛肉**
昆布の上一面に牛肉を広げてのせ，端からくるくると巻く

3 **かんぴょう**
昆布巻きをかんぴょうで結ぶ

切ったときに結び目が昆布巻きの中央になるように

4 **だし汁，昆布のつけ汁**
加熱する

5 **清酒，砂糖，しょうゆ**
やわらかくなるまで煮る
弱火 約40分

煮汁がたりないときは足す。煮汁がほぼなくなるまで煮つめる

6 消火
そのまま味を含ませる
切って形を整える

出来上がり

＜飾り切りのいろいろ＞

末広切り

花形切り

ねじり梅

花れんこん

矢羽れんこん

	En(kcal)	Prot(g)	Fat(g)	Ca(mg)	Fe(mg)	NaCl(g)
やつがしらの含め煮	72	2.1	0.2	22	0.5	0.9
きぬさや青煮	4	0.1	0.0	2	0.0	0.1
昆布巻き	87	5.2	3.5	31	1.0	1.3

くわいの含め煮

くわい	(小8個)	200 g	◀ 芽を残し皮をむき, 水にさらす
煮汁			

- だし汁（くわいと同量） 200 mL
- みりん（くわいの7%） 14 mL
- 砂糖（くわいの5%） 10 g
- 食塩（くわいの1.2%） 2.4 g

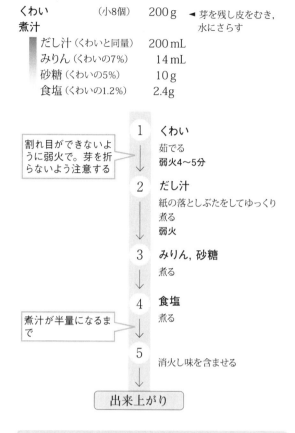

割れ目ができないように弱火で。芽を折らないよう注意する

1 **くわい**
茹でる
弱火4〜5分

2 **だし汁**
紙の落としぶたをしてゆっくり煮る
弱火

3 **みりん, 砂糖**
煮る

煮汁が半量になるまで

4 **食塩**
煮る

5 消火し味を含ませる

出来上がり

梅花にんじん

にんじん（きんとき）	150 g	◀ 1.5cm厚さの輪切りにし梅型で抜き, ねじり梅に飾り切り
煮汁		

- だし汁（にんじんと同量） 150 mL
- 清酒（にんじんの10%） 15 mL
- 砂糖（にんじんの5%） 7.5 g
- みりん（にんじんの10%） 15 mL
- うすくちしょうゆ（にんじんの5%） 7.5 mL

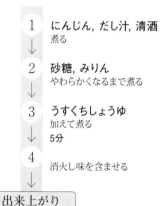

1 **にんじん, だし汁, 清酒**
煮る

2 **砂糖, みりん**
やわらかくなるまで煮る

3 **うすくちしょうゆ**
加えて煮る
5分

4 消火し味を含ませる

出来上がり

錦なます　ゆず

白身魚	50 g	◀ そぎ切り

- 食塩（魚の1%） 0.5 g
- 食酢（魚の10%） 5 mL

だいこん	50 g	◀ 2〜3cm短冊切り

- 食塩（だいこんの1%） 0.5 g
- 食酢（だいこんの10%） 5 mL

きゅうり	50 g	◀ 0.3cm小口切り

- 食塩（きゅうりの1%） 0.5 g
- 食酢（きゅうりの10%） 5 mL

にんじん	20 g	◀ 2〜3cm短冊切り

- 食塩（にんじんの1%） 0.2 g
- 食酢（にんじんの10%） 2 mL

わかめ（干物）	2 g	◀ 水につけて戻し長さ2cmに切る
鶏卵	1 個	

- 食塩（卵の1.2%）
- 砂糖（卵の3%）

甘酢
- 食酢（全材料の20%）
- 砂糖（食酢の60%）
- 食塩（食酢の8%）

ゆずの皮	適量	◀ 細いせん切り（針ゆず）天盛り

①白身魚に塩をして20分置き, 酢洗いする。

②だいこん, きゅうり, にんじんを塩もみして20分置き, 酢洗いする。

③わかめを, さっと熱湯にとおし, 水気を絞る。

④なべで, いり卵をつくる。

⑤全材料を甘酢で和え, 器に盛り針ゆずをのせる。

うぐいすもち

(4 個分)

白玉粉	50 g
砂糖	15 g
水	60 mL
あん	100 g
きな粉（青大豆粉）	15 g

①あんを4等分し, 丸める。

②ぎゅうひをつくる（いちご大福 p.41と同様）。でん粉の代わりに, きな粉を使用する。

③あんを包みうぐいすの形に整え盛りつけ, きな粉をたっぷりふりかける。

	En(kcal)	Prot(g)	Fat(g)	Ca(mg)	Fe(mg)	NaCl(g)
くわいの含め煮	80	3.3	0.1	4	0.4	0.6
梅花にんじん	37	0.4	0.1	12	0.1	0.4
錦なます	67	4.0	1.8	19	0.3	1.4
うぐいすもち	137	3.2	1.0	18	0.8	0.2

2 春の会席料理（供応）

春の会席献立

向付　かつおの焼きたたき
　　　薬味
　　　ぽん酢

吸物　黄味そうめん
　　　桜花
　　　みつば
　　　木の芽

口取　春山かまぼこ
　　　手綱黄味ずし
　　　そらまめのひすい煮

鉢肴　甘鯛の桜蒸し
　　　みょうがたけ

煮物　炊き合わせ
　　　鯛の子
　　　ふき
　　　新じゃがいも
　　　木の芽

小丼　木の芽和え

止椀　かつおのすり流し汁
　　　粉ざんしょう

香の物

ごはん

菓子　石州もち

献　立	応用料理
向　付：かつおの焼きたたき	
吸　物：黄味そうめん	たまご豆腐
口　取：春山かまぼこ，手綱黄味ずし，そらまめのひすい煮	
鉢　肴：甘鯛の桜蒸し	とり肉のホイル焼き
煮　物：炊き合わせ（鯛の子，ふき，新じゃがいも）	なすの揚げ煮
小　丼：木の芽和え	
止　椀：かつおのすり流し汁	呉　汁
菓　子：石州もち	

♣菓子の文化

日本の菓子の始まりは，果物や木の実であった。その後，米（もち，団子など）や小麦粉，豆やいもを用いた菓子が出現した。砂糖が普及し始めると，甘味をつけた菓子が多くみられる。唐菓子の影響で揚げた菓子，南蛮菓子の影響で砂糖と小麦粉，卵を用いて焼いた菓子が出現した。日本の菓子は，茶道や中国，西洋の影響を受けながら，独自の「和菓子」として確立した。

- 米（米粉）を用いた菓子
  おはぎ，道明寺もち（椿もち，桜もち），団子，草もち，大福もち，うぐいすもち，ぎゅうひ，じょうよまんじゅう，かるかん蒸し
- 小麦粉を用いた菓子：蒸しまんじゅう，栗まんじゅう，どら焼き，茶通，蒸しようかん，桜もち，カステラ
- くずを用いた菓子：くず桜，石州もち，くずもち
- その他でん粉を用いた菓子：わらびもち
- いもを用いた菓子：きんとん
- 寒天を用いた菓子：果汁かん，水ようかん

1. 会席料理の盛りつけといただき方

酒宴向けの料理で，本膳料理と異なり一品ずつ供される。

向　付：膳にのせて供する場合は，膳向こうに向付を，手前に酒盃と利久箸を箸置き，または懐紙に添えて出す。献立に先立って前菜（お通し）が出されることもある。

吸　物：酒の肴としての汁物で味もうすく，すまし仕立てが一般的である。供されたら，熱いうちにいただく。

口　取：最低でも三品盛り，五品，七品の奇数で増えていく。材料，色，味に変化をもたせ，大きめの皿に山水に見立てて盛る。西洋料理の前菜や茶懐石の八寸などの影響から前菜，八寸という名称で料理の見せ場をつくることもある。

鉢　肴：魚介類の焼き物，揚げ物などが多く，熱いうちに賞味する。主な肴の味を引き立たせるために前盛りを手前に添える。添え汁をつける場合は，前盛りを省略することもある。
この鉢肴までが酒の肴であり，この後，ごはんをいただく。

煮　物（炊き合わせ）：野菜，魚，肉類を切り方，色彩などを考えて美しく煮たものを盛り合わせ，煮汁も注ぐ。その上に天盛りを必ずのせる。天盛りは単に美的な盛りつけのためだけでなく，季節の風情を感じさせ，味を一層引き立たせる。

小　丼：酢の物，和え物，浸し物など，他の料理との調和を考え，それまでの料理を引き立たせ，最後に口中をさっぱりさせる。盛りつけは中高く盛り，上に天盛りをのせ引きしめる。

止　椀：料理の最後に出される汁物で，香の物とともに飯の菜となる。みそ汁が出されることが多い。ごはんを食べ終わると膳を下げる。

お　茶：ごはんのときには，ほうじ茶，番茶を出す。ごはんが終わって膳を下げるときに湯のみも下げ，次の菓子のときに改めて煎茶を出す。

菓　子：ごはんの後に出される甘味で，お茶といっしょに供する。菓子の前に，水菓子として果物が出される場合もある。

かつおの焼きたたき　薬味　ぽん酢

かつお	（1さく）	300 g	◀ 節おろしにしたもの
食塩 (かつおの0.5%)			
ぽん酢			
▌レモン汁 (かつおの2.5%)		7.5 mL	
▌食酢 (かつおの2.5%)		7.5 mL	
▌しょうゆ (かつおの5%)		15 mL	
薬味			
▌しそ（葉）	5枚	◀ せん切り, 水にさらす	
▌ねぎ	20 g	◀ 小口切り, 水にさらす	
▌しょうが	20 g	◀ おろす	
▌にんにく	少量	◀ おろす	合わせておく
▌だいこん	100g	◀ おろして水を切る	

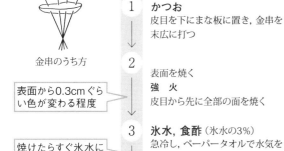

金串のうち方

1　**かつお**
皮目を下にまな板に置き, 金串を末広に打つ

↓

2　表面を焼く
強　火
皮目から先に全部の面を焼く

> 表面から0.3cmぐらい色が変わる程度

↓

3　**氷水, 食酢** (氷水の3%)
急冷し, ペーパータオルで水気をとる

> 焼けたらすぐ氷水につける

↓

4　ラップで包み, 使うまで冷蔵庫に入れておく

出来上がり

1　**かつおの焼き霜*食塩**
1cm厚さに切り, 切り口を上にしてバットに並べて, 塩をふる

↓

ぽん酢

3　レモン汁
食塩
しょうゆ
合わせる

→

2　**薬味 (しそ, ねぎ, しょうが, にんにく)**
のせて, 包丁の背で軽くたたく

↓

4　**だいこんおろし**
盛りつける

↓

出来上がり

＊小量の油を入れ, 強火でかつおの各面を15〜20秒ほど, 薄く焼き色がつくまでフライパンで焼いてもよい。

	En(kcal)	Prot(g)	Fat(g)	Ca(mg)	Fe(mg)	NaCl(g)
かつおの焼きたたき	94	16	0.3	21	1.6	1.1

黄味そうめん　桜花　みつば　木の芽

一番だし汁	600 mL	
▌食塩 (だし汁の0.4%)	2.4 g	
▌しょうゆ (だし汁の1%)	6 mL	
卵黄 (2個分)	30 g	
▌くず粉	5 g	
▌小麦粉	5 g	
▌食塩	1 g	
桜花塩漬	4個	◀ 塩出しする
みつば	8本	◀ 3cmに切る
木の芽	4枚	

黄味そうめん*

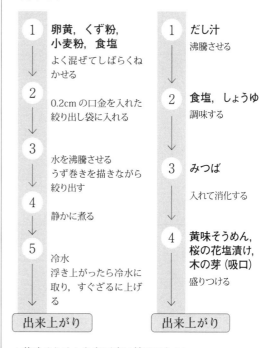

1　**卵黄, くず粉, 小麦粉, 食塩**
よく混ぜてしばらくねかせる

↓

2　0.2cmの口金を入れた絞り出し袋に入れる

↓

3　水を沸騰させる
うず巻きを描きながら絞り出す

↓

4　静かに煮る

↓

5　冷水
浮き上がったら冷水に取り, すぐざるに上げる

出来上がり

1　**だし汁**
沸騰させる

↓

2　**食塩, しょうゆ**
調味する

↓

3　**みつば**
入れて消化する

↓

4　**黄味そうめん, 桜の花塩漬け, 木の芽 (吸口)**
盛りつける

出来上がり

＊黄味そうめんを卵豆腐に替えてもよい。

＜たまご豆腐＞

鶏卵	（2個）	100 g
だし汁 (卵と同量)		100 mL
食塩 (卵とだし汁の0.8%)		1.6g

①卵, だし汁, 食塩を混ぜて裏ごし, 型に入れる。
②強火で2分, 弱火で12分蒸す。
③粗熱がとれたら, 型から抜いて適当に切る。

	En(kcal)	Prot(g)	Fat(g)	Ca(mg)	Fe(mg)	NaCl(g)
黄味そうめん	39	1.6	2.1	17	0.4	1.3
たまご豆腐	36	2.9	2.3	12	0.4	0.5

春山かまぼこ

白身魚 (すり身)	120 g	(正味)
食塩 (魚の2%)	2.4 g	
卵白 (魚の15%)	18 g	
だし汁 (魚の5%)	6 mL	
煮切りみりん (魚の10%)	12 mL	
ほうれんそう	50 g	◀ 葉緑素をとる (p. 42参照)

1 **白身魚** (三枚おろしの身)
　身をかき取る
　骨についた身も, はまぐりの殻などでかきとる
　まな板の上で包丁でたたく

2 　金の裏ごし*で裏ごす

3 **食塩**＊＊
　弾力が出るまで十分する

4 **卵白, だし汁**
　卵とだし汁を交互に少しずつ入れ, 練るように混ぜる

5 **煮切りみりん**
　調味する 　かまぼこ種

6 **葉緑素** (青み)
　1/4ぐらいの量に青みを入れる
　それぞれ, まな板の上で板ずりし, かまぼこ板の上に白をのばし上に緑をのせて形を整える

7 　強火で蒸す
　約20分

〔押したとき弾力が出るくらいまで〕

8 　冷水につけて急冷却する

9 　適当に切って盛りつける

　出来上がり

＊金ごしの代わりにフードプロセッサーを使うと簡単にできる。

＊＊魚のすり身を使う場合は食塩を省略する。

	En(kcal)	Prot(g)	Fat(g)	Ca(mg)	Fe(mg)	NaCl(g)
春山かまぼこ	38	4.8	0.0	4	0.1	0.7
手網黄味ずし	86	8.0	2.5	25	0.6	0.7
そらまめのひすい煮	42	2.1	0.0	7	0.6	0.4

手網黄味ずし

えび (さいまさえび)	4尾	◀ 背わたをとる
さより	1尾	
食塩 (材料の1%)		
食酢 (材料の10%)		
水前寺のり (3×7cm)	1枚	◀ 水に戻してせん切りにし, 甘酢につける
甘酢 (のりの30%)		
卵 (2個)	100 g	
砂糖 (卵の20%)	20 g	
食塩 (卵の1%)	1 g	
食酢 (卵の7%)	7 mL	

9 **さより**
　三枚におろす

10 **食塩**
　うすく塩じめする

11 **食酢**
　酢洗いして皮をむく

5 **えび**
　竹串を頭から尾へ通す

6 　塩茹でする

7 　さめたら串を抜き, 皮をむいて腹開きとする

8 **食塩, 食酢**
　つける
　約5分

1 **卵**
　溶く

2 **砂糖, 食塩**
　調味する

3 　いり卵をつくり金ごしで裏ごす

4 **食酢**
　さめたら混ぜる
　黄味ずし

12 　すだれの上に生半紙を置き, えびとさより, 水前寺のりを交互に置き黄味ずしを巻く

13 　生半紙ごと切ってから紙をとり, 盛りつける

　出来上がり

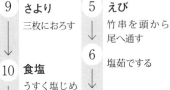

えび　さより　黄味ずし
水前寺のり
すだれの上に生半紙

そらまめのひすい煮

そらまめ (薄皮をむいたもの)		100 g		
煮汁				
昆布だし	200 mL	食塩	1.2 g	
みりん	15 mL	うすくちしょうゆ	少々	
砂糖	6 g			

①1%の食塩水でそらまめを茹で, 薄皮をむく。

②煮汁を煮立て, そらまめを入れ, すぐにひき上げ急冷する。

③煮汁をさまし, その中に浸しておく。

甘鯛の桜蒸し　みょうがたけ

甘鯛（1切れ80gぐらい）4切れ
- 食塩（魚の1%）
- 清酒（魚の10%）

練りみそ（魚の10%）(p.52参照)
- 白みそ（魚の10%）
- 清酒（みその50%）
- 砂糖（みその20%）
- みりん（みその20%）

桜の葉（塩漬け）　4枚　◄ 塩抜きする
みょうがたけ　2本
- 甘酢　食酢 30 mL，砂糖 10 g
　　　食塩 0.6 g，水 10 mL

包丁の入れ方

観音開き

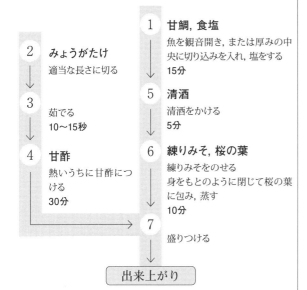

2 **みょうがたけ**
適当な長さに切る
↓
3 茹でる
10〜15秒
↓
4 **甘酢**
熱いうちに甘酢につける
30分

1 **甘鯛，食塩**
魚を観音開き，または厚みの中央に切り込みを入れ，塩をする
15分
↓
5 **清酒**
清酒をかける
5分
↓
6 **練りみそ，桜の葉**
練りみそをのせる
身をもとのように閉じて桜の葉に包み，蒸す
10分
↓
7 盛りつける
↓
出来上がり

とり肉のホイル焼き　レモン　応用

鶏肉	240 g
みそ（肉の20%）	50 g
清酒（肉の8%）	10 mL
しいたけ（しめじ，まつたけなど）	40 g
芝えび	8尾
レモン	4切れ
サラダ油	15 mL

①みそを清酒でとき，その中に鶏肉を30分つける。
②しいたけは洗って適当に切り，しょうゆ洗いする。
③フライパンにサラダ油を入れ，鶏肉の表面に焦げ目をつける。
④アルミはくの上に鶏肉，しいたけ，芝えびをのせて包み，180℃のオーブンで10分焼く。
⑤レモンを添えて供す。

かつおのすり流し汁　粉ざんしょう

だし汁	600 mL
赤みそ（だし汁の8%）	48 g
かつおのかき身（だし汁の10%）	60 g
でん粉（だし汁の0.5%）	3 g　◄ 水で溶く
豆腐	60 g　◄ あられ切り
ねぎ	10 cm ◄ 小口切り
粉ざんしょう	少量

＊かつおは大名おろしにするため，骨にたくさんの身がついている

2 **かつおのあら＊**
はまぐりの殻などで身をかき取る
↓
3 金の裏ごしで裏ごす
↓
4 **みそ**（1/3）
すり鉢でよくする
↓
5 少しずつみそ汁を入れてのばしていく
↓
7 かき混ぜながら加熱する
↓
8 **水溶きでん粉**
濃度をつける
↓
9 **豆腐**
一煮立ちさせ消火する
↓
10 **粉ざんしょう**（吸口）
盛りつける

1 **だし汁，みそ**（2/3）
みそ汁をつくり冷やしておく

6 **ねぎ**

汁の中のかつおが沈むので濃度をつけて均等に散らす

流水でもみ洗いする
さらしねぎ

↓
出来上がり

呉　汁　七味唐辛子　応用

だし汁	600 mL	なめこ	12粒
白みそ（だしの10%）	60 g	七味唐辛子	少量
枝豆（正味で20%）	120 g（さやとも，200g）		

①塩ゆでした枝豆のうす皮をむき，すり鉢でする。
②みそを混ぜてだし汁でのばす。
③撹拌しながら加熱し，なめこを入れる。

	En(kcal)	Prot(g)	Fat(g)	Ca(mg)	Fe(mg)	NaCl(g)
甘鯛の桜蒸し	132	13.6	2.3	56	0.6	1.4
とり肉のホイル焼き	183	13.4	12.1	28	1.0	1.7
かつおのすり流し汁	57	5.8	1.4	39	1.1	1.7
呉汁	73	4.7	2.2	34	1.4	1.1

炊き合わせ　鯛の子　ふき　新じゃがいも

魚の子 (鯛の子, たらの子, むつの子など)	250 g
水 (魚の子の20%)	50 mL
清酒 (魚の子の10%)	25 mL
みりん (魚の子の10%)	25 mL
しょうゆ (魚の子の10%)	25 mL
ふき	150 g
だし汁 (ふきと同量)	150 mL
みりん (ふきの3%)	4.5 mL
食塩 (ふきの1.0%)	1.5 g
うすくちしょうゆ (ふきの1%)	1.5 mL

新じゃがいも (小粒)	300 g
サラダ油 (いもの5%)	15 mL
だし汁 (いもと同量)	300 mL
砂糖 (いもの5%)	15 g
みりん (いもの3%)	9 mL
食塩 (いもの1%)	3 g
うすくちしょうゆ (いもの1%)	3 mL

魚の子の煮物

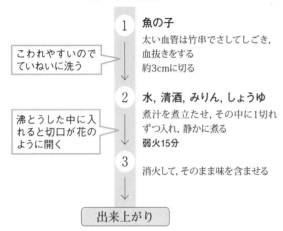

こわれやすいので
ていねいに洗う

1 魚の子
太い血管は竹串でさしてしごき,
血抜きをする
約3cmに切る

沸とうした中に入れると切口が花のように開く

2 水, 清酒, みりん, しょうゆ
煮汁を煮立たせ, その中に1切れずつ入れ, 静かに煮る
弱火15分

3 消火して, そのまま味を含ませる

出来上がり

ふきの煮物

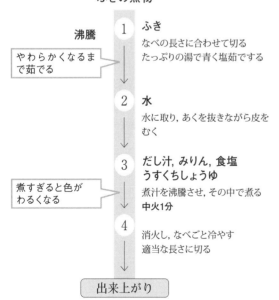

沸騰

やわらかくなるまで茹でる

1 ふき
なべの長さに合わせて切る
たっぷりの湯で青く塩茹でする

2 水
水に取り, あくを抜きながら皮をむく

煮すぎると色がわるくなる

3 だし汁, みりん, 食塩
うすくちしょうゆ
煮汁を沸騰させ, その中で煮る
中火1分

4 消火し, なべごと冷やす
適当な長さに切る

出来上がり

新じゃがいもの白煮

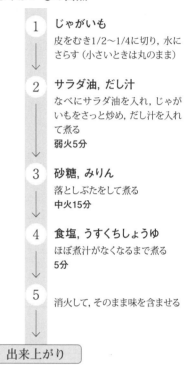

1 じゃがいも
皮をむき1/2～1/4に切り, 水にさらす (小さいときは丸のまま)

2 サラダ油, だし汁
なべにサラダ油を入れ, じゃがいもをさっと炒め, だし汁を入れて煮る
弱火5分

3 砂糖, みりん
落としぶたをして煮る
中火15分

4 食塩, うすくちしょうゆ
ほぼ煮汁がなくなるまで煮る
5分

5 消火して, そのまま味を含ませる

出来上がり

なすの揚げ煮　応用

なす (1個80g)	320 g	煮汁	
ししとう	8本	だし汁	300 mL
しょうが	15 g	砂糖	25 g
		うすくちしょうゆ	25 mL
		みりん	10 mL

①なすはへたを落とし, たて半分に切り, 皮に斜めに包丁目を入れて, 170℃で揚げる。

②ししとうは切り込みを入れて, 170℃で揚げる。

③半分の煮汁で①のなすを5分煮る。

④器に②, ③を盛り, 残りの煮汁をはる。

⑤おろししょうがを天盛りにする。

	En(kcal)	Prot(g)	Fat(g)	Ca(mg)	Fe(mg)	NaCl(g)
鯛の子の煮物	112	13.6	1.8	17	0.5	1.4

木の芽和え　木の芽

ゆでたけのこ	120 g
だし汁 (たけのこと同量)	120 mL
砂糖 (たけのこの3%)	3.6 g
食塩 (たけのこの0.6%)	0.7 g
うすくちしょうゆ (たけのこの1%)	1.2 mL
いか	80 g
清酒 (いかの20%)	16 mL
食塩 (いかの0.7%)	0.5 g
うど	50 g
酢水	
木の芽みそ (全材料の10%)	
白練りみそ (p.52参照)	
白みそ (全材料の10～15%)	25～38 g
砂糖 (みその10%)	2.5～3.8 g
清酒 (みその15%)	3.8～5.7 mL
だし汁	適宜
木の芽 (練みその2%)	0.5～0.8 g
青み (練みその20%)	5～8 g
ほうれんそう	約50 g
木の芽	4 枚

3　うど
　乱切りにする

4
　酢水にさらして，あく抜きする
　硬いものは，さっと茹でてから酢洗いする

5　いか
　皮をむき，切り目を入れて適当に切る

6　清酒，食塩
　さっと煮る

1　茹でたけのこ
　乱切りにする

2　だし汁，砂糖，食塩，しょうゆ
　煮る

7　木の芽，青み
　(p.42参照)
　よくする

8　白練りみそ
　合わせる
　木の芽みそ

9　木の芽みそ
　和える

10　木の芽
　盛りつける

出来上がり

	En (kcal)	Prot (g)	Fat (g)	Ca (mg)	Fe (mg)	NaCl (g)
ふきの煮物	8	0.2	0.0	16	0.0	0.5
新じゃがいもの白煮	97	1.2	3.2	6	0.3	1.0
なすの揚げ煮	156	1.0	12.3	11	0.4	0.6
木の芽和え	54	3.8	0.4	19	0.5	1.0
石州もち	176	3.4	1.6	24	1.1	0.2
桜もち	132	2.0	0.1	10	0.4	0.2

石州もち

（8人分）

上くず	80 g
水	400 mL
砂糖	100 g
並あん	200 g
きなこ	大さじ4～5

※ 上くず・水：なべに合わせておく

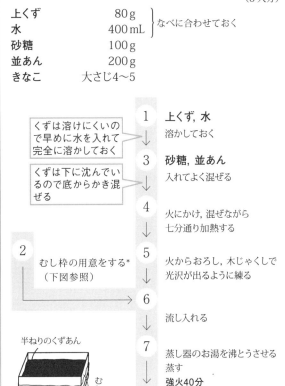

1　上くず，水
　溶かしておく

（くずは溶けにくいので早めに水を入れて完全に溶かしておく）

3　砂糖，並あん
　入れてよく混ぜる

（くずは下に沈んでいるので底からかき混ぜる）

4
　火にかけ，混ぜながら七分通り加熱する

2　むし枠の用意をする*
　（下図参照）

5
　火からおろし，木じゃくしで光沢が出るように練る

6
　流し入れる

7
　蒸し器のお湯を沸とうさせる
　蒸す
　強火40分

8
　一晩そのまま置いて冷やし，切る

9　きな粉
　つける

出来上がり

半ねりのくずあん
紐でしばり角で結ぶ　ぬれふきん(底)　むし枠

*むし枠 (底のないもの) の代わりに折り箱の底を取って代替するとよい。

＜桜もち (道明寺もち)＞

（4個分）

道明寺粉	70 g
砂糖	20 g
熱湯 (道明寺粉の1.6倍～1.9倍)	110～130 mL
並あん	80 g
桜の葉	4 枚 ◀ 熱湯を通し水気をきる
食紅	少量

　水に好みの色をつけ，沸とうさせる。道明寺粉と砂糖を加え，3分煮る。大量の場合は蒸すほうがよい。消火し，ふたをして10分蒸らす。

　すりこぎで軽くつく。並あんを4個の俵型に丸め，道明寺もちで包む。形を整え，桜の葉に包む。

　Q・H　電子レンジを使う場合は，器に水と食紅を入れた後，道明寺粉，砂糖を入れて混ぜ，ラップをして約2分加熱し，ふたをしたまま約10分蒸らす。

3 夏の会席料理(供応)

夏の会席献立

前　菜　ごま豆腐
　　　　ぽん酢
　　　　わさび

向　付　あじのきゅうり巻き
　　　　甘酢
　　　　わさび

吸物　鯛めん
　　　　薬味
　　　　つゆばり

口　取　あわびの塩蒸し
　　　　くじゃくたまご
　　　　アスパラ黄味酢

鉢　肴　あゆの塩焼き

煮　物　筆しょうが
　　　　ひりょうず含め煮
　　　　鶏肉梅煮
　　　　とうがん含め煮
　　　　オクラの青煮

小　丼　オクラの青煮
　　　　もずく酢
　　　　針しょうが

止　椀　三州みそ汁
　　　　青じそ

香の物

ごはん

菓　子　くず桜

献　立	応用料理
前　菜：ごま豆腐	
向　付：あじのきゅうり巻き	ひらめの昆布じめ
吸　物：鯛めん	手綱きすの葛たたき椀
口　取：あわびの塩蒸し，くじゃくたまご，アスパラ黄味酢	
鉢　肴：あゆの塩焼き	
煮　物：ひりょうずの含め煮，鶏肉梅煮，とうがんの含め煮，オクラの青煮	
小　丼：もずく酢	
止　椀：三州みそ汁	
菓　子：くず桜	

♣精進料理の献立の形式

　精進料理の献立の形式としては，本膳のほか，会席，懐石料理としても出され，法事などで利用されている。

　本膳の精進料理は，朱塗りの器が用いられる。

精進料理献立例(本膳式)

本　膳
飯
本汁　　三州みそ汁
膾　　　くるみ和え　しょうが羹
坪　　　ごま豆腐
香の物　たくあん　なす漬
二の膳
二の汁　とうがん　ゆば　つる葉
平　　　ひりょうず含め煮　生麩含め煮
　　　　しいたけ甘煮　れんこん白煮
　　　　オクラ青煮
猪　口　梅びしお和え
台引皿　おさつ亀甲煮　ぎせい豆腐
　　　　かるかん蒸し

1. 季節と献立

　日本は四季それぞれに異なった食材が豊富に出回るので，季節にふさわしい献立を立てることが望ましい。

　季節の出盛り旬の材料を取り入れ，主材料だけでなく，吸口，天盛りなどにも季節のかおりを入れるように心がける。また，「出会いの味」といわれる季節を同じくし，互いに引き立て合う相性のよい食材の組合せを大切にする(たけのことわかめ，あゆとたでなど)。さらに，気温と料理にも心を配り，冬には，温かい料理を，夏には，冷たいのどごしのよいものを献立に取り入れる。暑いときでも冷たい料理ばかりにならないように気をつける。

2. 季節と器

　季節にふさわしい献立と同様に，季節にふさわしい器を用いることが望ましい。例えば，春には梅や桜の花が描かれた器，夏には涼しげなガラスの器，秋にはもみじやいちょうの模様，冬には温かみのある陶器の器を取り入れ，器によって食卓の季節感を演出することにも気を配りたい。

　また，日常の食事で使用する器や膳，テーブルクロスなどと，供応の食事の場で使用するものを区別することで，TPOに調和した食の演出が可能となる。

3. 精進料理

　精進料理は仏教の影響を受けてできた料理であり，奈良時代に中国から伝えられた禅宗の影響と，仏教の殺生禁止思想に基づく肉食禁忌によって植物性の食品のみを使ったものである。精進料理の特徴としては，次のような点が挙げられる。

①たんぱく源として大豆，およびその加工品が多く使用されている(豆腐，ゆば，納豆，凍豆腐など)。

②こんにゃく，木の実も多く用いられる(こんにゃくの和え物，田楽，さしみ，ごま豆腐，くるみ和えなど)。

③だしは植物性のため，淡泊なので油を多く用いる(精進揚げ，ひりょうずなど)。

ごま豆腐　ぽん酢　わさび

当たりごま (白)	50 g
くずでん粉	50 g
だし汁 (くずでん粉の6〜8倍)	300〜400 mL
砂糖 (ごま＋くずでん個粉の3%)	3 g
食塩	少量
ぽん酢	
┃ レモン汁	5 mL
┃ 食酢	5 mL
┃ しょうゆ	10 mL
わさび	少量　◀ おろす

1 くずでん粉, だし汁 (100mL)
くずに吸水させておく

┌ だし汁を2〜3回に分けて充分にごま液をもみだす

2 当たりごま, だし汁 (200〜300mL)
当たりごまをふきんに包み, だし汁の中でもみ出す

3 くずとごま液を合わせて, 底からよく混ぜておく

┌ くずは下に沈んでいるのでそれを起こすように

4 砂糖, 食塩
混ぜながら加熱する

┌ 粘りと光沢が出るまで充分に加熱する

5 水でぬらした型に流し, 表面にぬれふきんをかけて水の中で冷やす

6 レモン酢, 食酢, しょうゆ
合わせておく
[ぽん酢]

7 型から出して切る

8 わさび (天盛り)
盛りつける

出来上がり

＜薄あん＞
冬は, ぽん酢の代わりに薄あんをかけるほうがよい。

濃だし汁	100 mL	しょうゆ	1.5 mL
煮切りみりん	15 mL	でん粉	3 g
食塩	0.7 g		

あじのきゅうり巻き　甘酢　わさび

きゅうり (太目)	2 本	甘酢	20 mL
あじ (小)	4 尾	┃ 食酢	15 mL
┃ 食塩 (あじの2%)		┃ 砂糖	9 g
┃ 食酢 (あじの10%)		┃ 食塩	1.2 g
防風	8 本	◀ 茹でて甘酢につける	
わさび	少量		

しめあじ

1 あじ, 食塩
3枚におろし塩をふる
30分

2 食酢
水分をふきとり
酢洗いする

出来上がり

3 きゅうり　2%塩水
幅6〜7cmのかつらむきにし塩水につける
しんなりしたら水洗いし, 水気をとり, 酢洗いしてすだれに並べる

4 しめあじ
あま皮をとり, 太いものは2枚にはぎ, 天地に並べる

5 防風
防風を芯にして巻く

6 甘酢, わさび
約2cmに切って盛りつけ, わさびを添え甘酢をかける

出来上がり

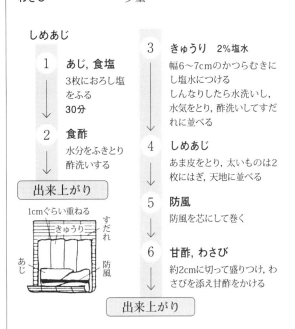

ひらめの昆布じめ　岩たけ　花丸　わさび　甘酢　応用

ひらめ	300 g	◀ 4さくにおろす
┃ 食塩 (ひらめの1%)		
天井昆布	60 cm	◀ 食酢をつけたふきんでふく
花丸きゅうり	4 本	◀ 塩で表面をもみ水洗いする
岩たけ	30 g	◀ 水につけて戻し, 50℃程度の3%重そう溶液で, もみ洗いし, 水でよく洗う。
だし汁 (岩たけの50%)		
しょうゆ (岩たけの5%)		
甘酢		
┃ 食酢 (ひらめの10%)	30 mL	
┃ 煮切りみりん (食酢の2倍)	60 mL	
┃ 食塩 (食酢の7%)	2 g	
わさび	少量	◀ おろす

①ひらめの皮をひき, そぎ作りにする。

②バットに広げ1%の塩をふる。

③2枚の昆布の間に②をはさみ, 軽く重石をする (30分)。

④岩たけをだし汁としょうゆで下煮する。

⑤ひらめを取り出し, 器に盛り, 岩たけ, 花丸きゅうり, わさびを盛りつける。甘酢を添える。

	En(kcal)	Prot(g)	Fat(g)	Ca(mg)	Fe(mg)	NaCl(g)
ごま豆腐	134	2.7	7.2	81	1.0	0.8
あじの きゅうり巻き	95	12.1	2.5	60	0.6	1.2
ひらめの昆布じめ	133	16.3	1.9	11	0.1	0.9

鯛めん　薬味　つゆばり

そうめん	3束
鯛 (切身)	100 g
┃ 食塩 (鯛の2%)	2 g
錦糸卵 (49頁参照)	少量
┃ 卵	2個
┃ だし汁 (卵の15%)	15 mL
┃ 食塩 (卵の1%)	1 g
生しいたけ	4枚 ◀ 下煮してせん切り
┃ だし汁 (しいたけの30%)	
┃ しょうゆ (しいたけの5%)	
青しそ	4枚 ◀ せん切りして水にさらす
もみのり	1/2枚
だし汁	800 mL
食塩 (だし汁の0.6%)	4.8 g
しょうゆ (だし汁の2%)	16 mL

```
3  そうめん                    1  だし汁, 食塩,
   茹でる                          しょうゆ
   │                            ─ 一煮たちさせる
   ▼                            │
4  冷たい二番だし汁, 食塩        2
   つける                       │
   │                            ▼
   │                               冷やす
5  鯛                          │
   塩焼きしたのち,
   身をほぐす
   └──────────────────────▶ 6  錦糸卵, しいたけ,
                                  青じそ, もみのり
                                  椀にそうめんを入れ, 上
                                  に具をのせ, たっぷりの
                               │  だし汁をはる
                               ▼
                        出来上がり
```

手網きすの葛たたき椀　青ゆず　[応用]

一番だし汁	600 mL
┃ 食塩 (だし汁の0.4%)	2.4 g
┃ しょうゆ (だし汁の0.5%)	3 mL
きす	4尾 ◀ 3枚におろす
┃ 食塩 (魚の1%)	
┃ でん粉 (適宜 約9 g)	
とうがん	100～120 g ◀ 皮をむいて種をとる
┃ だし汁	200 mL
┃ 食塩	2 g
┃ うすくちしょうゆ	2 mL
┃ みりん	15 mL
ねぎ	4cm×2片 ◀ せん切り
梅肉	少量
青ゆず (吸口)	少量

① とうがんは，3cm×4cmに切り，表に鹿の子の包丁目を入れ，裏に十文字のかくし包丁を入れる。米のとぎ汁で12～13分茹で，水洗いしてざるに上げる。

② なべにだし汁，食塩，うすくちしょうゆ，みりんを合わせ，とうがんを入れ弱火で4分煮る。

③ きすは塩をして5分おき，身の中央に3cmの切り込みを縦に入れ，輪に尾を通して手綱にする。でん粉をまぶして3分茹で，ざるに上げる。

④ とうがんときすを椀に盛り，調味した，だし汁を注ぎ，白髪ねぎと梅肉を添えて，青ゆずの絞り汁を垂らす。

あゆの塩焼き　筆しょうが

あゆ	4尾	筆しょうが		
┃ 食塩 (あゆの2%)		┃ 葉つきしょうが		4本
たで酢		┃ 甘酢　食酢		30 g,
┃ たでの葉	6本	┃　　　砂糖		10 g
┃ 食酢	60 mL	┃　　　食塩		0.6 g,
┃ うすくちしょうゆ	5 mL	┃　　　水		10 mL

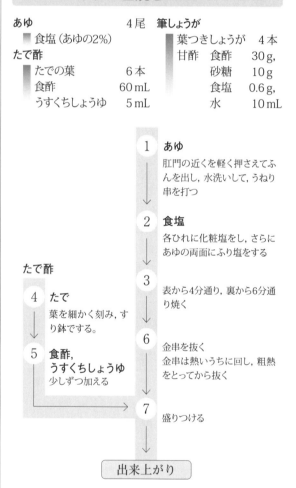

```
                            1  あゆ
                               肛門の近くを軽く押さえてふ
                               んを出し, 水洗いして, うねり
                               串を打つ
                            │
                            ▼
                            2  食塩
                               各ひれに化粧塩をし, さらに
                               あゆの両面にふり塩をする
                            │
                            ▼
                            3  表から4分通り, 裏から6分通
                               り焼く
   たで酢                   │
                            ▼
4  たで                     6  金串を抜く
   葉を細かく刻み, す          金串は熱いうちに回し, 粗熱
   り鉢でする。                をとってから抜く
   │                        │
   ▼                        ▼
5  食酢,                    7
   うすくちしょうゆ             盛りつける
   少しずつ加える
   └──────────────────▶
                            │
                            ▼
                     出来上がり
```

	En(kcal)	Prot(g)	Fat(g)	Ca(mg)	Fe(mg)	NaCl(g)
鯛めん	212	11.7	4.7	31	0.8	4.4
手網きすの葛たたき椀	50	4.7	0.1	21	0.2	1.9
あゆの塩焼き	94	8.9	4.0	152	0.5	1.2

あわびの塩蒸し

あわび	(殻付1個)	約400 g
食塩 (あわびの2%)		8 g
清酒 (あわびの10%)		40 mL

1 **あわび, 食塩**
たわしできれいに水洗いし, 水気をとり塩をすり込む

↓

2 皿にのせて蒸す
強火 約1時間

箸がすっと通るぐらいやわらかくなるまで

↓

3 **清酒**
殻をはずし腸と口の部分をとってさっと洗う。深皿にのせ酒をふって再度蒸す
強火 20分

↓

4 さめてから, 周りのペラペラをとり薄切りにして盛りつける

↓

出来上がり

くじゃくたまご

(4人分)

うずら卵	2個 ◀ 固茹でにする
魚すり身	50 g
ベーコン	2枚
でん粉	少量
揚げ油	

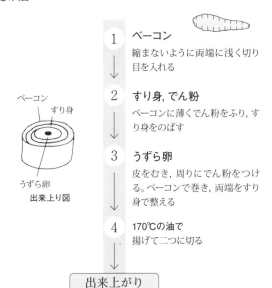

1 **ベーコン**
縮まないように両端に浅く切り目を入れる

↓

2 **すり身, でん粉**
ベーコンに薄くでん粉をふり, すり身をのばす

↓

3 **うずら卵**
皮をむき, 周りにでん粉をつける。ベーコンで巻き, 両端をすり身で整える

↓

4 **170℃の油で**
揚げて二つに切る

↓

出来上がり

ベーコン
すり身
うずら卵
出来上り図

アスパラ黄味酢

グリーンアスパラガス	4本
黄味酢	
卵黄	1個
みりん (卵黄の倍量)	
食塩 (卵黄の5%)	
食酢 (卵黄の50〜70%)	

1 **アスパラガス, 食塩**
青く茹でる

↓

2 3cmぐらいに切る

↓

3 **黄味酢**
アスパラを盛り, 上にかけるか, または下に敷いて上にアスパラを盛る

↓

出来上がり

黄味酢

1 **卵黄, みりん, 食塩**
食酢の1/2
小なべに入れてよく混ぜ合わせる

↓

2 湯せんして木じゃくしでよく混ぜながら, とろりとするまで煮る
中火

加熱しすぎるとなめらかさがなくなるので注意

↓

3 **残りの食酢**
さめてから食酢を少しずつ加える

↓

出来上がり

＜参考＞ 黄味酢の代わりにマヨネーズソースを用いてもよい。冷凍のアスパラガスを利用する場合は, さっと茹でて急冷し用いるとよい。

	En(kcal)	Prot(g)	Fat(g)	Ca(mg)	Fe(mg)	NaCl(g)
あわびの塩蒸し	49	5.6	0.2	13	1.1	1.5
くじゃくたまご	73	3.5	5.6	5	0.2	0.3
アスパラ黄味酢	35	0.9	1.1	9	0.3	0.2

ひりょうずの含め煮　ゆず

しぼり豆腐	（1丁）350 g	◀ 絞る（200 g にする）
やまのいも（絞った豆腐の10%）	20 g	◀ すりおろす
卵白（絞った豆腐の5%）	10 g	◀ 溶く
食塩	1.4 g	
大正えび	80 g	◀ 背わたを取り，殻をむく
きくらげ	3 g	◀ 戻してあずき大に切る
ごま（黒）	5 g	
煮汁		
だし汁	200 mL	
清酒（だし汁の10%）	20 mL	
うすくちしょうゆ（だし汁の7%）	14 mL	
みりん（だし汁の5%）	10 mL	
砂糖（だし汁の2%）	6 g	
ゆず	少々	◀ 針ゆず

1 **しぼり豆腐**
すり鉢でよくする
（フードプロセッサー）

2 **やまのいも，卵白，食塩**
すり混ぜる

3 **大正えび**
半量をたたき，すり混ぜる

4 **残りの大正えび**
あずき大に切る

5 **きくらげ**
混ぜ合わせる
4つに分けて成形する

6 **ごま**
ふる

7 揚げる
2分170℃
〔ひりょうず〕

8 **熱湯**
油ぬきする

9 **だし汁，清酒，うすくち
しょうゆ，みりん，砂糖**
煮含める

押したとき弾力が
出るくらいまで

出来上がり

オクラの青煮

オクラ	（12本）100 g	◀ 食塩で表面を
こする
煮汁		
だし汁（オクラの1.5倍）	150 mL	
食塩（オクラの1.2%）	1.2 g	
うすくちしょうゆ（オクラの2%）	2 mL	
みりん（オクラの3%）	3 mL	

1 **オクラ**
茹でる
強火

2 ざるにあげて急いで冷ます

3 **だし汁，食塩，う
すくちしょうゆ，
みりん**
合わせて加熱する

4 さっと煮る
中火1分

5 オクラを取り出して冷ます

6 冷めた煮汁にオクラをつけて
味を含ませる

出来上がり

鶏肉の梅煮

鶏肉（もも）	200 g	◀ 一口大に切る
だし汁（肉の40%）	80 mL	
清酒（肉の20%）	40 mL	
砂糖（肉の3%）	6 g	
しょうゆ（肉の5%）	10 mL	◀ 梅の塩分により調節
梅びしお（肉の3%）	6 g	（または梅干し大 1 1/2 個）

1 **鶏肉，だし汁，清酒**
煮立った中に鶏肉を入れて煮る

あくをていねいに
とる

2 **砂糖，しょうゆ，梅びしお**
調味料を入れて煮る
梅肉を煮汁で溶きながら，鶏肉に
からめるようにして煮る

出来上がり

	En(kcal)	Prot(g)	Fat(g)	Ca(mg)	Fe(mg)	NaCl(g)
ひりょうずの
含め煮	153	10.4	8.3	109	1.8	1.2
オクラの青煮	9	0.5	0.0	24	0.1	0.4
鶏肉の梅煮	117	8.8	6.8	5	0.5	0.7

とうがんの含め煮

とうがん	200 g
一番だし汁 (とうがんの70%)	140 mL
砂糖 (とうがんの3%)	6 g
食塩 (とうがんの1.5%)	3 g
しょうゆ	1〜2滴

1 **とうがん**
3〜4cm角に切って皮をむき, 面とりをして茹でる

↓

2 **一番だし**
落としぶたをしてゆっくり煮る

↓

3 **砂糖, 食塩, しょうゆ**
順に入れて煮含める
全体約20分

注〕 とうがんはそれ自体うま味が少ないので濃い目のだしを使う

| 出来上がり |

くず桜

(8個分)

上くず	40 g	並あん	120 g
砂糖	40 g	桜の葉	8枚
水	200 mL		

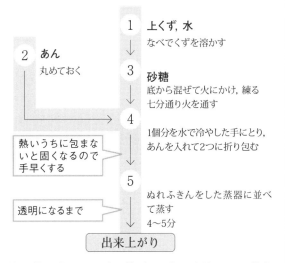

1 **上くず, 水**
なべでくずを溶かす

2 **あん**
丸めておく

↓

3 **砂糖**
底から混ぜて火にかけ, 練る
七分通り火を通す

↓

4 1個分を水で冷やした手にとり, あんを入れて2つに折り包む

熱いうちに包まないと固くなるので手早くする

↓

5 ぬれふきんをした蒸器に並べて蒸す
4〜5分

透明になるまで

| 出来上がり |

注〕 くず桜は冷やしてから桜の葉に包む。冷やしすぎると, でん粉がβ化し不透明になり弾力がなくなるので注意する。

	En(kcal)	Prot(g)	Fat(g)	Ca(mg)	Fe(mg)	NaCl(g)
とうがんの含め煮	14	0.2	0.1	11	0.1	0.8
くず桜	76	0.7	0.0	7	0.3	0.2
もずく酢	13	0.4	0.0	10	0.4	0.7
三州みそ汁	57	3.3	1.6	28	1.3	1.6

もずく酢　針しょうが

もずく	150 g
食酢 (もずくの3%)	4.5 mL
しょうゆ (もずくの3%)	4.5 mL
あちゃら酢	
食酢 (もずくの15%)	22.5 mL
しょうゆ (もずくの10%)	15 mL
煮切りみりん (もずくの5%)	7.5 mL
赤唐辛子	1/2本
針しょうが	15 g

(食酢〜針しょうが) 合わせる

① もずくはあく洗いした後, 水で2〜3回洗う。ふきんにひろげて巻きながら水を十分絞る。

② 長さを適当に切り, 酢じょうゆで下洗いしたのち, あちゃら酢につける。

③ 針しょうがの一部を天盛りにする。

三州みそ汁　白玉だんご　なす　しめじ　青じそ

水	660 mL	
三州みそ (水の10%)	60 g	
かつお節 (水の5%)	30 g	
白玉だんご		
白玉粉	20 g	
水 (粉の80%)	16 mL	
なす	大1個	
しめじ茸	40 g	◀ 洗って石づきをとり割る
青じそ	3枚	◀ せん切りして水にさらす

1 **白玉粉, 水**
こねて径1cmぐらいのだんごにする

↓

2 茹でる

↓

3 浮き上がったら水にとり, 冷えたらざるにとる

↓

4 **なす**
皮をむき, 2つ切りし, まき割りにする。水につけてあく抜きをする

↓

5 **二番だし汁**
下煮にする

6 **水, 三州みそ**
みそをよく溶く

↓

7 **かつお節**
かき混ぜながらゆっくり加熱する
弱火

↓

8 一煮立ちしたら消火し, かつおが沈んだら汁をこし出す

三州みそ汁
二番だし汁もとる

↓

9 **しめじ茸**
汁を温め, さっと煮る

↓

10 **青じそ** (吸口)
盛りつける

↓

| 出来上がり |

4 クリスマス料理(供応)

Erdbeeren bowle
Canapé de éventail
Consommé au tapioca
Rouget pôelé sauce beurre blanc
Roast chicken
    Brussels spróuts saute
    Navets glacées
Waldorf salad
Pineapple fromage

＜クリスマス菓子＞
Ginger bread men
Bûche de Noël
Café

献立構成	献立	応用料理
食前酒	いちごの祝酒	フルーツジュース テル
オードブル	扇形カナッペ	サーモンの テリーヌ
スープ	コンソメタピオカ	
魚料理	甘鯛のポワレ	いとよりの ポシェ
肉料理	ローストチキン	鶏肉のカツレ ツポルトガル風
付合せ	芽キャベツのソテー, かぶのグラッセ	
サラダ	ウォルドルフサラダ	
デザート	パイナップルフロマー ジュ	ムースビスケッ ト
クリスマス 菓子	ジンジャーブレッドメ ン, ブッシュドノエル	プラムケーキ
パン・バター	ロールパン, フランス パン	

♣各国のクリスマス菓子

プラムプディング (plume pudding) 英：牛のケンネ脂, 生りんご, ドライフルーツ, ナッツ類, 香辛料, 酒類 を加え熟成させたミンスミートに小麦粉, パン粉, 卵を加えた種を容器に入れ, 茹でたもの

ブッシュドノエル (bûchë de Noel) 仏：クリスマスの薪 の意。ロールケーキにチョコレート入りバターク リームをぬり, 薪の皮目のように筋をつけ, クリスマ スらしく飾る。

ヴァイナハトシュトーレン (weihnachts stollen) 独：フ ルーツブレッドでドレスデンのものが有名。パンに 加えられるフルーツは, 1か月前からつけたもの

パネトーネナターレ (panettone natale) 伊：フルーツブ レッド。とくにミラノのパネトーネナターレは有名。 バター, 蜂蜜, ドライフルーツ, 香料などを加えた 生地を円筒形の型に入れ焼く。

1. クリスマス (Noël 仏, Christmas 英)

キリスト降誕祭。4世紀半ばに, ローマ法王が12月25日に 決めた。冬至と重なるので盛大に行われる。

2. クリスマスの色：赤, 緑, 白

赤はキリストの血を意味し, 西洋ひいらぎの実やポインセ チア, 緑は永遠の命の象徴で常緑樹のもみの木, えぞ松が用 いられる。白はローソクの色 (教会の祭壇を表す) である。そ の他, 星や雪, 天使や小動物, シャンピニオンが飾られる。

3. 料 理

キリスト教では1年で最も豪華な食卓である。メインは七 面鳥, 鶏, がちょう, 鹿のローストで, 種実 (栗やくるみなど), ドライフルーツ, 香辛料を用いる。シャンピニオン, かぶ, カ リフラワーなどの白い野菜も用いられる。

4. 飲み物

クリスマス用の紅茶やコーヒーは, スパイスの効いたもの が多い。Labière Noël (ノエルのビール) は金色がかった赤 色をしている

プラムプディング

ブッシュドノエル

ヴァイナハトシュトーレン

Roast chicken イギリス

鶏丸 (中抜き) 　　　　　　1羽
- 食塩 (鶏の重量の1%)
- こしょう, ローリエ, タイム　2〜3本
- 溶かしバター　　　　　　15g

かけ汁
- 溶かしバター　　　　　　15g
- 白ワイン　　　　　　　30mL

グレービーソース (肉の焼汁を用いたソース)
- 肉の焼き汁とブイヨン　300mL
- 食塩, こしょう, マデラ酒　1Tbs

<ガルニチュール>
芽キャベツのソテー
かぶのグラッセ
クレソン

チャップフラワー, 紅白リボン

赤チェリー
小たまねぎ
にんじん飾り切り
レモン花切り
パセリ束
銀串 (アトレ)

16cm
ソックル

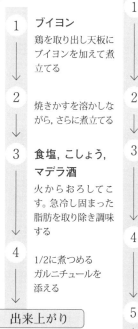

グレービーソース

1 ブイヨン
鶏を取り出し天板にブイヨンを加えて煮立てる

↓

2 焼きかすを溶かしながら, さらに煮立てる

↓

3 食塩, こしょう, マデラ酒
火からおろしてこす。急冷し固まった脂肪を取り除き調味する

↓

4 1/2に煮つめる
ガルニチュールを添える

出来上がり

---

1 鶏, 食塩, こしょう, タイム, ローリエ
内側を洗い水気をとる。食塩, こしょうをよくすり込み, 内側にも調味し, タイム, ローリエを入れる

↓

2 図のようにかたちを整え, たこ糸, または竹ぐしでとめる

↓

3 溶かしバター
表面にぬり, 油をぬった天板にのせて焼く
200℃ 10分
180℃ 10分

↓

4 かけ汁
かけ汁をかけ鶏の置き方をかえて焼く
20分 (×2回)

↓

5 焼き具合をチェックする (竹串をももにさして透明な汁がにじみ出れば出来上がり)

出来上がり

<参考> 楕円盛り皿 (Oval plate) に鶏を盛り, ソックル, 銀串 (アトレ), チャップフラワーなどで飾り, ガルニチュールを周囲に盛りつける。

	En(kcal)	Prot(g)	Fat(g)	Ca(mg)	Fe(mg)	NaCl(g)
ローストチキン (1人分)	335	34.1	22.9	13	0.8	2.3

<ローストチキンの鶏の整え方>

首の皮と手羽を縫いつける　　　ももを縫いつける

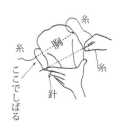

首の皮折り重ねる
糸
背
手前
針
足
胸
糸
糸
ここでしばる
針

チャップ・フラワーの作り方

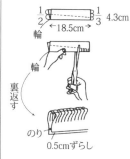

1/2　←18.5cm→　1/3　4.3cm
輪
輪
裏返す
のり
0.5cmずらし

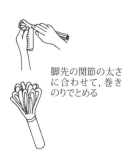

脚先の関節の太さに合わせて, 巻きのりでとめる

<Brussels sprouts sautes> イギリス

芽キャベツ (10個)	150g	◀ 外葉をはずし芯に十文字の切り目を入れる
バター (芽キャベツの5%)	8g	
食塩 (芽キャベツの0.3%)	0.5g	
こしょう	少量	

① 芽キャベツを1%食塩水で8〜9分茹で, 水を切る。

② なべに①を戻しバター, 食塩, こしょうを入れて和える。

<Navets glacées> フランス

かぶ (大2個)	200g	◀ シャトーに切る
水	200mL	
バター (かぶの5%)	10g	
砂糖 (かぶの4%)	8g	
食塩 (かぶの0.8%)	1.6g	
こしょう	適量	

材料を合わせ, ふたをしないで10〜15分煮る。

	En(kcal)	Prot(g)	Fat(g)	Ca(mg)	Fe(mg)	NaCl(g)
ブラッセルスプラウツソテー (1人分)	34	2.1	1.7	14	0.4	0.2
ナーベグラッセ (1人分)	34	0.4	2.1	12	0.2	0.4

Cotêlettes de volaille à la portugaise*
コトレット ド ボライユ ア ラ ポルデュゲーズ

フランス 応用

鶏手羽付き肉	(4枚) 約400g
▌食塩 (肉の0.5%)	2g
こしょう	少量
たまねぎ	150g ◀みじん切り
溶き卵	2個分　食塩少量ふる
生パン粉	70g
サラダ油	60mL
バター	20g

＜ガルニチュール＞
マッシュドポテト (p.77)
クレソン
トマトソース (p.64)

①鶏手羽肉を下図のように整える。
②厚い部分を包丁で切り広げる。

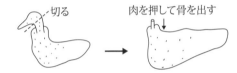

切る　　　肉を押して骨を出す

裏がえして関節を落とす　　肉の厚い部分は広げる

③食塩, こしょうで調味し小麦粉をまぶす。
④たまねぎを皮のほうにのせる。
⑤小麦粉をふりかけ深めの器で卵をつけ, 上にパン粉をつける。
⑥サラダ油とバターでpanfry**にする。火の通りがわるいときは, オーブンで十分火を通す。
⑦トマトソースを敷き, 上にコトレットをのせる。
⑧骨をチャップフラワーで飾る。
⑨マッシュポテト, トマトソースを添える。

＊カツレツになった語源の料理。マッシュポテトやバターライスを添える。
＊＊油をすくい, かけながらフライパンで揚げる手法

Rouget pôelé sauce beurre blanc
ルージュ ポワレ ソース ブール ブラン

フランス

甘鯛切身*	(1切60〜70g) 4切れ
▌食塩 (魚の重量の0.5%)	
こしょう	少量
白ワイン	50mL
オリーブ油 (魚の重量の5%)	2ts
ソース	
▌エシャロット	20g ◀みじん切り
白ワイン	60mL
バター	3Tbs ◀小さく切っておく
食塩, こしょう	
レモン汁	5mL

＜ガルニチュール＞**
赤・黄ピーマン	各1/2個 ◀せん切り
ズッキーニ (クルジェット)	1/2個 ◀せん切り
レモン	1/2個 ◀輪切り
オリーブ油	1Tbs
食塩, こしょう	少量

1 **甘鯛, 食塩, こしょう**
調味してそのまま置く
10分
↓
2 **白ワイン**
ワインをふりかけておいて
15分
↓
3 **オリーブオイル**
魚の水分をとり, 熱したフライパンに油を入れて魚の表面をかりっと焼く (表を先に)
↓
4
温めた楕円形の器に盛る

5 **エシャロット, 白ワイン**
なべに入れ, 煮詰める
↓
6 **バター**
火を弱めバターを加えて, かきたてる
↓
7 **食塩, こしょう レモン汁**
ソースが白っぽくなったら味を整える
→
8
魚の上からかける

9 **ピーマン, ズッキーニ, オリーブ油, 食塩, こしょう**
ソテーする
↓
10 **レモン**
魚の周囲にガルニチュールとレモンを飾る
↓
出来上がり

＊他の白身魚, ほたて貝, オマールえびなどもよい。
＊＊ラタトウイユ p.128を付け合わせてもよい。

	En(kcal)	Prot(g)	Fat(g)	Ca(mg)	Fe(mg)	NaCl(g)
コトレットドボライユアラ ポルヂュゲーズ	440	23.2	35.3	37	1.2	1.1
ルージュポワレソースブール ブラン	211	12.8	15.5	50	0.5	0.7

Canapé de éventail　フランス

食パン	3枚	◀ 0.5cm 厚さ
溶かしバター	30g	
マヨネーズ	3Tbs	
a 鶏卵	2個	◀ 茹でて輪切り
いくら	30g	⎫ 合わせてほぐす
白ワイン	小1¹/₂ ts	⎭
b スライスチーズ	2枚	
飾り (レッドピメント, ねぎ, ゆで卵など)		
c オイルサーディン	4尾	
きゅうりのピクルス	1/2本	
d 冷凍メキシコえび	8尾	⎫ 竹串をさして
クールブイヨン* (p.75参照)		⎭ 真っすぐに茹でる
パセリ		

```
┌─ 2 クールブイヨン*        1 食パン, バター
│     メキシコえび             型に合わせて切り, オーブンで焼
│     えびを茹で尾を残し殻      く
│     をむく                   バターをぬる
│         │                   （下図参照）
│         │                     │
└─────────→ 3
                             以下のそれぞれの材料をのせる
                             （図参照）

                             a：いくら, ゆで卵
                             b：スライスチーズ, 飾り
                             c：オイルサーディン,
                                ピクルス
                                マヨネーズ
                             d：メキシコえび, マヨネーズ
```

┌─────────┐
│ 出来上がり │
└─────────┘

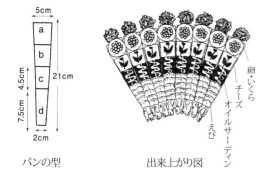

パンの型　　　　　　出来上がり図

	En(kcal)	Prot(g)	Fat(g)	Ca(mg)	Fe(mg)	NaCl(g)
カナッペドエ バンタイユ	337	20.4	26.9	184	1.0	1.4

Poisson poché à la souce bercy　フランス　応用

白身魚 (いとより, 鯛など4切)	320g	
食塩 (魚の重量の0.5%)	1.5g	
こしょう	少量	
クールブイヨン	400mL	
(Court bouillon)		
水	200mL	
たまねぎ	30g	
にんじん	30g	
食塩	少量	
ブーケガルニ		
(タイム, ローリエ, パセリ茎)		
白ワイン	150mL	
粉こしょう	3粒	
注〕作り方はp.75参照		

ベルシーソース		
エシャロット	2個(20g)	◀ みじん切り
バター	5g	
白ワイン	100mL	
上記煮汁 (クールブイヨン)	100mL	
生クリーム	30mL	
バター	20〜30g	
パセリ	1ts	◀ みじん切り
食塩, こしょう	少量	

①白身魚に塩, こしょうをする。

②クールブイヨンを加熱し, 沸とうしたところで切り身が重ならないように入れ, 落としぶたをして沸とう直前の火加減で煮る (85〜90℃ 8〜9分)。

③火からおろし, 煮汁の中でさます。

④ソースパンにバターを溶かし, エシャロットを色づかないよう炒める (スウェ)。

⑤煮汁100mLと白ワインを加え1/4量になるまで煮つめる。

⑥生クリームを加えよく混ぜ, 火からおろす。

⑦バターをちぎって, なべをゆすりながら少しずつ加える (モンテ)。

⑧塩, こしょうで味を整えパセリをちらす。

⑨③の魚とガルニチュール*を皿に盛りつけ, ⑧のソースを魚の上からかける。

＊アスパラガスの塩茹でなど

	En(kcal)	Prot(g)	Fat(g)	Ca(mg)	Fe(mg)	NaCl(g)
ポアソン ポッシェ アラソースベルシー	204	14.9	10.7	51	0.7	0.6

Terrine de saumon テリーヌ ド ソモン フランス 応用

(テリーヌ型*1本分（25×10×8cm）)

紅ざけ (正身)	400 g	◀ 皮と骨をきれいにとる
ほたて貝柱	100 g	
食塩 (魚の1%)	5 g	
鶏卵	2個	◀ ほぐす
生クリーム	400 mL	
食塩	3 g	
こしょう, ナツメグ	少量	
コニャック	30 mL	
飾り		
かに足	6本	
赤・黄ピーマン	各1/2個	
オクラ	8本	
ソースムースリーヌ		
生クリーム	100 mL	}合わせる
ヨーグルト	150 mL	
シーブレット・トマトペースト	1 ts	

＊テリーヌ型にバターをぬりパラフィン紙を底に敷く。

①冷蔵庫でよく冷やした紅ざけ，ほたて貝柱を粗切りにして，食塩と共にフードプロセッサーに30秒かける。

②卵を加えさらに30秒〜1分かけ金ごしし，氷水をあてたボウルに入れて冷やす（30分〜1時間）。

③生クリーム，食塩，こしょう，ナツメグ，コニャックを入れ混ぜる（氷水上）。

④絞り袋に入れ，テリーヌ型の約1/2の高さまで絞り出す。平らにならして赤黄ピーマン，かに足，塩ゆでしたオクラを一列にきれいに並べ，残りのムースをのせる。上面をならし，ホイルをかけ160℃のオーブンで1時間蒸し焼き（天板に湯をはる）にする。

⑤冷蔵庫で12〜24時間しめる。

⑥ソースムースリーヌをつくる。

⑦シーブレットをごく細かい小口切りにする。

⑧生クリームを5分立てにし，ヨーグルト，トマトペーストを合わせる。

⑨テリーヌを1cmの厚さに切り，皿にソースを添える。

Consommé au tapioca コンソメ オ タピオカ フランス

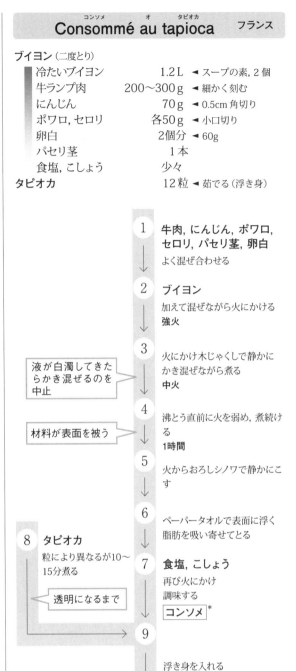

ブイヨン (二度とり)		
冷たいブイヨン	1.2 L	◀ スープの素, 2個
牛ランプ肉	200〜300 g	◀ 細かく刻む
にんじん	70 g	◀ 0.5cm角切り
ポワロ, セロリ	各50 g	◀ 小口切り
卵白	2個分	◀ 60g
パセリ茎	1本	
食塩, こしょう	少々	
タピオカ	12粒	◀ 茹でる (浮き身)

1　牛肉, にんじん, ポワロ, セロリ, パセリ茎, 卵白
よく混ぜ合わせる

2　ブイヨン
加えて混ぜながら火にかける
強火

液が白濁してきたらかき混ぜるのを中止 ▶

3　火にかけ木じゃくしで静かにかき混ぜながら煮る
中火

材料が表面を被う ▶

4　沸とう直前に火を弱め，煮続ける
1時間

5　火からおろしシノワで静かにこす

6　ペーパータオルで表面に浮く脂肪を吸い寄せてとる

8　タピオカ
粒により異なるが10〜15分煮る

透明になるまで ◀

7　食塩, こしょう
再び火にかけ
調味する
コンソメ*

9

浮き身を入れる

出来上がり

＊コンソメスープは浮き身により名称が変わる。ロワイヤル（卵豆腐）ベルミセル（細めん），ジュリエンヌ（せん切り野菜）など。

	En(kcal)	Prot(g)	Fat(g)	Ca(mg)	Fe(mg)	NaCl(g)
テリーヌドソモン	370	17.6	31.1	79	0.6	1.2
コンソメオタピオカ	21	3.9	0.0	15	0.3	1.5

Waldorf salad ウォルドルフ サラダゥ アメリカ

セロリ (セロリラブ)	50 g	◀ 0.7cm 角切り
りんご (紅玉系)	200 g	◀ 0.7cm 角切り，塩水に通す
レモン汁	5 mL	
きゅうりのピクルス	20 g	◀ 0.5cm 角切り
くるみ (ヘーゼルナッツ)	6個分	◀ 150℃オーブンで 5〜6分ローストする，飾り6個，他は刻む
レタス	大2枚：一口大	
マヨネーズ	70 g	

① セロリとりんごをレモン汁で和え，ピクルス，くるみを加えマヨネーズで和える。

② レタスの上に盛り，くるみを飾る。

Erdbeeren bowle エルドベーレン ボウレ ドイツ

いちご (0.5cm角)	90 g
白ワイン	360 mL
シャンペン，またはスパークリングワイン	100 mL
グラニュー糖	25 g
炭酸水	1/2本

① いちごをグラニュー糖と白ワインでマリネする (20〜30分)。

② シャンペン，炭酸水を供卓直前に合わせる。大きなボウルでつくったことから，この名前がついた。お祝いの酒

Mousse biscuits モース ビスケット イギリス 応用

バター	80 g ◀室温に戻す	薄力粉	80 g	◀ふるう
グラニュー糖	40 g	牛乳 (上塗り用)		1 Tbs
卵黄	1/2 個	グラニュー糖 (飾り)		1 Tbs
レモン汁	1/2 Tbs ◀絞る			
レモン皮	1/2個分 ◀おろす			

① バターとグラニュー糖を白くなるまでよく混ぜる。

② ①に卵黄，レモンの汁と皮を加えてさらに混ぜる。

③ 薄力粉を練らないように加え，ビニール袋に入れて，1cm厚さにのばし，冷蔵庫で2時間やすませる。

④ クッキングシート2枚にはさみ，0.5cm厚さにのばし，花抜型で抜く。

⑤ 牛乳を刷毛で塗り，グラニュー糖をのせて，180℃のオーブンで12分焼く。

	En(kcal)	Prot(g)	Fat(g)	Ca(mg)	Fe(mg)	NaCl(g)
ウォルドルフサラダゥ	123	0.9	10.9	13	0.2	0.3
エルドベーレンボウレ	73	0.2	0.0	8	0.2	0.0
モースビスケッツ	53	0.5	3.0	3	0.1	0.0

Fruits juice cocktail フルーツ ジュース カクテル イギリス 応用

りんご	3/1 個	◀ 薄切りを小星形に抜き，塩水に通す
シロップ		
砂 糖	3 Tbs	
水	150 mL	
りんごの皮とくず		
オレンジジュース	300 mL	
レモン汁	60 mL	
炭酸水	2 本	◀ 冷やしておく
赤ワイン	75 mL	◀ 冷やしておく
チェリー (マラスキーノ酒漬)	6 粒	
氷	6 粒	

① 砂糖，水，りんごの皮とくずをなべに入れ加熱し，沸騰したら火を止めてこす。冷やしておく。

② オレンジジュース，レモン汁を加えて冷やす。

③ 赤ワイン，炭酸水を供する直前に加える。

④ カクテルグラスに入れ飾る。

Ginger bread men ジンジャー ブレッド メン アメリカ

無塩バター	85 g (室温)	抜き型
ブラウンシュガー	75 g	アイシング ◀ (色, 好み)
モラセス	32 mL	粉砂糖
卵	1/2 個	卵白 150 g
薄力粉	200 g	(卵白1個 30g)
B.P	1 ts	
クローブ, シナモン	1/2ts〜1/4ts	
ジンジャー	1 ts	

1 バター，ブラウンシュガー，モラセス
↓ バターとシュガーをすり混ぜ，モラセスでのばす

2 卵
↓ さらにのばす

3 薄力粉, クローブ, シナモン
↓ 合わせる

4 型抜き
↓ 顔をアイシングで書いてもよいし, 穴をあけるだけでもよい

5 オーブンで焼く
↓ 180℃ 8〜10分

出来上がり

	En(kcal)	Prot(g)	Fat(g)	Ca(mg)	Fe(mg)	NaCl(g)
フルーツジュースカクテル	100	0.7	0.1	10	0.2	0.0
ジンジャーブレッドメン	436	5.0	19.0	42	0.5	0.2

Pineapple fromage* （パイナップル フロマージュ） スウェーデン

パイナップル (缶)	150 g	◀ 0.8 cm 角切り
缶汁	80 mL	
レモン汁	15 mL	
グラニュー糖	40 g	◀ 卵黄へ2/3, 卵白に1/3量
鶏卵	2個	◀ 卵黄と卵白に分ける
ゼラチン	7 g	
水	50 mL	} 膨潤させる（10分）
生クリーム	100 mL	
グラニュー糖	10 g	

飾り：クレームシャンティ, チェリー

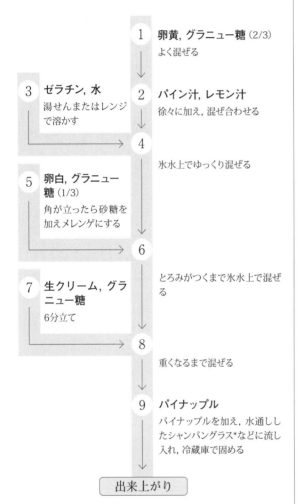

1 卵黄, グラニュー糖 (2/3)
　よく混ぜる

3 ゼラチン, 水
　湯せんまたはレンジで溶かす

2 パイン汁, レモン汁
　徐々に加え, 混ぜ合わせる

4
　氷水上でゆっくり混ぜる

5 卵白, グラニュー糖 (1/3)
　角が立ったら砂糖を加えメレンゲにする

6

7 生クリーム, グラニュー糖
　6分立て

8
　重くなるまで混ぜる

9 パイナップル
　パイナップルを加え, 水通ししたシャンパングラス*などに流し入れ, 冷蔵庫で固める

とろみがつくまで氷水上で混ぜる

出来上がり

＊このデザートは酸が強いため, 器はガラス製を用いるとよい。

	En (kcal)	Prot (g)	Fat (g)	Ca (mg)	Fe (mg)	NaCl (g)
パイナップルフロマージュ	158	3.5	8.9	18	0.4	0.1

Plum cake （プラム ケーキ） イギリス 応用

（パウンド型2本分（7×5×22cm））

ドライフルーツのラム酒漬*	400 g
グラニュー糖	200 g
バター	120 g
鶏卵	200 g
薄力粉	200 g
ベーキングパウダー	2 g
ブランデー	15 mL
カラメル	15 mL
バニラエッセンス	数滴
プラム	6個
粉砂糖	適量

①型にバターをぬり敷紙を敷く。

②バターとグラニュー糖（3/4量）をよく練り混ぜる。

③卵黄, ブランデー, カラメル, バニラエッセンスの順に加え, よくすり混ぜる。

④フルーツのラム酒漬を汁気を切って加え, 卵白とグラニュー糖（1/4量）でつくったメレンゲ（p.123）を3/4量を加える。

⑤薄力粉とベーキングパウダーをふるいながら加え1/4量のメレンゲを加え, さっくり混ぜ, 型に流し160℃のオーブンで40～50分焼く。

⑥途中15分ぐらいでプラムをのせ, 焼き上ったケーキを取り出し, さめてから粉砂糖をふる。

＜ドライフルーツのラム酒漬*＞

レーズン	50 g	ナツメグ	1/6 ts
サルタナレーズン	50 g	クローブ	1/6 ts
カレンレーズン	50 g	オールスパイスカラメル	1/6 ts
アーモンド	50 g	ラム酒	1 Tbs
レモンピール	50 g	白ワイン	80 mL
オレンジピール	50 g	水	80 mL

①レーズンは湯をかけ, やわらかくする。フルーツ類は0.5 cm角に刻む。

②アーモンドは皮をとり軽くローストする。

③材料すべてを2週間から1か月つけ込む。
　1日1回はかき混ぜる。

＊ドライフルーツのたっぷり入ったプラムケーキは, クリスマスに限らず, お祝いに用いられる。
　ウエディングケーキの土台もプラムケーキでつくられる。

	En (kcal)	Prot (g)	Fat (g)	Ca (mg)	Fe (mg)	NaCl (g)
プラムケーキ	345	4.8	12.6	42	0.9	0.1

＜ Roll cake ＞　イギリス

鶏卵 (3個)	150 g	◀ 卵白と卵黄に分ける
グラニュー糖	50 g	◀ 1/4 と 3/4 に分ける
レモンの皮	1/2 個分	◀ すりおろす
薄力粉	30 g	⎫ 合わせて2度ふるう
コーンスターチ	30 g	⎭
アプリコットジャム	適量	
天板	◀ オーブンシートを敷く	

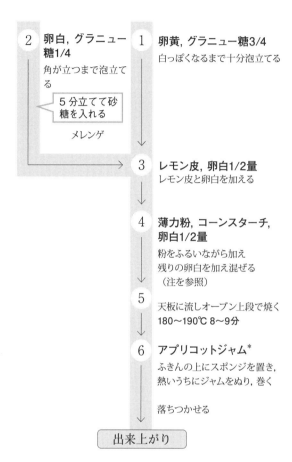

2 卵白, グラニュー糖1/4
角が立つまで泡立てる

5分立てて砂糖を入れる

メレンゲ

1 卵黄, グラニュー糖3/4
白っぽくなるまで十分泡立てる

3 レモン皮, 卵白1/2量
レモン皮と卵白を加える

4 薄力粉, コーンスターチ, 卵白1/2量
粉をふるいながら加え
残りの卵白を加え混ぜる
（注を参照）

5 天板に流しオーブン上段で焼く
180～190℃ 8～9分

6 アプリコットジャム*
ふきんの上にスポンジを置き,
熱いうちにジャムをぬり, 巻く

落ちつかせる

出来上がり

＊ブッシュドノエルのときはチョコレートクリームをぬり, 巻く。

注〕 スポンジの扱い方
　①天板から取り出し, 紙ごと硬く絞ったぬれふきんをかけ, しっとりさせる。
　②紙をはがして, 表を上にして, 手前から1cmのところにすじめを数本つける。
　③さめたスポンジは, シロップでしめらせてから巻く。

	En(kcal)	Prot(g)	Fat(g)	Ca(mg)	Fe(mg)	NaCl(g)
ロールケーキ	59	1.7	1.3	7	0.2	0.1

Bûche de Noël　フランス

ロールケーキ	1本分 (左参照)	
ガナッシュ (Ganache)		
▌スィートチョコレート	130 g	◀ 小さく刻む
▌生クリーム	100 mL	（なるべく均一に）
▌ラム酒	10 mL	
クレームシャンティ (食用色素は, 紅, 緑)		
▌生クリーム	150 mL	
▌グラニュー糖	10 g	
▌コアントロー	10 mL	
波型口金：メレンゲ飾り		

＜クレームシャンティ＞

4 生クリーム, グラニュー糖, コアントロー (p.61参照)
一部飾り用にとり分けておく

1 生クリーム
90℃で火からおろす。

2 チョコレート
加えて静かに混ぜ溶かす

3 ラム酒
氷水をあて, とろみをつけ, 加える

ガナッシュ

5
クレームシャンティと合わせる
（両者の温度差が大きいと分離するので注意）

チョコレートクリーム

6 ロールケーキ*
波型の口金でチョコレートクリームを全面に絞り出す (切り株用に端を切りとる)

7 飾り
クレームシャンティ (とり分けた分), 食用色素を混ぜ, つたをはわせ, 飾りにする

出来上がり

＊簡単にするには, トイ型でスポンジケーキを焼く。その際は横三段に切り, 間にクリームをぬる。

	En(kcal)	Prot(g)	Fat(g)	Ca(mg)	Fe(mg)	NaCl(g)
ブッシュドノエル	211	2.9	14.0	43	0.5	0.1

5 朝食・ブランチ・昼食（供応）

Breakfast	Brunch	Lunch
Fresh grapefruits	Soupe á l'oignon gratinée	Ratatouille
Oat meal	Ham steak with pineapple	Quiche lorraine
Scrambled egg (p.61 参照)	Spaghetti al basilico	Pork chop with apple sauce
Muffin, strawberry jam	Strawberry-roll cake (p.65 参照)	Red chabbage german style
Cocoa	Coffee	Choux à la crème
		Coffee

＜朝食・昼食例＞

朝食　Breakfast		昼食　Lunch		応用
果物, 果汁	グレープフルーツ	前菜	ラタトウイユ, キッシュロレーヌ	カップレーゼ
穀物料理	オートミール	スープ(プリモピアット)	オニオングラタンスープ	ピッツア, トルティージャ
卵料理	スクランブルエッグ	肉料理	ハムステーキ, ポークチョップ	
パン類	マフィン	付け合わせ	バジリコのスパゲッティ, 赤キャベツの煮込み	
ジャム類	いちごジャム	デザート	シュークリーム	
飲み物	ココア	飲み物	コーヒー	

♣ **紅茶の種類**

アッサム：インドアッサム地方。赤みがかった色で, さわやかで強い風味。ミルクティーに。

ダージリン：インドヒマラヤを望むダージリン地方。茶葉が大きく風味豊か。ミルクティーかレモンティーに。

ニルギリ：南インドのニルギル地方。やわらかでさわやかな口当たり。アイスティーやスピリット（洋酒）ティーに。

セイロン：スリランカの高地セイロン。茶葉は金色でこくのある味とデリケートなかおり。ミルクティーかレモンティーに。

ヌワラエリア：スリランカ, ヌワラエリア地区で生産される銘茶。色は淡いオレンジ色で適度な渋味と優雅でデリケートな花香が特徴

ウバ：世界3大紅茶のひとつ。バラやスズランの花香の甘い刺激的なフレーバーがある。爽快な渋味, かおりとコクがある明るい真紅色の水色。ミルクにも合うスリランカ産

ディンブラ：スリランカ, ディンブラ地区の芳醇なかおりと爽快な渋味。色香り味のバランスがとれた正統派

キーマン：中国の安徽省産。こくがありデリケートな風味で渋みが弱い。ストレートかミルクティーに。

アールグレイ：ダージリンと中国茶のブレンドで, ベルガモットオイルでかおりづけしてある。ストレートティーで。

イングリッシュ・ブレックファースト：アッサムとセイロン茶のブレンド。こくのある風味でミルクティーに。朝食用

1. 英米型 (イングリッシュスタイル)

昼食・夕食のコースとは逆にフルーツから始まる。水分を摂取し, シリアルにより繊維をとる。また, エネルギー源として, 炭水化物を多く摂取する。

食器はデザート皿, デザート用カトラリーを用い, ランチョンマットや柄のテーブルクロスなどで明るい感じを演出する。場所はダイニング以外でもよい。

2. ヨーロッパ型 (コンチネンタルスタイル)

フランス, イタリアなどラテン系の国は, クロワッサンとカフェオレなど簡便な朝食が主流である。

3. ドイツ・北欧型

北の国ではライ麦パンと様々なジャムを主流とし, ハム, ソーセージ, ムスリ（ミューズリー）, チーズ（クバルツ）, ヨーグルト, ドライフルーツ, デンマークのデニッシュなどの甘いパンなどである。

4. Brunch (ブランチ)

BreakfastとLunchを合わせた造語。アメリカで日曜日, 教会に礼拝に出かけた後, 摂る遅めの朝食で, 昼食も兼ねた食事として広まった。朝食の料理と昼食の料理の両方が供される。ラテン系では, 通常が簡素なため, イングリッシュスタイルのブランチもみられる。

Fresh grapefruits
（フレッシュ　グレープフルーツ）

グレープフルーツ	2個	飾り
グラニュー糖	1 Tbs	チェリー，いちご，
または，はちみつ	2 Tbs	プラムなど

① グレープフルーツを横2つ割りにする。

② 袋の内側にペティナイフを入れ切る。

③ グラニュー糖，またははちみつをふりかけ冷蔵庫で冷やす。

④ 中央（芯）にチェリー，またはいちごを飾る。

Strawberry jam
（ストロベリー　ジャム）

いちご	280 g	（新鮮で硬いもの）
砂糖	120 g	レモン汁　20 mL
ラム酒	1 ts	（菓子用にするとき）

① ほうろうなべに水気をきったいちごのへたをとり，砂糖をかけ，いちごを適当につぶして30分置く。

② レモン汁を加えて強火で6〜8分加熱し，弱火にしてなべ底がみえるようになって2分煮る（途中であくをとる）。

Soup á l'oignon gratinée
（スープ　ア　ロニオン　グラティネ）　フランス

たまねぎ	150 g	◄0.8 cm 角切り
バター	80 mL	
にんにく	15 mL	◄卵黄へ2/3，卵白に1/3量
小麦粉	40 g	
白ワイン	2個	クルトン
ブイヨン	7 g	バケット
ローリエ	50 mL	（6 cm 長さ，0.5 cm 厚さに切る）
マデラ酒	100 mL	バター　適量
食塩	10 g	グリュイエールチーズ　40 g ◄おろす
こしょう（白）		

① バターを溶かし，たまねぎをしんなりするまで炒める（20〜30分）。

② にんにく，小麦粉の順に加えて5分炒める。

③ 白ワイン，ブイヨン，ローリエを加え，あくをとりながら20〜30分煮る（途中調味する）。

④ 風味づけにマデラ酒を加え，キャセロールに入れる。

⑤ 0.5 cmの厚さに切ったバケットにバターをぬり，オーブンで5分焼き，キャセロールに入れる。

⑥ 上面にチーズをふりかけ，200℃のオーブンでチーズが溶けるまで加熱する。

	En(kcal)	Prot(g)	Fat(g)	Ca(mg)	Fe(mg)	NaCl(g)
フレッシュグレープフルーツ	57	1.0	0.1	17	0.0	0.0
ストロベリージャム（全量）	575	2.6	0.3	49	0.9	0.0

Oat meal
（オート　ミール）

オートミール	80 g	砂糖，またはフロストシュガー
熱湯	400 mL	1〜2 Tbs
食塩	少量	
牛乳	240 mL	

1　水
沸騰させる

2　オートミール，食塩
水杓子でかき混ぜながら煮る
2分

3　ふたをして蒸らす
2分

4　ミルク
火にかけ温める
（75℃ぐらい）

5　フロストシュガー
温めた器に盛り，ミルクを注ぎ好みで砂糖をかける

出来上がり

Muffin
（マフィン）

薄力粉	200 g	
ベーキングパウダー	5 g	◄粉の3%
食塩	1.5 g	◄粉の0.8%
バター	50 g	砂糖　50 g
牛乳	100 mL	卵　2個
マフィン型	（バターを内側にぬる）	

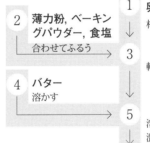

1　卵，砂糖，牛乳
材料を合わせる

2　薄力粉，ベーキングパウダー，食塩
合わせてふるう

3　軽く混ぜ合わせる

4　バター
溶かす

5　溶かしバターを加え手早く混ぜる

6　マフィン型に7分目に流し入れる

7　オーブンを180℃にセットし，焼く

8　◄180℃ 20分

出来上がり

	En(kcal)	Prot(g)	Fat(g)	Ca(mg)	Fe(mg)	NaCl(g)
スープアロニオングラティネ	202	5.3	10.5	98	0.6	1.4
オートミール	242	9.9	7.4	167	1.6	0.2
マフィン	243	5.4	9.6	55	0.4	0.6

Tortilla Española　スペイン　応用

(6人分)

鶏卵	5個	◀ 溶いて調味料とよく混ぜる（卵液）
牛乳	10 mL	
食塩（全材料の0.5%）		
こしょう	少々	
じゃがいも	150 g	◀ 3mm厚，いちょう切り
たまねぎ	50 g	◀ うす切り
オリーブ油	50 mL	（30mL+20mL）

① オリーブ油30mLとたまねぎをオムレツ用フライパンで5分炒める。

② じゃがいもを水にさらさず①に加え5分炒める。

③ ②に残りのオリーブ油，卵液1/3を加えてかき混ぜ，半熟状にする。

④ ③に残りの卵液を1/3ずつ加え，ふんわり半熟状になったら，裏返し表面を固める。

Insalata caprese　イタリア　応用

完熟トマト	（S3個）
モツァレラチーズ	2袋
スイートバジル	少量
ヴァージンオリーブ油	50 mL
食塩（トマトの0.8%）	
こしょう	少量
パセリみじん切り, オレガノ	少量

① トマトは湯むきして0.7cmの輪切り，モツァレラチーズも0.7cmに切る。

② 交互に並べ，スイートバジル、オレガノの生葉を添え，塩，こしょうをして，上からオリーブ油をかける。

<参考>　インサラータ カップレーゼは，カプリ島のサラダ。カンパニア地方の前菜。モッツァレラ（mozzarella 引きちぎるが由来）チーズは熟成工程を経ないため，フレッシュチーズに属する。水牛の乳使用が正式である。乳清に浮いている。

Spaghetti al basilico　イタリア

スパゲッティ	140 g	
しその葉	40枚（2束）	◀ みじん切り
スイートバジル	1/3 ts	
パセリ	2 Tbs（8g）	◀ みじん切り
にんにく	1片（3g）	◀ みじん切り
バター	10 g	
植物油	1 Tbs	
食塩	1/3 ts	
チーズ（おろしたもの）	1 Tbs	
黒こしょう	少々	

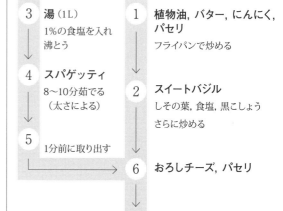

3　湯（1L）
1%の食塩を入れ沸とう

4　スパゲッティ
8〜10分茹でる（太さによる）

5　1分前に取り出す

1　植物油, バター, にんにく, パセリ
フライパンで炒める

2　スイートバジル
しその葉，食塩，黒こしょう
さらに炒める

6　おろしチーズ, パセリ

出来上がり

Pizza margherita　イタリア　応用

小麦粉（中力粉）	100 g	<フィリング>
ドライイースト	1.5 g	トマトソース（p.64 参照）
オリーブ油	5 mL	モツァレラチーズ
食塩	2 g	オリーブ油
牛乳または温水	40〜60 mL	<飾り>
		フレッシュバジル

① ピッツアの生地は，パン生地の一次発酵させたものを用いる。

② パイ皿に生地をのばし，フォークでピケして全体にトマトソースを薄くのばす。

③ 薄切りモツァレラチーズを一面にのせ，オリーブオイルを回しかけ，210℃で7分ほど焼く。

④ 出来上がったピッツアの中央にバジルを飾る。

	En(kcal)	Prot(g)	Fat(g)	Ca(mg)	Fe(mg)	NaCl(g)
トルテイージャ エスパニョーラ	143	5.7	11.8	24	0.9	0.6
インサラータ カップレーゼ	137	5.6	11.4	98	0.1	0.4
スパゲッティ アラバジリコ	181	5.8	6.6	63	0.7	0.6

	En(kcal)	Prot(g)	Fat(g)	Ca(mg)	Fe(mg)	NaCl(g)
ピッツァマルゲリータ（生地）	102	2.8	1.9	18	0.2	0.5

Pork chop and apple sauce　イギリス
<small>ポーク　チョップ　アンド　アップル　ソース</small>

豚ロース骨つき（1枚160g）　4枚　◀ 骨についている血などを
　　食塩（肉の重量の1%）　6g　　　きれいにする
　　こしょう　　少量
　　サラダ油・バター（肉の重量の5%）（白ワイン50mL）

アップルソース
　　りんご（1個）　250g　◀ 8つ切りのいちょう切り
　　砂糖　1.5g
　　レモン　2枚
　　水　15mL
　　バター　10g

赤キャベツのワイン煮
材料A
　　赤キャベツ　200g　◀ 芯をとり8mm幅切り
　　りんご（紅玉など）　1個　◀ 皮つきでいちょう切り
　　ベーコン（1枚）　20g　◀ 5mm幅切り
　　ワインビネガー　1.5Tbs
　　食塩　1/3ts
　　ブイヨン　100mL
　　小たまねぎ　1個　◀ 小たまねぎにクローブを
　　クローブ　1本　　　さす
　　赤ワイン　50mL
　　砂糖　1ts
　　こしょう　少量

3　**豚肉**
　　筋切りをし，形を整える

＜アップルソース＞

1　**りんご，レモン，**　　　4　**食塩，こしょう**
　砂糖，バター，　　　　調味する
　水
　　やわらかくなるま　　5　**バター，サラダ油**
　　でふたをして煮る　　　　表から焼く
　　　　　　　　　　　　　強火30秒→弱火3分
2　裏ごしする　　　　　　　表面に肉汁がにじんできた
　　　　　　　　　　　　　ら裏返し中心まで焼く
　　　　　　　　　　　　　約10分
　　　　　　　　　　　　　（オーブンでローストする
　　　　　　　　　　　　　場合は白ワイン）

6　皿に盛りソースとガルニ
　　チュールを添える

出来上がり

	En（kcal）	Prot（g）	Fat（g）	Ca（mg）	Fe（mg）	NaCl（g）
ポークチョップア ンドアップルソース	458	31.8	33.6	12	0.5	1.8

Red chabbage german style　ドイツ
<small>レッド　キャベジ　ジャーマン　スタイル</small>

1　**材料A**
　　深なべに材料を入れ，落としぶたをして強
　　火にかける。沸とうしたら火を弱める
　　弱火40分

2　煮汁がほとんどなくなったところで小たまね
　　ぎ，クローブを取り除く

3　**赤ワイン，砂糖，食塩，こしょう**
　　調味料を入れ，全体をよく混ぜ，さらに煮る
　　弱火5分

出来上がり

Ham steak with pineapple　アメリカ
<small>ハム　ステーキ　ウィズ　パイナップル</small>

ロースハム（1cm厚，4切）　300g　　バター　20g
クローブ（ハム1切れに4粒）　16粒　サラダ油　2ts
ブラウンシュガー　1ts　　　　　　パイナップル　4枚
マスタード（練りがらし）　1ts　　（1枚分は，ジューサー
クレソン　4茎　　　　　　　　　　で汁を絞る：2Tbs）

1　**ハム　クローブ，**　　　2　**バター，サラダ油，**
　ブラウンシュガー，　　　**パイナップル**
　マスタード　　　　　　　半分量のバターと油でパイ
　　ハムにブラウンシュガー　　ナップルを炒め別器に取り
　　とマスタードをぬり，ク　　出す
　　ローブをさす

3　**パイナップル汁**
　　残りの半分量のバターと油
　　でハムを炒めパイナップル
　　汁をかける

4　**クレソン**
　　クローブをとり皿に盛り，
　　②のパイナップルをハムの
　　上にのせ，フライパンの煮
　　汁を煮つめてソースとして
　　上にかけ，クレソンを飾る

出来上がり

	En（kcal）	Prot（g）	Fat（g）	Ca（mg）	Fe（mg）	NaCl（g）
レッドキャベツ ジャーマンスタイル	81	1.9	2.2	25	0.4	0.7
ハムステーキウィ ズパイナップル	241	14.5	17.1	19	0.6	1.9

Quiche lorraine　フランス
（キッシュ　ロレーヌ）

（タルト型21 cm, 16 cmは1/2量）

パートブリゼ（練りこみパイ生地）
小麦粉	150 g	◀ ふるう
無塩バター	75 g	◀ 冷たく固いバター
冷水	45 mL	
食塩	3 g	

ハム	40 g	◀ 0.5cm角切り
ベーコン（塊）	40 g	◀ ブランシール（2, 3分茹でる）して0.5cm角切り
グリエールチーズ	20 g	◀ 0.5cm角切り

卵液
卵	3個	
牛乳	100 mL	
生クリーム	150 mL	合わせる
食塩	1/2 ts	
こしょう	少量	
ナツメグ	少量	

＜パートブリゼ Pâte brisée ＞
（パート　ブリゼ）

1 **小麦粉, バター**
粉, 固いバターを細かく切り混ぜる

2 **冷水, 食塩**
粉の中央をくぼませ加え, 練らないようまとめ, ラップに包み冷蔵庫で30分ねかせる

[パートブリゼ]

3 めん棒で0.3cm厚さにのばし型に敷く底をピケする

4 アルミホイルを生地の上に敷き*, 重しをのせ焼く
180℃15分

5 重しとホイルを除き, さらに空焼きする
180℃5分

6 タルトケースの出来上がり

[出来上がり]

*重しは専用のものもあるが, 古くなったあずき, 大豆などを代用してもよい。

	En(kcal)	Prot(g)	Fat(g)	Ca(mg)	Fe(mg)	NaCl(g)
キッシュ ロレーヌ	284	6.9	22.1	57	0.5	1.1

仕上げる

1 **タルトケース, ハム, ベーコン, チーズ**
ケースの底にハム, ベーコン, チーズを均一に入れる

2 **卵液**
調味した卵液を流し入れる

3 オーブンで焼く
180℃ 10分
160℃ 20分

4 型から出す

[出来上がり]

Ratatouille　フランス
（ラタトゥイユ）

オリーブ油	30 mL	
にんにく	1片	◀ みじん切り
たまねぎ	200 g	◀ 0.5cmのうす切り
なす	250 g	◀ 1cmの輪切り, 水に放ちあくを抜く
ピーマン	80 g	◀ 種をとり1cmの短冊切り（赤・黄・緑混ぜる）
クールジェット（ズッキーニ）	150 g	◀ 縞に皮をむき 0.8cmの輪切り
トマト	400 g	◀ 湯むきして種をとり, 粗切り
食塩	1 g	
こしょう	少量	
ブーケガルニ (p.70)		

①なべにオリーブ油を熱し, にんにくを炒める（焦げないように）。

②たまねぎ, なす, ピーマン, クールジェットの順に加えて中火で5～6分炒める。

③トマトを加え5分炒める。

④塩, こしょう, ブーケガルニを入れる。

⑤ときどきかき混ぜながら, ふたをして弱火で40分煮込む。

⑥ふたをとり, 残りの水分を蒸発させる（なべ底に水分が残らないくらい）。ブーケガルニをとる。

	En(kcal)	Prot(g)	Fat(g)	Ca(mg)	Fe(mg)	NaCl(g)
ラタトゥイユ	117	2.6	6.8	38	0.8	0.2

Choux à la crème （シュー ア ラ クレーム）　フランス

(8〜10個)

シュー生地 (パータ, シュー)

薄力粉	75 g ◀ ふるう
鶏卵	2¹/₂〜3 個 (125〜150g)
バター (無塩)	55 g
食塩	1.5 g
水	125 mL
グラニュー糖	3 g

カスタードクリーム (右段参照)	
粉砂糖	適量
生クリーム	100 mL
クッキングシート (絞り袋, 丸口金 0.7cm, 1cm)	

1 水, バター, 食塩, グラニュー糖
なべに入れ沸とうさせる
［沸とうさせ, バターの分散を確かめる］

2 薄力粉
一度に加え火からおろし木じゃくしで全体が1つにまとまるまで手早く混ぜる

3
（水分が多い場合は,
火にかけ練る
1〜2分）
［なべ底に膜がはるくらいまで］

4 卵
火からおろし生地が熱いうちに溶き卵 (2個) を少しずつ加えながら練り込む (3個めは固さをみて加減する)
［すくった感じがねっとりと重く落とした後が三角形を描く］

5
1cmの丸口金をつけたしぼり袋で丸くしぼる
フォークをぬらし, シューの形を整える
［直径 4cm 間隔をあける 3〜4cm］

6 オーブンで焼く
200℃ 10分　180℃ 15分

7 カスタードクリーム, 生クリーム (8分立て)
網に置き, さめたらシューの上部1/3を切り, カスタードクリームをつめる (0.7cm丸口金)

8 粉砂糖
切ったシューのふたをのせ, 粉砂糖をふりかける

出来上がり

	En(kcal)	Prot(g)	Fat(g)	Ca(mg)	Fe(mg)	NaCl(g)
シューアラクレーム	206	4.7	13.6	57	0.6	0.3

＜ Crème pâtessiere （カスタードクリーム）＞　フランス

卵黄	3 個
グラニュー糖	75 g
牛乳 (80℃)	300 mL
薄力粉	20 g ⎫ 合わせてふるう
コーンスターチ	10 g ⎭
バニラエッセンス, またはブランデー　少量	

1 卵黄
卵黄を牛乳で溶く

2 グラニュー糖
白くなるまでよく撹拌する

3 薄力粉, コーンスターチ
加えて混ぜる

4 牛乳 (80℃)
徐々に加える

5 火にかけ混ぜる (中火)
沸とうして1分
［途中, 重くなったところでよく撹拌する］

6 バニラエッセンス
粗熱をとって加える

出来上がり

Cocoa　イギリス　　Cacao　フランス

ココアパウダー	24 g (4Tbs)	熱湯	90 mL
砂糖	40 g	牛乳	600 mL
食塩	ごく少量		

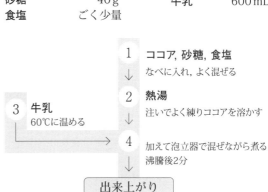

1 ココア, 砂糖, 食塩
なべに入れ, よく混ぜる

2 熱湯
注いでよく練りココアを溶かす

3 牛乳
60℃に温める

4 加えて泡立て器で混ぜながら煮る
沸騰後2分

出来上がり

	En(kcal)	Prot(g)	Fat(g)	Ca(mg)	Fe(mg)	NaCl(g)
ココア	161	6.4	7.4	186	0.9	0.2

6 ディナー（供応）

献　立	応用料理
前　菜 ： ニース風サラダ	サラダニノン
スープ ： ミネストローネ	
魚 料 理 ： 魚のエスカベーシュ	パエジャミクスタ
氷　酒 ： レモンのシャーベット	バレンシアーナ
肉 料 理 ： 仔牛と生ハムのソテー	
付け合わせ： プティポアアラフランセーズ	
デザート ： ガトーショコラ	クレープシュゼット, サバランア
にんじんのケーキ	ラクレーム, リー
アプリコットタルト	チフリータ
飲 み 物 ： コーヒー，紅茶	

♣換水値

水として生地の硬さに作用する割合（30℃）

（比）

水	100
牛乳	80
バター	70
卵	80
砂糖	30 ～ 60

♣菓子を焼く温度

	℃	°F	例
弱　火	121～149	250～300	メレンゲ, アーモンドロースト
中　火	149～191	300～375	ケーキ, カスタードプディング
強　火	191～232	375～450	シュー, 折りパイ
非 常 に 強い火	232～260	450～500	焦げ目をつける

1. デザート（dessert）

　食事の後に供されるチーズ・果物・菓子のこと。デザート（英），デセール（仏），ドルチェ（伊）が主流であるがイギリスではプディング，近年では飴なども含めてスイーツともよばれる。

Pâte（仏）　　Dough（英）

＜水または水に換わるもの（換水値）と小麦粉を混ぜたもの＞

Pâte à chou　（パート・ア・シュー）シュー生地

Pâte à crêpes　（パート・ア・クレープ）クレープ生地

Pâte à frire（パート・ア・フリール）あげ衣

Pâte à feuilletée または feuilletage　（パート・ア・フィユテまたはフイーユタージュ）折り込みパイ生地

Pâte à foncer　（パート・ア・フォンセ）卵入り練り込みパイ生地

Pâte brisée（パート・ブリゼ）小麦粉バター食塩のみでつくる練り込みパイ生地

Pâte sucrée（パート・シュクレ）砂糖入りタルト生地

Pâte d'amandes（パート・ダマンド）タルトに入れるアーモンドペースト

Pâte à génoise　（パート・ア・ジェノワーズ）スポンジ台生地（共立法）

Pâte à biscuit（パート・ア・ビスキュイ）ビスキュイ生地（別立て法）

Pâte à levées　（パート・ア・ルベエ）イーストの入ったサバラン生地

2. ハーブティー

●フレッシュ

　ジャーマンカモミール（花）：不眠, 風邪

　ペパーミント（葉）：消化をたすけ鎮静作用あり

　レモングラス（葉）：消化をたすけ貧血予防

　ベルベーヌ（葉）：鎮静作用

　ローズマリー（葉, 花）：健胃, 頭痛

Salade niçoise サラドゥ ニソワーズ フランス

まぐろ油漬	(1缶)130 g	◄ ほぐす
ゆで卵 (p.58)	2個	◄ 1/4 のくし型切り
トマト (1個)	150 g	◄ 湯むき, 1/8 のくし型切り
さやいんげん (細)	80 g	◄ 茹でてビネグリットソースをふりかける
じゃがいも	1個	◄ 30分茹で 0.7cm半月切り
食酢	10 mL	
きゅうり	100 g (1本)	板ずりし, 棒切り
食塩	少々	
アンチョビ	4枚	
黒オリーブ	6個	
パセリ (みじん)	少量	
スイートバジル	1/2 ts	
にんにく入りビネグレットソース	100 mL	

① 茹でて半月切りのじゃがいもに, 熱いうちに酢をかけておく。サラダ皿に盛る。

② まぐろ油漬を①の中央におき, アンチョビを飾り, パセリを散らす。

③ ②のまわりにゆで卵, トマト, いんげん, きゅうりをきれいに並べ, バジル, オリーブを散らし, よく冷やして供する。

Salade Ninon サラドゥ ニノン フランス 応用

オレンジ	2個	サラダ菜	1株	
マッシュルーム	8個	オイル	30 mL	◄ オレンジ汁を
食塩	1 g			入れたドレッ
レモン汁	10 mL			シングにする。

① オレンジを袋の形に取り出す。

② マッシュルーム (新鮮なもの) の石づきをとり洗う。1個を5〜6切りにする。塩をする。

③ サラダ菜は洗って, 芯をつけたまま1/6切りにする。

④ オレンジとサラダ菜を交互に盛りつけ中央にマッシュルームを置く。オレンジ汁でつくったドレッシングをかける。

Sorbet au citron ソルベ オ シトロン フランス

水	500 mL	レモン皮	1個分
グラニュー糖	150 g	白ワイン	20 mL
レモン汁	30 mL		

① 水, グラニュー糖, レモン皮を火にかけ沸騰後, 1分したら火からおろす。

② 粗熱をとり, レモン汁を入れる。

③ クリーマーにかける。または金属製の容器に入れ冷蔵庫でときどきかき混ぜながらつくる。

Minestrone ミネストローネ イタリア

バター	13 g	
オリーブ油	15 mL	
ベーコン	20 g	◄ 細切り
たまねぎ	30 g	◄ みじん切り
にんにく	1かけ	◄ みじん切り
パセリ	1 ts	◄ みじん切り
セロリ	40 g	
キャベツ	80 g	
完熟トマト (または水煮缶1缶)	2個	◄ 湯むきし種を除き乱切り
じゃがいも	100 g	◄ 0.7cm 厚さ 1cm
にんじん	80 g	◄ 0.5cm 厚さ 0.8cm 角
白いんげん (干)	30 g	◄ 一晩水に浸漬
ブイヨン (水)	1 L	◄ 固形スープを煮溶かす
米	12 g	
食塩	3〜4 g	
こしょう	少量	
パルメザンチーズ	20 g	

1 バター, オリーブ油, ベーコン, たまねぎ, にんにく, パセリ, セロリ, キャベツ
油脂を溶かし炒める
弱火7分

↓

2 トマト, じゃがいも, にんじん, 白いんげん
弱火でよく炒める
7分

↓

3 ブイヨン
あくをとりながら半量まで煮る
弱火約40〜50分

↓

4 米, 食塩, こしょう
米を加え, 調味し, 米の芯がなくなるまで煮る

↓

5 パルメザンチーズ
スープ皿に盛りつけ, チーズをふりかける

↓

出来上がり

	En(kcal)	Prot(g)	Fat(g)	Ca(mg)	Fe(mg)	NaCl(g)
サラドゥニソワーズ	303	11.1	25.4	42	1.3	1.2
サラドゥニノン	101	1.8	6.7	35	0.9	0.2
ソルベオシトロン	153	0.0	0.0	1	0.0	0.0
ミネストローネ	178	6.7	10.0	106	1.3	1.7

Escabéche　　スペイン

わかさぎ（あじなど）　　200 g
　◀うろこ, 内臓をとる
　牛乳　　　　　　　50 mL
　食塩（魚の1%）
　こしょう　　　　　少々
　小麦粉, 揚げ油　　適量
たまねぎ　　　　　　50 g
　◀0.5cmの輪切り
ピーマン　　　　　　1 個
　◀0.5cmの輪切り

煮汁（マリナード）
水　　　　　　　　　50 mL
食酢　　　　　　　　30 mL
砂糖　　　　　　　　5 g
食塩, こしょう　　　少量
オリーブ油　　　　　5 mL
ソースビネグレット　120 mL
トマト　　　　　　　50 g
　◀湯むきし, 粗みじん切り

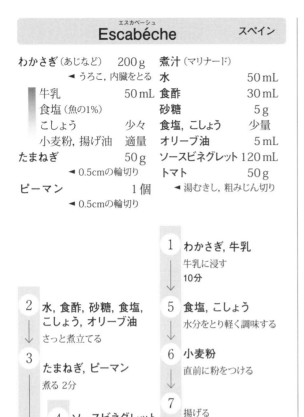

1　わかさぎ, 牛乳
　　牛乳に浸す
　　10分

2　水, 食酢, 砂糖, 食塩,
　　こしょう, オリーブ油
　　さっと煮立てる

3　たまねぎ, ピーマン
　　煮る 2分

4　ソースビネグレット
　　ソースをつくる
　　（p.64参照）

5　食塩, こしょう
　　水分をとり軽く調味する

6　小麦粉
　　直前に粉をつける

7　揚げる
　　190℃ 3〜5分

8　揚げた魚をバットに並べ熱
　　いうちにソースビネグレッ
　　ト, 野菜の煮汁をかける

9　トマト
　　湯むきして粗みじんに切る

10　魚の上に散らす
　　一晩冷蔵庫で冷やすとよい

出来上がり

<参考>　スペインの保存料理。マリナード（つけ汁）
は, 本来魚を揚げた熱い油の一部を使って野菜を揚げ,
調味液を加えてつくり, 揚げ魚の上からこの熱いマリ
ナードをかけて一晩置く。冷前菜, 軽い魚料理の一品と
なる。

Saltimbocca al la romana　　イタリア

仔牛もも肉（1枚50g）　8 枚
食塩　　　　　　　　少々
セージ（生）　　　　4 枚
生ハム（ごく薄いもの）　8 枚
薄力粉　　　　　　　30 g
フォンドボー（ブイヨン）30 mL
サラダ油　　　　　　30 mL
バター　　　　　　　20 g
マルサラ酒　　　　　45 mL
バター（仕上げ）　　10 g

①肉を肉たたきで薄く広げ食塩をふる。

②①のうえにセージ1/2枚をのせ, 生ハムで密着させる。

③粉をまぶし余分な粉は払い落とす。

④フライパンに油, バターを熱し, 生ハムをのせた側から
　焼き, 裏返す。

⑤焼き脂肪を捨て肉を戻し, マルサラ酒, ブイヨンを加え
　煮立てる。

⑥皿に肉2枚を盛り, 残った汁にバターを落とし, ソース
　とする。

Paella mixta valenciana　　スペイン　応用

（6 人分）

豚ヒレ肉（0.5%食塩）　　100 g　◀2cm 角
鶏もも骨付き（0.5%食塩）　2 本　◀骨に沿って6つに切る
ムール貝　　　　　　　　6 個　◀きれいに洗いヒゲをとる
えび　　　　　　　　　　6 尾　◀背腹をとる
緑・赤ピーマン　緑1個, 赤1/2個　◀1cm 幅に切る
トマト（完熟）　（大1個）250 g　◀湯むきして種をとり粗切り
たまねぎ　　　　　　　　1 Tbs　◀みじん切り
にんにく　　　　　　　　1 片　◀うす切り
サフラン　　　　　　　　1 ts
オリーブ油　　　　　　　30 mL
レモン　　　　　　　　　1 個　◀1/6 切
米　　　　　　　　　　　300 g
ブイヨン（米の1.6倍）　480 mL

①パエリアなべにオリーブ油, にんにく, たまねぎを入れ
　熱し, えび, ムール貝を順に加えて一度取り出す。

②①の取り出したところへ鶏肉, 豚肉, 米以外の材料を
　加えブイヨンが煮立ったら米を加える。

③えび, ムール貝, ピーマン2種を色よく並べ, アルミはく
　で上面を覆い, 180℃のオーブンで15〜20分加熱する。
　レモンを添えて供する。

<参考>　もともとは野外料理。オーブンを用いなくても
できる。外国の米（カルナローニ, アルボリオなど）は
大きいので, 米の2.5倍のブイヨンが必要である。またパ
エリアなべは蒸発量が多いので20％ブイヨンを増量する
とよい。

	En(kcal)	Prot(g)	Fat(g)	Ca(mg)	Fe(mg)	NaCl(g)
エスカベーシュ	116	7.6	8.0	229	0.5	0.6
サルティンボッカアラロマーナ	143	12.4	8.7	4	0.7	0.3
パエジャミクスタバレンシアーナ	380	21.4	14.4	23	1.8	1.1

Carrot cake　キャロット ケーキ　スイス

薄力粉	170 g	合わせてふるう	卵黄	3個
ベーキングパウダー	5 g		グラニュー糖	130 g
シナモン	1 ts		卵白	3個
にんじん(おろす)	200 g ◀水分をきる		グラニュー糖	30 g
無塩バター	90 g		アーモンドプードル	70 g
			粉砂糖	

（メレンゲ）

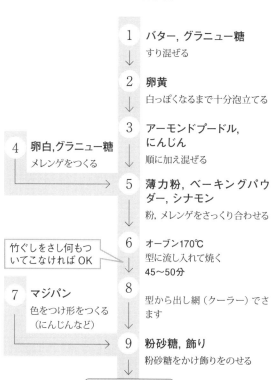

1 バター, グラニュー糖
すり混ぜる

2 卵黄
白っぽくなるまで十分泡立てる

3 アーモンドプードル, にんじん
順に加え混ぜる

4 卵白,グラニュー糖
メレンゲをつくる

5 薄力粉, ベーキングパウダー, シナモン
粉, メレンゲをさっくり合わせる

6 オーブン170℃
型に流し入れて焼く
45〜50分

竹ぐしをさし何もついてこなければOK

7 マジパン
色をつけ形をつくる
（にんじんなど）

8 型から出し網（クーラー）でさます

9 粉砂糖, 飾り
粉砂糖をかけ飾りをのせる

出来上がり

注〕21cmケーキ型にバターをぬり, パラフィン紙をはる。

飾り：マジパンまたはにんじん1/4本のさとう煮, パセリ

＜Petits pois à la française＞　プティ ポア ア ラ フランセーズ　フランス

グリーンピース(さやつき)	500 g（正味 200g）
バター	15 g
砂糖	1 ts
小麦粉	1 ts
食塩	2 g
ペコロス(小たまねぎ)	100 g（4個）
サラダ菜(0.5cmせん切り)	50 g（8枚）
水	200 mL

① なべにバターを溶かしグリーンピースを入れ, 3分蒸し煮し小麦粉を入れ炒める。

② 皮をむき芯に十文字の切り目を入れたペコロス, サラダ菜, 水200mL, 砂糖, 食塩を加えふたをして30分煮る。

Crêpe suzette　クレープ シュゼット　フランス　応用

（直径15cm 8枚分）

クレープ生地

鶏卵	（1個）	50 g
グラニュー糖		20 g
食塩		少量
バニラエッセンス		少々
薄力粉		80 g ◀ 2度ふるう
牛乳		200 mL
バター		20 g

ソース

バター	40 g
グラニュー糖	20 g
オレンジマーマレード	30 g ◀裏ごす
オレンジジュース	200 mL
レモンの皮	1個分 ◀ すりおろす
コアントロー	15 mL
ブランデー（フランベ用）	

＜クレープ生地＞

① 卵, グラニュー糖, 食塩, バニラエッセンス。牛乳をよく混ぜ, そこに薄力粉をふるい入れる。

② 溶かしたバターを入れストレーナーでこし, 1時間やすませる。

③ クレープパンで薄く焼く。

仕上げ

① フライパンにバターを溶かし, 砂糖, ママレード, オレンジジュース, レモンの皮, コアントローを加え2分煮る。

② 上記クレープを広げて入れ, 4つ折りにする。

③ ブランデーをふりかけ, フランベ（アルコールをとばしてかおりをつける操作）する。

Tea　ティー　イギリス

紅茶の葉	8〜10 g
熱湯	600 mL（1人分 125〜130mL）
砂糖	（紅茶の5〜8%）好み

① 大きめのポットやカップは温めておく。

② くみたての水を沸とうさせる（湯が泡立っている状態）。

③ ポットに茶葉を入れ湯をそそぎ, ジャンピングさせる（約3分）。

④ 紅茶をこし入れる。

	En(kcal)	Prot(g)	Fat(g)	Ca(mg)	Fe(mg)	NaCl(g)
キャロットケーキ	649	12.0	32.3	123	1.6	0.4
プティポアアラフランセーズ	79	3.9	3.3	24	1.2	0.6
クレープジュゼット	316	5.5	16.1	77	0.4	0.2

Gateau chocolat （ガトー ショコラ） フランス

チョコレート（製菓用）	80 g	◀ 刻む
無塩バター	40 g	
ココア	45 g	} ふるう（混合した粉）
薄力粉	15 g	
グラニュー糖	50 g	} 混ぜる
卵黄	3 個	
卵白	3 個	} メレンゲをつくる（p. 123参照）
グラニュー糖	50 g	
生クリーム	60 mL	
コニャック	20 mL	
ケーキ型（φ16cm）	◀ バターをぬり粉をはたいておく	

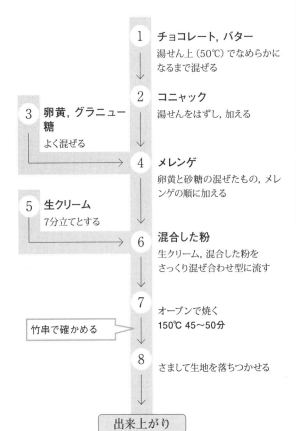

1 チョコレート, バター
湯せん上（50℃）でなめらかに
なるまで混ぜる

2 コニャック
湯せんをはずし, 加える

3 卵黄, グラニュー糖
よく混ぜる

4 メレンゲ
卵黄と砂糖の混ぜたもの, メレ
ンゲの順に加える

5 生クリーム
7分立てとする

6 混合した粉
生クリーム, 混合した粉を
さっくり混ぜ合わせ型に流す

7 オーブンで焼く
150℃ 45〜50分

竹串で確かめる →

8 さまして生地を落ちつかせる

出来上がり

＜参考＞ ガトーショコラは，表面がざくざくした感じの
クラシックな菓子である。

Tarte aux apricot （タルト オー アプリコット） フランス

タルト生地（パートシュクレ）		
バター	70 g	◀ ポマード状
グラニュー糖	45 g	
バニラオイル	少量	
鶏卵	1/2個	
薄力粉	130 g	◀ ふるう
クレームダマンド		
無塩バター	50 g	
グラニュー糖	65 g	
鶏卵	1 個	
アーモンドプードル	56 g	
小麦粉	1 Tbs	
ラム酒	30 mL	
フルーツ（アプリコット缶	6 個	◀ 水分をきる
または洋なしなど）		
仕上げ		
アプリコットジャム, ラム酒		◀ 適量溶く

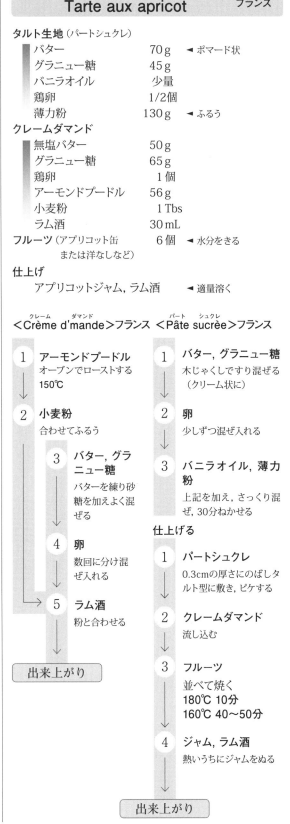

＜Crème d'mande＞フランス　＜Pâte sucrèe＞フランス

＜Crème d'mande＞

1 アーモンドプードル
オーブンでローストする
150℃

2 小麦粉
合わせてふるう

3 バター, グラニュー糖
バターを練り砂糖を加えよく混ぜる

4 卵
数回に分け混ぜ入れる

5 ラム酒
粉と合わせる

出来上がり

＜Pâte sucrèe＞

1 バター, グラニュー糖
木じゃくしですり混ぜる
（クリーム状に）

2 卵
少しずつ混ぜ入れる

3 バニラオイル, 薄力粉
上記を加え, さっくり混ぜ, 30分ねかせる

仕上げる

1 パートシュクレ
0.3cmの厚さにのばしタルト型に敷き, ピケする

2 クレームダマンド
流し込む

3 フルーツ
並べて焼く
180℃ 10分
160℃ 40〜50分

4 ジャム, ラム酒
熱いうちにジャムをぬる

出来上がり

	En(kcal)	Prot(g)	Fat(g)	Ca(mg)	Fe(mg)	NaCl(g)
ガトーショコラ	231	4.3	13.9	45	1.3	0.1
タルトオーアプリコット	310	4.2	17.4	32	0.6	0.0

Savarin a la creme サバラン ア ラ クレーム フランス 応用

(6個分:サバラン型*(6cmφ)

強力粉	75g	} ふるう
薄力粉	50g	
ドライイースト	2.5g	(約2%)
砂糖	12g	
食塩	2.5g	
卵	1個	
水 (40℃)	38mL	
バター (常温)	38g	◀ 室温でやわらかくする
シロップ		
▌ 砂糖	150g	
▌ レモン皮	1/4個分	
▌ 水	400mL	
キルシュ	30mL	
アプリコットジャム	50g	◀ 裏ごす
クレームシャンティ	100mL	(p.61参照)
マラスキーノチェリー	3粒	

①粉, 砂糖, イースト, 食塩を混ぜ合わせる。

②卵, 水を加え, 十分に練り混ぜる (5分)。

③バターを3回に分けて加え混ぜ入れる。ひとまとめにして, ボウルに入れ発酵 (26℃60分, 一次発酵)

④ガス抜きをしてひとまとめにし, ボールに入れやすませる (10分)。

⑤丸口金をつけ, サバラン型に絞りだす (1個25g)。

⑥発酵させる (30分, 二次発酵)。

⑦180℃のオーブンで20分焼く。

⑧シロップの材料を混ぜる。

⑨⑧を60℃にし, キルシュを加え, 粗熱のとれた⑦を浸す。

⑩シロップから出し, ジャムをぬる。

⑪アルミケースに入れ, クレームシャンティ, マラスキーノチェリーで飾る。

注〕型はハケで溶かしバターをぬっておく。
サバラン型は小さいリング型のことをいう。

	En(kcal)	Prot(g)	Fat(g)	Ca(mg)	Fe(mg)	NaCl(g)
サバランアラクレーム	338	3.7	13.6	18	0.4	0.5

Liche frita リーチ フリータ スペイン 応用

牛乳 (80℃)	500mL	
薄力粉	80g	} ルー
無塩バター	70g	
薄力粉, 卵, 揚げ油	適量	
グラニュー糖	90g	
オレンジの皮	1/2個	◀ すりおろす
卵黄	2個	} 混ぜ合わせておく
生クリーム	30mL	
粉砂糖, シナモンパウダー	(仕上げ)	

①薄力粉とバターでルーをつくり牛乳で溶きのばす。

②グラニュー糖, オレンジの皮を加え, 煮つめる。

③②に卵黄と生クリームを混ぜ合わせたものを加え, バットに固める。

④三角に切り分け, 衣をつけて揚げる。

⑤粉砂糖, シナモンシュガーをまぶす。

<菓子に用いるリキュール>

キュラソー (Curaçao)

南アメリカのキュラソー島でつくられる。オレンジの皮のエキス分を含む (オレンジケーキ, レモントルテ)。

コアントロー (Cointreau)

甘味の強い濃厚なキュラソーの一種。オレンジの花, 皮から採ったエキス分が含まれている (カスタードクリーム, バタークリーム)。

グラン・マニエ (Grand-Marnier)

オレンジの皮をアルコールで浸出させたものとブランデーを混ぜ, シロップで薄めたリキュール (クレープ, ケーキ類)

キルシュ (Kirsch)

野生のさくらんぼからつくる, かおりが強いもの。コンポートに用いられる (キルシュトルテ, フルーツを用いた菓子)

ラム (Rum)

糖蜜からつくるもので西インドのさとうきび栽培地方のものが良質。カラメル色で風味が強いので濃厚な菓子に用いる (マロントルテ, アップルパイ, チョコレートケーキ)。

	En(kcal)	Prot(g)	Fat(g)	Ca(mg)	Fe(mg)	NaCl(g)
リーチフリータ	243	4.1	17.2	72	0.4	0.1

7 飲茶の料理（供応）

炒米粉（焼きビーフン）

粽子（中華ちまき）

鍋貼餃子（焼きぎょうざ）

蝦仁焼売（えびしゅうまい）

肉包子，豆沙包子（肉まんじゅう，あんまんじゅう）

椰子丸子（ココナッツだんご）

抜絲紅薯（さつまいものあめ煮）

飲茶とは	飲茶のお茶
中国茶を飲みながら，好みの点心をたのしむ習慣を飲茶という。中国南部の広東省や香港，マカオを中心に親しまれている。	烏龍茶や茉莉花茶など好みの茶を選ぶ。油脂が多い中国料理と中国茶は相性がよく，後味がさっぱりする。

♣中国茶のいれ方

急須（茶壺）を用いる方法と，茶碗に直接茶葉を入れて湯を注ぐ方法がある。後者の場合は，茶葉が沈むのを待って蓋をずらして飲む。

材料（1人分）	中国茶　2〜3 g（茶葉により加減） 熱湯　100〜150 mL

急須に熱湯を入れ温める。湯を捨て，茶葉を入れる。
熱湯を注ぎ*，ふたをして約1分間蒸らす。
温めた湯呑みに注ぐ。

*烏龍茶（青茶），普洱茶（黒茶）など渋みのあるお茶は，最初に適量の熱湯を入れてすぐにすて，葉のアクをとり除いてかおりを出す（洗茶）。その後，分量の熱湯を注ぎ入れる。

♣中国茶器

中国茶は何煎もくり返していれているため，日本茶の湯呑みより小さい茶杯を使用する。また，茶のかおりをかぐための筒型の聞香杯がある場合は，先にかおりを楽しんでから，お茶を味わう。中国茶における茶道を茶藝という。

茶 杯　　聞香杯

1. 点　心

点心とは，「少量の食物を空腹に点ずる」が語源で，食事と食事の間に出されるつなぎの役目をするもの。菜単（中国料理の献立）では，後半以降に書かれ，現在は食事の最後に出されるデザートなどをさすことが多い。点心が2種類以上の場合は，種類の違うものを組合せる。

2. 点心の種類

点心は大別すると鹹味（塩味）のものと甜味（甘味）のものに分けられる。

鹹点心（塩味）：麺（中国めん），餃子，焼売，包子，春餅，炒飯，粥など，甘くない塩味の点心

甜点心（甘味）：蒸し菓子，揚げ菓子，焼き菓子，寄せ物，飴煮など，甘味の点心

果子（果物）：季節の果物（生果子）や木の実（乾果子）など。

3. 中国茶の種類

発酵の度合いなどにより，緑茶，白茶，黄茶，青茶，紅茶，黒茶の6つに大別される。また，茶葉にジャスミンなど花のかおりをつけた花茶もある。

緑茶：釜炒りで発酵を止めた不発酵茶。茶葉は緑色をしている。杭州の龍井茶が有名である。

白茶：弱発酵茶−かおり，味は上品で，生産量は少ない。白毫銀針，白牡丹など。

黄茶：軽度の発酵を行った弱後発酵茶。緑茶に似た味わい。君山銀針など。

青茶：烏龍茶に代表される半発酵茶。発酵部分の褐色と不発酵部分の緑色が混ざって茶葉が青っぽくみえることから青茶とよばれる。凍頂烏龍，鉄観音が有名である。

紅茶：発酵茶−芳香と風味があり，代表的な祁門（キーモン）は，世界三大紅茶の一つ。

黒茶：後発酵茶−茶葉に麹菌を植えつけて発酵させるため，独特のかおりがある。普洱茶など。

炒米粉 焼きビーフン
（チャオビーフン）

ビーフン	150 g
豚ばら肉（薄切り）	100 g ◀ 1cm幅に切る
干しえび	8 g ◀ 水で戻し刻む
乾しいたけ	4 g ◀ 水で戻し薄切り
たまねぎ	100 g ◀ 薄切り
キャベツ	100 g ◀ 短冊切り
にんじん	40 g ◀ 細切り
にら	40 g ◀ 4cm長さに切る
サラダ油	15 mL
食塩	3 g
こしょう	少々

混合調味料

オイスターソース	10 mL
干しえびの戻し汁	30 mL
乾しいたけの戻し汁	30 mL
湯（タン）	160 mL

1 ビーフン*
湯につけてかために戻す

水気をきる
食べやすい長さに切る

2 豚肉, 干しえび, サラダ油
中火で豚肉と干しえびを, 肉の色が変わるまで炒める

3 しいたけ, たまねぎ, キャベツ, にんじん, 食塩, こしょう
強火で炒め, 塩こしょうする

4 ビーフン, 混合調味料
強火で汁けがなくなるまで炒める

5 にら
加えてひと混ぜする
火を止める

出来上がり

* ビーフンは袋の表示を目安に戻す。戻しすぎると炒めたときに切れやすいため, 中に少し芯があり, コシが残る程度に戻すとよい。

	En(kcal)	Prot(g)	Fat(g)	Ca(mg)	Fe(mg)	NaCl(g)
炒米粉	286	7.7	12.5	172	1.1	1.3

粽 子 中華ちまき
（ツォン ヅ）

もち米	300 g
豚肩ロース（かたまり）	100 g ◀ 1cm角に切る
茹でたけのこ	80 g ◀ 1cm角に切る
にんじん	40 g ◀ 1cm角に切る
乾しいたけ	12 g ◀ 水で戻し1cm角に切る
ラード	12 g

混合調味料

オイスターソース	15 mL
しょうゆ	15 mL
清酒	15 mL
乾しいたけの戻し汁	50 mL
湯（タン）	100 mL
竹の皮	8枚 ◀ 水につける

1 もち米
洗米する
水に1時間以上つける。水気をきる

2 豚肉, たけのこ, にんじん, しいたけ, ラード
強火で肉の色が変わるまで炒める

3 もち米を加え, 炒める
中火1～2分

4 混合調味料
混ぜながら炒める
汁気がなくなったら8等分

5 竹の皮*
やわらかくなったら水気をふく

6 竹の皮で包み, 8個つくる
蒸す
強火30分

出来上がり

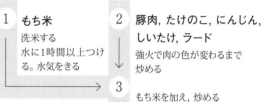
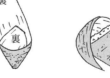

竹の皮の根元を三角形に折り, 袋状にする

中に詰め, 折り目にそって三角に折る

竹の皮の端を差し込む

* 竹の皮を使わないときはアルミホイルで包んでもつくれる。火が通りやすいように1個ずつ平らに包み, 竹串で穴を数か所開ける。

	En(kcal)	Prot(g)	Fat(g)	Ca(mg)	Fe(mg)	NaCl(g)
粽 子	374	9.7	8.4	14	0.7	1.2

鍋貼餃子 （グオ テイエチャオ ヅ）　焼きぎょうざ

皮（24枚分）

強力粉	100 g
薄力粉	50 g
食塩	1.5 g
熱湯	90 mL
ラード	6 g

つけ汁

しょうゆ	7.5 mL
食酢	15 mL
ラー油	少々

具

豚ひき肉	120 g	
キャベツ	120 g	◄ レンジで1分30秒加熱，みじん切り
にら	20 g	◄ みじん切り
ねぎ	20 g	◄ みじん切り
しょうが	5 g	◄ すりおろす
食塩	1.5 g	
しょうゆ	5 mL	
清酒	15 mL	
ごま油	7.5 mL	
こしょう	少々	
サラダ油	15 mL	

1　**強力粉, 薄力粉, 食塩**
　ボウルに入れ, 混ぜ合わせる

2　**熱湯, ラード**
　①に加え, 菜箸で混ぜる
　手でまとめ, よくこねる
　ラップをかけ, 30分ねかせる

3　**豚ひき肉, ねぎ, しょうが, 食塩, しょうゆ, 清酒, ごま油, こしょう**
　よく混ぜる

4　**キャベツ, にら**
　キャベツは水気を絞る
　混ぜ合わせ, 24等分する

5　生地を棒状にし, 24等分する
　8 cmの円形にのばす

6　皮に具をのせ包む

7　**サラダ油**
　フライパンに油を温め, 餃子を並べる
　中火で底面を色よく焼く

8　餃子の高さの約1/3の湯（100 mL程度）を注ぐ＊
　ふたをし, 湯がなくなるまで蒸し焼きにする
　ふたをとり, カリッとするまで約1分焼く

9　**つけ汁**
　合わせて添える

出来上がり

＊羽根つき餃子にするときは, 水100 mLと薄力粉大さじ1をよく混ぜたものを注いで蒸し焼きにする。

蝦仁焼売 （シャー レン シャオ マイ）　えびしゅうまい

具（16個分）

豚ひき肉	160 g
むきえび	70 g (60g+10g)
しょうが汁	5 g
砂糖	3 g
食塩	2 g
こしょう	少々

オイスターソース	5 mL
清酒	10 mL
ねぎ	20 g
たまねぎ	20 g
片栗粉	10 g

しゅうまいの皮（市販）　16枚

2　**むきえび**
　60 gは細かくたたく
　10 gは5mm角に切る

1　**豚ひき肉, しょうが汁, 砂糖, 食塩, こしょう, オイスターソース, 清酒**
　ボウルに入れる

3　たたいたむきえび60 gを加え, ねばりが出るまで混ぜる

4　**ねぎ, たまねぎ, 片栗粉**
　片栗粉をまぶしてから加える
　混ぜ合わせ, 16等分する

手を軽くにぎり, 皮をのせる。具をのせてへらなどで上から押すように包む

5　**しゅうまいの皮**
　皮で具を包む
　5mm角のむきえびを飾る
　蒸し物用シートを敷き, 蒸す

　強火12分

出来上がり

蒸籠（チョンロン）（中華せいろ）

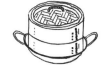

　中国料理で使う蒸し器。木と竹でできており, 熱の当たりがやわらかい。ふたはあじろ編みのドーム形で蒸気が全体に当たり, 網目から適度に蒸気が抜けるため, 滴落ちが少ない。ひとまわり大きい中華なべなどに湯をはり, その上にのせて蒸す。
　小型の蒸籠は小籠（シャオロン）といい, そのまま食卓に出すことができる。使用後はよく乾燥させてから収納する。

	En(kcal)	Prot(g)	Fat(g)	Ca(mg)	Fe(mg)	NaCl(g)
鍋貼餃子	267	9.2	11.5	28	0.8	1.4
蝦仁焼売	150	10.2	6.6	20	0.6	0.8

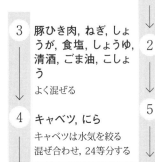

肉包子・豆沙包子　肉まんじゅう・あんまんじゅう
（ルウ バオ ヅ　トウ シャ バオ ヅ）

包子生地（8個分）

■ 薄力粉	200g
■ 強力粉	50g
■ ベーキングパウダー	3g
■ ドライイースト	4g

■ 砂糖	3g
■ 食塩	3g
■ ぬるま湯	130〜140mL
■ ラード	10g
パラフィン紙（8×8cm）8枚	

肉包子のあん（4個分）

■ 豚ひき肉	100g	
■ しょうが汁	5g	
■ 砂糖	3g	
■ オイスターソース	5mL	
■ しょうゆ	5mL	
■ ごま油	5mL	
■ たまねぎ	40g	◀ みじん切り
■ 茹でたけのこ	40g	◀ みじん切り
■ 乾しいたけ	5g	◀ 水で戻しみじん切り
■ 片栗粉	5g	

豆沙包子のあん（4個分）

■ こしあん	120g
■ 黒ねりごま	6g
■ ラード	5g

3 肉包子のあん
混ぜ合わせ、4等分
丸める

4 豆沙包子のあん
火にかけ練る
冷まして4等分

1 薄力粉, 強力粉, B.P., イースト, 砂糖, 食塩
ボウルに入れ, 混ぜ合わせる

2 ぬるま湯, ラード
①に加え, よくこねる
ラップをかけ, 一次発酵：
30℃ 30分

5 ガス抜きし, 8等分
肉包子：直径10〜11cmの円形
ひだをとりながら肉を包む
豆沙包子：直径8〜9cmの円形
あんを包み, 底をとじる

パラフィン紙にのせる
間隔をあけて蒸籠に並べる

二次発酵：室温で1.5〜2倍になるまで

肉包子：最初と最後のひだを合わせとじる

6 中華なべに湯を沸かす
豆沙包子は10分, 肉包子は20分
強火で蒸す

蒸し上がったらうちわであおぎ, つやを出す

出来上がり

	En(kcal)	Prot(g)	Fat(g)	Ca(mg)	Fe(mg)	NaCl(g)
肉包子	205	7.4	6.7	22	0.7	0.9
豆沙包子	221	4.5	3.8	37	0.8	0.5

椰子丸子　ココナッツだんご
（イエ ツ ワン ヅ）

だんご生地（12個分）

■ 薄力粉	30g
■ ラード	15g
■ 熱湯	30mL

■ 白玉粉	100g
■ 砂糖	20g
■ 水	60mL

白こしあん	100g	
ココナッツファイン	25g	
ドレンチェリー	1個	◀ 5mm角に切る

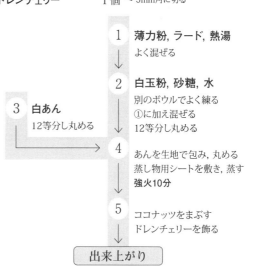

1 薄力粉, ラード, 熱湯
よく混ぜる

2 白玉粉, 砂糖, 水
別のボウルでよく練る
①に加え混ぜる
12等分し丸める

3 白あん
12等分し丸める

4 あんを生地で包み, 丸める
蒸し物用シートを敷き, 蒸す
強火10分

5 ココナッツをまぶす
ドレンチェリーを飾る

出来上がり

抜絲紅薯　さつまいものあめ煮
（バア ス ホワン シウ）

さつまいも	200g
揚げ油	適量
黒いりごま	少々
サラダ油	少々

砂糖液

■ 砂糖	60g
■ 水	10mL
■ 食酢*	5mL

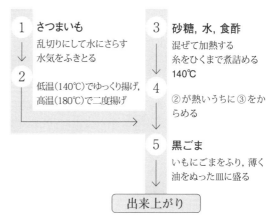

1 さつまいも
乱切りにして水にさらす
水気をふきとる

2 低温（140℃）でゆっくり揚げ,
高温（180℃）で二度揚げ

3 砂糖, 水, 食酢
混ぜて加熱する
糸をひくまで煮詰める
140℃

4 ②が熱いうちに③をからめる

5 黒ごま
いもにごまをふり, 薄く
油をぬった皿に盛る

出来上がり

* 砂糖液に食酢を加えると, ショ糖が転化しやすく, いもを加
えて撹拌しても再結晶化しにくい。

	En(kcal)	Prot(g)	Fat(g)	Ca(mg)	Fe(mg)	NaCl(g)
椰子丸子	246	4.2	8.2	19	1.2	0.0
抜絲紅薯	144	0.4	2.3	21	0.3	0.1

8 中国おもてなし料理(供応)

生魚拌盤（中国風さしみ）
乾焼明蝦（えびのチリソース炒め）
東坡肉　（豚の角煮）
糖醋黄魚（魚のから揚げ甘酢あんかけ）
魚丸子湯（魚だんごのスープ）
氷糖銀耳（白きくらげのシロップ漬け）

中国料理の献立構成（菜単，菜譜）

日　常	供　応
菜 → 湯 → 飯 → 点　心	前菜（冷葷・熱盆）→ 大件（主要料理）→ 点 心

♣前菜（冷菜）

　一皿に二種以上の料理を盛り合わせた拼盤のほか，小皿を偶数並べる様式がある。宴席では大皿に鳳凰や孔雀などを形作り，大皿に豪華に盛り合わせる花拼もある。

　宴席の最初に出される料理で，食欲を刺激し，後に続く料理へのつなぎとなる。さっぱりと，量も多すぎず，軽めに仕上げる。

冷葷：冷たい前菜。作り置きができ，酒の肴となる。
熱盆：温かい前菜。あっさりした味つけで軽めに仕上げた揚げ物や炒め物，あんかけなど。

♣大件

　前菜の次に出される主要な料理。なかでも最初に出される料理は頭菜といい，宴席の格を決める重要な料理とされる。最上等の宴席では，燕の巣（燕窩），ふかひれ（魚翅），なまこ（海参），あわび（干鮑）などの高級材料を使い，技術を駆使して精巧で美しく仕上げた料理が出される。その後，調理法や味つけ，素材の重複を避けて，偶数品の料理が提供される。海鮮から肉へ，揚げ物から煮物へと，軽い料理から重い料理にするのが一般的で，色や形に変化があり，人の食欲を増進させる工夫がなされる。

♣湯（スープ）

　澄んだスープ「清湯」ととろみのついたスープ「羹」がある。伝統的には主要料理の後に出るが，品数が多い場合は始めと最後にスープを，途中で汁気の多い煮込み料理を出す。スープの代わりに最後に鍋物料理を主要料理として出すこともある。

♣点心

　宴席では，主要料理の合間に趣向を変える意味で塩味の点心や，食事のしめくくりとして，最後に甘味の点心が供される。最後に2種以上出るときは塩味甘味の両方が出る。飯を兼ねる場合もある。

1. 宴会の正式名称

　筵席といい，国宴（国賓が招待される国家行事としての宴会），家宴（ホームパーティー），喜宴（婚礼の宴）などのほか，燕窩席のように出される主要料理の名でよばれる宴席もある。中国の宴会は紀元前21世紀に始まるといわれ，4000年の歴史をもつ。

2. 中国の主食

　北方では小麦，南方では米が主で「北麺南米」というように地域によって独自に発達してきた。宴席での麺飯類は工夫を凝らしたものが多い。

3. 中国料理の四系統と名物料理

　中国料理はその広大な国土から多様な気候風土をもち，産物も異なり，その土地独特の食文化と名物料理を生んだ。おおまかには東西南北の四系統に分けられる。

北方系：北京料理

　冬の寒さが厳しく塩気の強い濃厚な味が好まれる，粉食が多い，鍋料理が盛ん，強火で一気に炒める調理が多い。
〔例〕北京烤鴨/北京ダック，涮羊肉/羊肉のしゃぶしゃぶ，麺，饅頭/蒸しパン，杏仁豆腐

東方系：上海料理

　比較的温和な気候で魚介類や農産物が豊富，米を原料とした醸造が発達，油や砂糖を多く用いた料理が多い，煮込み料理が多い。
〔例〕東坡肉/豚の角煮，大閘蟹/上海蟹，紹興酒，鎮江香醋

西方系：四川料理

　湿気が多く晴れる日が少ない盆地，食欲を増進させるよう花椒や唐辛子を使った辛味のある料理が多い，乾貨（乾燥食品）を多用，漬物づくりが盛ん
〔例〕麻婆豆腐，回鍋肉，干焼蝦仁/エビチリ，担々麺，冰糖銀耳/白きくらげのシロップ煮，搾菜

南方系：広東料理

　食材の種類が豊富で素材の味を生かした淡泊な料理が多い，点心発祥の地
〔例〕紅焼排翅/ふかひれ姿煮，叉焼肉/チャーシュー，咕咾肉/酢豚，粽子/ちまき

生魚拌盤　中国風さしみ

シュン ユイ ビン パン

鯛 (さしみ用)	200 g	◀ 五枚おろしにしたもの
だいこん	150 g	◀ せん切り
ねぎ (白い部分)	30 g	◀ せん切り
にんじん	30 g	◀ せん切り
レタス	40 g	◀ せん切り
香菜	5本	
ピーナッツ	30 g	◀ 1粒を4〜6等分
ワンタンの皮	20 g	◀ 1cm幅に切る
揚げ油	適量	
食塩 (魚の0.5%)		
こしょう	0.05 g	

混合調味料

ねぎ油	15 mL
しょうゆ	15 mL
レモン汁	10 mL

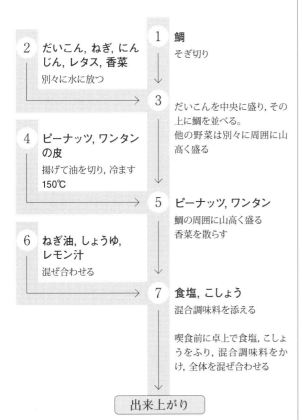

① 鯛
そぎ切り

② だいこん, ねぎ, にんじん, レタス, 香菜
別々に水に放つ

③ だいこんを中央に盛り, その上に鯛を並べる。他の野菜は別々に周囲に山高く盛る

④ ピーナッツ, ワンタンの皮
揚げて油を切り, 冷ます
150℃

⑤ ピーナッツ, ワンタン
鯛の周囲に山高く盛る
香菜を散らす

⑥ ねぎ油, しょうゆ, レモン汁
混ぜ合わせる

⑦ 食塩, こしょう
混合調味料を添える

喫食前に卓上で食塩, こしょうをふり, 混合調味料をかけ, 全体を混ぜ合わせる

出来上がり

	En(kcal)	Prot(g)	Fat(g)	Ca(mg)	Fe(mg)	NaCl(g)
生魚拌盤	171	12.1	9.5	26	0.5	1.0

乾焼明蝦　えびのチリソース炒め

カン シャオ ミン シャ

えび (無頭殻つき)	20 g 程度のもの約20尾
食塩 (殻をむいたえびの0.5%)	
老酒	15 mL
片栗粉	6 g
サラダ油	20 mL
にんにく	5 g ◀ みじん切り
しょうが	15 g ◀ みじん切り
ねぎ	40 g ◀ みじん切り
サラダ油	30 mL
豆板醤	3〜6 g
トマトケチャップ	45 g
湯 (タン)	120 mL
砂糖	6 g
清酒	15 mL
食塩	2 g
片栗粉	3 g
水	10 mL
ごま油	5 mL

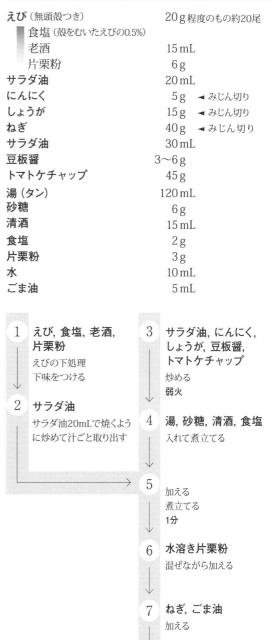

① えび, 食塩, 老酒, 片栗粉
えびの下処理
下味をつける

② サラダ油
サラダ油20mLで焼くように炒めて汁ごと取り出す

③ サラダ油, にんにく, しょうが, 豆板醤, トマトケチャップ
炒める
弱火

④ 湯, 砂糖, 清酒, 食塩
入れて煮立てる

⑤ 加える
煮立てる
1分

⑥ 水溶き片栗粉
混ぜながら加える

⑦ ねぎ, ごま油
加える

出来上がり

注〕えびの下処理：殻をむき, 背の中央を縦に尾近くまで包丁で切れ目を入れる。太さの半分程度まで身を開くと, 味がよくからみ, ボリュームも出る。本場では殻ごと料理することが多い。

	En(kcal)	Prot(g)	Fat(g)	Ca(mg)	Fe(mg)	NaCl(g)
乾焼明蝦	192	8.7	12.2	24	0.2	1.4

東坡肉　豚の角煮

トン ボウ ロウ

豚ばら肉 (かたまり)	400 g
水	1 L
しょうが (薄切り)	10 g
ねぎ (青い部分)	20 g
清酒	15 mL
水	600 mL
老酒	50 mL
しょうゆ	30 mL
オイスターソース	15 mL
砂糖	15 g
八角	1 個
花椒 (粒)	小さじ 1/4
チンゲン菜	200 g
サラダ油	15 mL

◀葉と茎で分け，茎は根元を 4〜6つに分ける

食塩 (チンゲン菜の1%)	
湯 (タン)	100 mL

1. **豚ばら肉，水，しょうが，ねぎ，清酒**
   下茹で
   かたまりのまま茹で，あくをとる
   煮立ったら**弱火，30〜60分**

2. **下茹でした豚ばら肉，水，老酒，しょうゆ，オイスターソース，砂糖，八角，花椒**
   肉は4〜5 cm角に切る
   煮立ったら**弱火，40〜60分**
   あくが出たらとる
   肉が煮汁から出ないよう途中で水を足す，落としぶた

3. **チンゲン菜**
   油を温め塩を加える
   チンゲン菜の茎→葉の順に炒める

4. **湯**
   加えてひと煮立ちさせ，チンゲン菜をざるにあける

5. 強火にし煮汁がとろりとするまで煮詰める

6. チンゲン菜を添える

出来上がり

	En(kcal)	Prot(g)	Fat(g)	Ca(mg)	Fe(mg)	NaCl(g)
東坡肉	415	14.2	35.2	60	1.4	2.0

糖醋黄魚　魚のから揚げ甘酢あんかけ

タンツウホワンユイ

いしもち，さば，めばるなど	1 尾 (400g 程度のもの)
清酒	30 mL
食塩 (処理した魚の1%)	
しょうが汁	10 mL
片栗粉	45 g
揚げ油	適量

混合調味料

湯	200 mL
砂糖	25 g
食酢	15 mL
黒酢	30 mL
しょうゆ	5 mL
乾しいたけ戻し汁	5 mL
片栗粉	6 g
水	10 mL

甘酢あんの具

乾しいたけ	6 g	◀戻して せん切り
茹でたけのこ	40 g	◀せん切り
ねぎ	40 g	◀せん切り
セロリ	40 g	◀せん切り
にんじん	20 g	◀せん切り
しょうが	10 g	◀せん切り
サラダ油	15 mL	

1. **魚**
   下ごしらえする

2. **清酒，食塩，しょうが汁**
   下味をつける
   15〜30分

3. **片栗粉**
   魚の水気をふきとり腹の中，切り目も全体にむらなくまぶし，余分なものはふるい落とす

4. 油をかけながら揚げる
   150℃ 20分

5. 二度揚げする
   あんができる直前
   190℃ 1〜2分

6. **乾しいたけ，茹でたけのこ，ねぎ，セロリ，にんじん，しょうが，サラダ油**
   炒める

7. **混合調味料**
   調味料を加え，ひと煮立ちさせる
   30秒

8. **水溶き片栗粉**
   とろみをつける
   甘酢あん

9. 魚を盛りつけ，甘酢あんをかける

出来上がり

<参考>　魚の下ごしらえ：うろことえらをとる。腹部に切り込みを入れ内臓を出し，よく洗う。水気をふきとり，両面に3cm幅程度で斜めに切り込みを入れる。火を通りやすくするため，中骨にとどくまで深く入れる。

	En(kcal)	Prot(g)	Fat(g)	Ca(mg)	Fe(mg)	NaCl(g)
糖醋黄魚	182	7.3	6.5	30	0.4	0.6

魚丸子湯 （ユイ ワン ヅ タン） 魚だんごのスープ

白身魚（たらなど正味）	150 g
食塩	1 g
清酒	5 mL
しょうが汁	5 mL
卵白	20 g
片栗粉	3 g
乾しいたけ	6 g ◀ 戻してせん切り
ねぎ	10 g ◀ せん切り
しょうが	5 g ◀ せん切り
チンゲン菜	40 g ◀ 茎は幅を半分にし、4cm長さに切る
湯（タン）	600 mL
乾しいたけ戻し汁	5 mL
食塩	2 g
しょうゆ	3 mL
清酒	5 mL

1 白身魚のすり身, 食塩, 清酒, しょうが汁, 卵白, 片栗粉
　よくすり混ぜる

2 湯
　ひと煮立ちさせる

3 だんごをつくりながら茹でる（12個）
　弱火
　[魚だんご]

4 乾しいたけ, ねぎ, しょうが
　加えてさっと煮る
　あくが出たらとる

5 しいたけ戻し汁, 食塩, しょうゆ, 清酒
　調味する

6 チンゲン菜
　茎→葉の順に入れ, ひと煮立ちさせる

7 盛りつける

[出来上がり]

氷糖銀耳 （ビン タン イン アル） 白きくらげのシロップ漬け

白きくらげ	7 g
乾はすの実	24 g
くこの実	2 g
シロップ	
水	200 mL
砂糖	60 g
レモン汁	30 mL

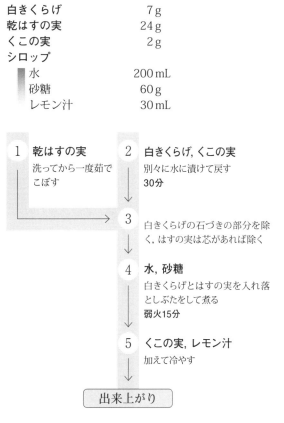

1 乾はすの実
　洗ってから一度茹でこぼす

2 白きくらげ, くこの実
　別々に水に漬けて戻す
　30分

3 白きくらげの石づきの部分を除く, はすの実は芯があれば除く

4 水, 砂糖
　白きくらげとはすの実を入れ落としぶたをして煮る
　弱火15分

5 くこの実, レモン汁
　加えて冷やす

[出来上がり]

〈白きくらげ〉キクラゲ目キクラゲ科キクラゲ属のきのこで春から秋にかけて広葉樹のニワトコ, ケヤキなどの倒木や枯れ枝に発生する。独特の食感は β-グルカン（D-グルコースがグリコシド結合でつながったポリマー）である。

〈くこの実〉別名ゴジベリーともいい, ナス科クコ属の低木が秋につける赤い実。乾燥させるとほのかに甘く, 杏仁豆腐や中華粥に使われるほか, 古くから生薬として, また薬膳料理の食材として使われている。

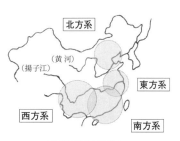

中国料理の四系統

	En(kcal)	Prot(g)	Fat(g)	Ca(mg)	Fe(mg)	NaCl(g)
魚丸子湯	52	8.7	0.2	22	0.4	1.1
氷糖銀耳	85	1.2	0.1	11	0.3	0.0

クリスマス料理

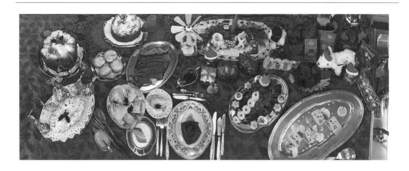

正月料理

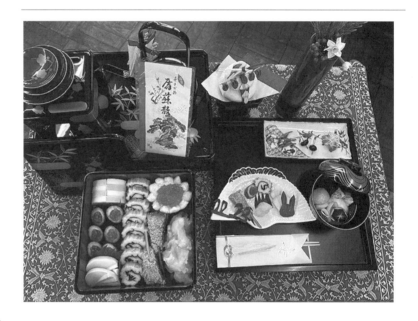

春の七草

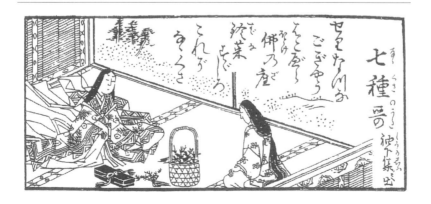

3章　大量調理・ライフステージへの展開

応用編：一般的な少量調理と違い給食では，業務用調理機器を用いて，大量の食材料で調理を行う。「給食への応用」では，使用機器の特性や機能が少量調理の手法と大きく異なることを考慮する必要がある。「調理とテクノロジー」では，スチームコンベクションオーブンを活用した特徴的な料理を扱った。また「ライフステージ別の食事」「高齢者向き食事」では，様々な健康状態にある対象者に的確な栄養プランを作成する方法を解説する。

SECTION 1 　給 食 へ の 応 用

1 　少量調理と大量調理の相違

　調理学実習のような一般的な少量調理では 1 〜 8 人分を想定してレシピを作成し，家庭にある調理機器を使用して調理を行う。給食では，業務用調理機器を使用して大量の食材料を調理・加工する。取り扱う食材料の特性，量や使用機器が異なるため，少量調理の手法が大量調理に応用できるとは限らない。

　少量調理と大量調理の違いは，前者は健康な喫食者を対象に，出来立ての料理を提供するが，後者の対象者には傷病者，乳幼児や高齢者など免疫力が低下した弱者が多く，調理後すぐに提供することも難しい。そのような中 2018 年に「食品衛生法」が改正されたことにより，給食や外食産業に対して 2021 年 6 月より HACCP（Hazard Analysis Critical Control Point）の導入・運用が義務化された。その対象は食品の製造・加工，調理，販売など食品を取り扱うすべての事業者であり，個人経営の飲食店や，営業ではない特定給食施設の病院や学校も含まれる。

　表 3-1 に少量調理（調理学実習など）と大量調理（給食，食品製造業など）の比較を示した。いずれの調理においても食材料を安全に取り扱い，食中毒のリスクを回避することは同じであるが，大量調理には，重要管理項目に温度や時間の基準値を設け，その確認と記録・保管を義務づけている。

2 　給食の生産システム

　少量調理は提供時間に合わせて調理し，出来立てを食するコンベンショナルシステムであり，クックサーブが主流である。しかし給食では労働者不足や食中毒のリスクを回避する対策として，レディフードシステム，カミサリーシステム／セントラルキッチンシステムや，アッセンブリーサーブシステム / コンビニエンスフードシステムなど，新しい生産システムの導入が進んでいる。これらは従来型のコンベンショナルシステムと区別して「新調理システム」といわれている。これは給食を喫食する施設内で調理するだけでなく，外部の施設で調理した食事や

加工済みの製品を組合せて配膳するものである。しかし，利用者の特性や厨房の設備・機器に応じて調理方式を組合せることもある。例えば，炊飯と汁の調理は当日厨房で行うが，主菜・副菜は外部からの調理済み製品を活用するなど，以下のいずれかのシステムを組合せて配膳する場合もある。システムとは，複数の要素を組合せることであり，調理方式もシステム化している。

① コンベンショナルシステム

　提供時刻に合わせて喫食する施設で調理する。調理方式はクックサーブであり，給食施設の中で最も一般的な方法である。

表 3-1 少量調理と大量調理の比較

管理項目	少量調理　（調理学実習など）	大量調理　（給食、食品製造業等など）
衛生管理方針	• HACCP 遵守の義務はない。 • 調理従事者の検便検査は不要，個人衛生点検の義務はない。	• HACCP の考え方を遵守する。 • 調理者従事者は月 1 回以上検便を行い，作業開始前に個人衛生点検を行い，記録を保管する。
納品・検収	• 食材料の品質や鮮度を確認するが記録の義務はない。 • 適切な温度で保管する。	• 食材料の品質・産地などを確認し，品温を測定して記録する。 • 食材料を包装材から取り出し，別のコンテナなどに入れて冷蔵庫・冷凍庫で保管する。食材料ごとに冷蔵温度基準が異なる。 • 冷蔵庫，冷凍庫庫内温度を確認して記録する。
下処理	• 水道水を使用する場合は，遊離残留塩素濃度の測定は必要ない。 • 野菜などでは生鮮品の使用が多い。 • 食材料に応じて丁寧に処理することができる。〔例〕面とり	• 調理水の遊離残留塩素濃度が 0.1mg/L 以上であることを調理開始前と終了後に確認し，記録する。 • カット野菜，冷凍品の使用が少量調理に比べて多い。 • 大量の食材料を短時間に扱うため，少量調理に比べて廃棄率が大きい。 • 少量調理に比べて，食材料の水切りが不十分であり，食材料の付着水が多い。
加　熱	• 適切な温度で加熱し，中心部まで加熱する。温度記録測定の義務はない。	• 食材料の中心部を中心部温度計を用いて規定の温度・時間まで加熱できていることを確認し，記録する。 • 回転釜では余熱の影響が大きいため，8 割程度火が通った時点で調味して余熱で仕上げる。
冷　却	• 加熱後すぐに水冷や氷冷により，適切に冷却する。冷却機を用いなくても中心部まで冷却することが可能である。冷却終了温度の指定はない。	• 加熱後 30 分以内に冷却を開始する。 • 食中毒菌の発育至適温度帯（約 20〜50℃）の時間を可能な限り短くするため，冷却機などを使用する。 • 冷却の所要時間の基準（30 分以内に中心温度 20℃付近，または 60 分以内に 10℃付近）が定められている。 • 冷却開始時刻と終了時刻の確認と記録が必要である。
喫　食	• 調理終了後，すみやかに食する。	• 調理後の食品は 2 時間以内に喫食することが望ましい。
器具・食器の取り扱い	• 器具や食器の洗浄後は，拭き上げて，食器棚や引き出しなどに格納する。	• 食器洗浄後は，熱風食器保管庫で乾燥・消毒する。

② **レディフードシステム**

冷蔵・冷凍保存されていた調理済みの食品（料理）を再加熱して配膳する。調理方式はクックチル，クックフリーズ，真空調理など料理に応じて選択する。

③ **カミサリーシステム／セントラルキッチンシステム**

カミサリーとは，使用する物資を複数の施設で一括購入し，保管・配送を行う流通センターである。給食では学校の共同調理場がクックサーブ方式を用いたカミサリーシステムである。一方，医療施設や介護施設に食事を提供するセントラルキッチンでは，施設外で調理を行い，調理方式としてクックチル，クックフリーズや真空調理を用いる。

④ **アッセンブリーサーブシステム／コンビニエンスフードシステム**

外部加工品を利用するシステムである。外部施設で調理加工された製品を配膳する施設で組合せて，適切な温度帯で提供する。調理方法にはクックサーブ，クックチル，クックフリーズや真空調理などが用いられる。冷凍技術や配送の進歩に伴い，完全調理食品（完調品）として導入が進んでいる。

3　給食の調理方式と食品衛生の関係

給食の生産方式を図 3-1 に示した。現在，一般的な調理方式はクックサーブ，クックチル，ニュークックチル，クックフリーズと真空調理に大別できる。これは加熱調理と提供までの間のプロセスにより分類したものである。

① **クックサーブ**

少量調理を含む一般的な調理方法。喫食する時刻，所要時間を考慮して調理する。大量調理では生産から喫食までの時間が長いため，適切な温度管理ができなければ食中毒のリスクが高まる。

② **クックチル／③　ニュークックチル**

加熱した料理を 30 分以内に急速冷却（60分以内に 10℃，もしくは 90 分以内に 3℃以下）し，3℃以下で冷蔵保存した後，再加熱カート，スチームコンベクションオーブン，湯せん，電子レンジなどを用いて再加熱する。温菜は中心温度が 75℃で 1 分以上加熱する。クックチルでは加熱後に食器に盛つけるが，ニュークックチルでは，食器に盛つけた後に再加熱するため，食中毒のリスクは低い。

④ **クックフリーズ**

加熱した料理を 30 分以内に急速冷凍し，冷凍保存した後，解凍後に盛つけて再加熱する。

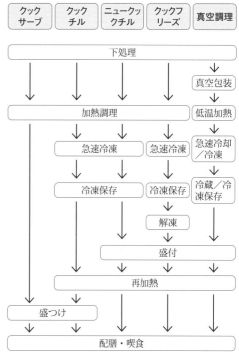

クックフリーズと真空調理では，盛つけと再加熱のプロセスが逆になる場合もある。

図 3-1 調理方式による生産の流れ

再加熱の温度基準はクックチルと同様である。

⑤　真空調理

　　食材料を真空包装した後，低温加熱し，それを急速冷却・冷凍した後，冷蔵・冷凍保存し，盛つけ，再加熱する。これらの調理方式は加熱時の温度管理に加えて，細菌が増殖しやすい温度帯に食品を放置することなく冷却し，保管温度も管理して，加熱と同等の温度基準で再加熱するため，クックサーブよりも食品衛生上安全な調理方式である。さらに食器に盛つけた後に再加熱する場合は，盛つけ時に二次汚染があっても，菌を死滅させることができるため，さらに食中毒リスクが低くなる。

4　新調理システムにおける課題と新技術

　食品衛生の観点からは安全性の高いクックチルシステムではあるが，米飯と汁物を当日調理して，トレイに後づけする作業が残る。また，前日までに加熱調理して，冷却，チルド保管するシステムでは，エネルギーコストや保管スペースを考えると負担が大きくなる場合もある。

①　IH加熱カートによるインカートクック

　そこで開発されたのが、「IH加熱カート」である。この加熱の原理を図3-2，IH加熱カートを図3-3，トレイと食器の関係を図3-4に示した。これはIH加熱（電磁誘導加熱）を用いた方式であり，フードカート内の各段のトッププレートに内蔵された加熱コイルが，トレイ上のIH加熱部に置いた食器に加熱反応することにより，うず電流が発生して食器自体が発熱することになる。ここで用いる食器は特殊な構造であり，底面に発熱体（金属ペースト）が埋め込まれた強化磁器製と，食器全体に金属の磁性体が入った耐熱樹脂製がある。また，このカートには保冷機能がないためカートインチルド庫を用いることで，ニュークックチルシステムにも適している。しかも，食器内で生食材からの加熱調理も可能であることから，インカートクック (in cart cook) と表現することもある。

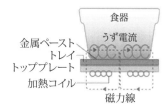

図3-2　IH加熱の原理

写真提供：株式会社エージーピー (以下同じ)

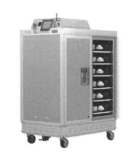

図3-3　IH加熱カート

②　インカートクックの利点と留意点

〔利　点〕① 1膳単位で調理できるため，ランニングコストが抑制できる。② 専用食器に米と水を入れることで定量での炊飯が可能である。③ 主菜・副菜・汁の加熱時間と加熱出力を別々に設定できる。

〔留意点〕① 盛つけ量が一定でなければ，同一料理でも加熱ムラが生じる。② 加熱に時間がかかる食材料を使用する場合には，ブランチングなどの前処理が必要。③ 加熱限界が100℃のため，食材の表面に焼目はつかない。

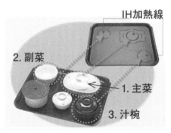

図3-4　IH加熱と食器の関係

調理テクノロジー

1 スチームコンベクションオーブンの調理特性

スチームコンベクションオーブンとは，庫内のファンにより熱気を棚の間を循環させる強制対流式の多段型のコンベクションオーブンにスチーム機能を加えたものである。焼くだけではなく，煮る，蒸すなどが可能であり，食材料の予加熱や料理の再加熱にも用いられる。調理モードはオーブン機能のホットエアーモード，それに蒸気を追加したコンビモードと蒸気のみのスチームモードの３種類に大別される。

焼き物の場合，コンビモードは，ホットエアーモードに比べて肉質がやわらかくジューシーに仕上がる。その理由は，コンビモードでは湿度を高くすると設定温度に達するまでの温度上昇速度は遅くなるが，食品内部の温度上昇速度はホットエアーモードに比べて速くなる。

よって，加熱時間が短縮され，水分蒸発量が少ないためやわらかく仕上げたい料理には向いている。また，庫内のファンにより熱風を強制対流させることにより，熱風を庫内に循環させて食品の熱伝導率を高くし，さらに同一天板内での焼きムラも少なくしている。しかし，料理の表面に焼き色をつけることは難しい。

2 スチームコンベクションオーブンの調理モード

① **ホットエアーモード（オーブンモード）**

従来のオーブンモードに近いが，オーブンモードは自然対流であるのに対して，ホットエアーモードは，強制対流を行うことで内部温度が均一に保たれる。

② **コンビモード（オーブン＋加湿モード）**

オーブンに湿度調整機能がついたモード。湿度は100％まで設定が可能であり，スチームコンベクションオーブンの主な機能である。乾燥しやすい食材に加湿したり，湿度が加わることでジューシーに仕上がる。湿度のコントロールが可能になったことで，従来の焼き物だけではなく，煮物や豆の下処理（あく抜き）まで応用範囲が広がった。

③ **スチームモード**

蒸気で蒸すモード。100℃で飽和水蒸気をオーブン内に満たす。

④ **低温スチームモード（36～98℃）**

1℃単位で温度コントロールが可能。真空調理に活用したり，卵料理をなめらかに仕上げるために便利なモードである。

3 T-T 管理

スチームコンベクションオーブンでは，庫内の芯温計を食材料に刺して，瞬時に中心温度を読みとることが可能である。一点のみで温度を確認するのではなく，5点のセンサーの最低値を

表示する機能をもつ製品もある。HACCPを遵守した調理では，規定温度まで加熱した記録を残すことが必須である。食材料の加熱終了温度を機器に設定することにより，加熱が終了しブザーが鳴るまで自動調理が可能となる。ただし，この場合の加熱温度は，あくまでも一つの製品のみの値であるため，必ず天板を取り出し後に最低3つの製品の中心温度の測定が必要である。スチームコンベクションオーブン用いた大量調理では，調理モード，温度，湿度，風力を指定して，芯温コントロールすることで一定の品質の製品を生産できる。複数回の芯温記録の結果から，マニュアルを作成することにより，専門の料理人でなくても誰でも同質の調理ができる。Time-Temperature管理（T-T管理）とは，温度と時間を管理した調理であり，大量調理の要点である作業の標準化と均一化が可能となる。特にクックチルを採用したレディフードシステムでは，冷却機のT-T管理も可能であるため，各料理の生産時間を予測できる。総作業時間を予測して，生産時間の長い製品と短い製品を組合せることにより，作業の平準化も可能である。T-T管理は料理の品質だけではなく，人員不足の産業の労務管理にも有効である。

4　調理の温度帯

調理における加熱殺菌の要点は，60℃以上で調理を行うことである。20～59℃は食中毒菌が増殖しやすく食中毒のリスクが高くなる。

調理の要点となる温度は，以下の3つである。

表3-2　調理の温度帯

温度（℃）	特　　　徴	調理での応用
60	動物性タンパク質は凝固して加熱状態となる。	ローストビーフのロゼの状態の芯温
68	動物性タンパク質の収縮が急に進み，食感が堅くパサつく。	温泉卵のゲル状の温度
92	植物繊維に含まれるセルロースの破壊が始まる。	米やいものセルロースが破壊される。

以下に紹介する献立は，次の機器を使用している。

♣スチームコンベクションオーブン（SCO）

　FSCCWE61，fujimak製

♣1/1 ホテルパン（ステンレス）

　外形寸法 530 × 325 × 65mm

♣SCO 設定は

　HA：ホットエアーモード，**C**：コンビモード，**S**：スチームモード，**湿**：湿度

　と表記する。

使用する機器により加熱時間などが異なる可能性がある。SCOは事前に予熱をかけ，庫内を設定温度までに温めておく。

さばの甘酢あんかけ 煮

	1人分 (g)	1/1ホテルパン 20人分 (g)
さば（1切/人）	100	2,000
食塩	0.1	2
片栗粉	1	20
オイルスプレー	1	20
たまねぎ ◀ 2mmスライス	25	500
えのきたけ ◀ 石突き落とし長さ1/2	20	400
赤ピーマン ◀ 横1/2 3mmスライス	15	300
水	45	900
穀物酢	7	140
しょうゆ	8.5	170
上白糖	5	100
片栗粉	3.5	70
さやいんげん ◀ 冷凍, 長さ3cm	10	200

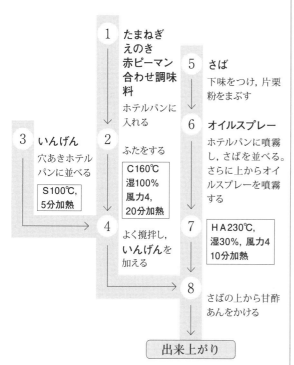

1 たまねぎ えのき 赤ピーマン 合わせ調味料 ホテルパンに入れる

2 ふたをする C160℃ 湿100% 風力4, 20分加熱

3 いんげん 穴あきホテルパンに並べる S100℃, 5分加熱

4 よく撹拌し, いんげんを加える

5 さば 下味をつけ, 片栗粉をまぶす

6 オイルスプレー ホテルパンに噴霧し, さばを並べる。さらに上からオイルスプレーを噴霧する

7 HA230℃, 湿30%, 風力4 10分加熱

8 さばの上から甘酢あんをかける

出来上がり

ひじきの炒め物 炒

	1人分 (g)	1/1ホテルパン 20人分 (g)
にんじん ◀ 長さ4cm千切り	10	200
冷凍むき枝豆	8	160
油揚げ ◀ 横半分, 5mm幅	5	100
乾燥ひじき ◀ 水戻し	3	60
清酒	3	60
上白糖	2	40
しょうゆ	2	40
調合油	1	20

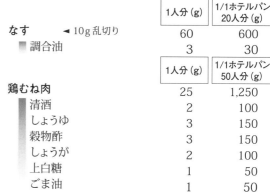

1 ホテルパンに油を広げ, すべての食材を入れる 全体を軽く混ぜ, 調味料を加える

2 ふたをする C 160℃, 湿100%, 風力4, 15分加熱

出来上がり

なすと蒸し鶏の冷製 揚

	1人分 (g)	1/1ホテルパン 20人分 (g)
なす ◀ 10g乱切り	60	600
調合油	3	30

	1人分 (g)	1/1ホテルパン 50人分 (g)
鶏むね肉	25	1,250
清酒	2	100
しょうゆ	3	150
穀物酢	3	150
しょうが	2	100
上白糖	1	50
ごま油	1	50

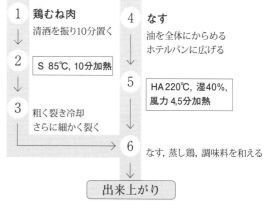

1 鶏むね肉 清酒を振り10分置く

2 S 85℃, 10分加熱

3 粗く裂き冷却 さらに細かく裂く

4 なす 油を全体にからめる ホテルパンに広げる

5 HA220℃, 湿40%, 風力 4,5分加熱

6 なす, 蒸し鶏, 調味料を和える

出来上がり

	En(kcal)	Prot(g)	Fat(g)	Ca(mg)	Fe(mg)	NaCl(g)
さばの甘酢あんかけ	283	19.0	13.8	19	1.8	1.3
ひじきの炒め物	60	2.5	3.2	55	0.6	0.4
なすと蒸し鶏の冷製	82	5.4	4.3	13	0.3	0.5

海鮮あんかけ焼きそば 炒

	1人分（g）	1/1ホテルパン 20人分（g）
中華麺	170	3,400
■ オイルスプレー	2	40
シーフードミックス ◀解凍	60	120
チンゲン菜 ◀3cm幅斜め切り	45	900
根深ねぎ ◀3cm幅斜め切り	15	300
にんじん ◀短冊切り	15	300
乾きくらげ ◀水戻し	0.7	14
┃ 水	120	2,400
┃ 片栗粉	8	160
┃ オイスターソース	5	100
┃ ごま油	4	80
┃ 清酒	3.2	64
┃ 上白糖	2.2	44
┃ 顆粒中華だし	1.1	22
┃ しょうゆ	0.5	10
┃ こしょう	0.02	0.4
うずら卵　水煮缶詰	1個	20個

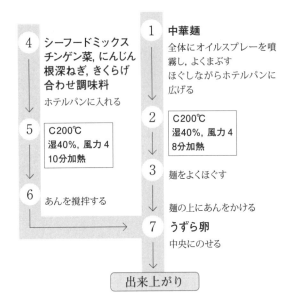

1 **中華麺**
全体にオイルスプレーを噴霧し，よくまぶす
ほぐしながらホテルパンに広げる

2 C200℃
湿40%，風力4
8分加熱

3 麺をよくほぐす
麺の上にあんをかける

4 **シーフードミックス**
チンゲン菜，にんじん
根深ねぎ，きくらげ
合わせ調味料
ホテルパンに入れる

5 C200℃
湿40%，風力4
10分加熱

6 あんを撹拌する

7 **うずら卵**
中央にのせる

出来上がり

＜参考＞ポイント
①合わせ調味料に片栗粉を加え，加熱後のホテルパンの余熱を利用し撹拌することで，とろみをつけることができる。
②SCOのモード，温度，湿度が同じ条件であるため同時調理が可能となり，効率的な調理手法である。

厚揚げ回鍋肉 炒

	1人分（g）	1/1ホテルパン 10人分（g）
生揚げ	100	1,000
■ オイルスプレー	0.3	3
┃ しょうが ◀みじん切り	1	10
┃ にんにく ◀みじん切り	0.5	5
┃ 調合油	1	10
豚もも ◀4cm幅薄切り	40	400
■ 調合油 ◀肉に揉みこむ	1	10
キャベツ ◀4cm角切り	60	600
赤ピーマン ◀3cm角切り	25	250
青ピーマン ◀3cm角切り	15	150
┃ 甜面醤	5.5	55
┃ 清酒	5	50
┃ しょうゆ	5	50
┃ 上白糖	2.5	25
┃ ごま油	1	10
┃ 豆板醤	0.8	8
┃ 片栗粉	0.6	6
┃ 水 ◀水溶き片栗粉	10	100

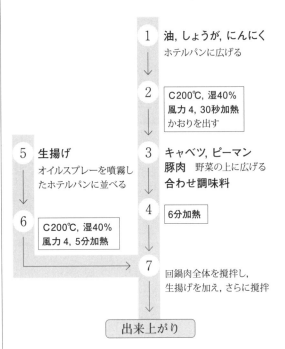

1 **油，しょうが，にんにく**
ホテルパンに広げる

2 C200℃，湿40%
風力4，30秒加熱
かおりを出す

3 **キャベツ，ピーマン**
豚肉 野菜の上に広げる
合わせ調味料

4 6分加熱

5 **生揚げ**
オイルスプレーを噴霧したホテルパンに並べる

6 C200℃，湿40%
風力4，5分加熱

7 回鍋肉全体を撹拌し，生揚げを加え，さらに撹拌

出来上がり

	En（kcal）	Prot（g）	Fat（g）	Ca（mg）	Fe（mg）	NaCl（g）
海鮮あんかけ 焼きそば	415	21.2	8.2	115	3.3	2.0
厚揚げ回鍋肉	297	18.7	18.0	275	3.4	1.3

三色丼 炒

	1人分 (g)	1/1ホテルパン 25人分 (g)
凍結液卵 ◀ 解凍し, 溶いておく	65	1,625
▮ 上白糖	3.5	87.5
▮ みりん	1	25
▮ 清酒	1	25
オイルスプレー	1	25
鶏ひき肉	60	1,500
▮ みりん	7	175
▮ 清酒	6	150
▮ しょうゆ	5	125
▮ しょうが ◀ すりおろし	5	125
▮ 上白糖	2	50
オイルスプレー	2	50
ほうれんそう ◀ 長さ4cm	50	1,250
▮ しょうゆ	1	25
▮ 食塩	0.2	5
いりごま (白)	1	25
紅しょうが	4	100

1 ほうれんそう
穴あきホテルパンに並べる
S100℃ 3分加熱

2 冷却

3 水気を切る
調味料を和える

4 液卵, 鶏ひき肉
それぞれ調味料と合わせる

液卵と鶏ひき肉は, 別々のホテルパンで調理するが, 取り出し加熱時間は同じである

5 液卵
オイルスプレーを噴霧したホテルパンに流す
鶏ひき肉
ホテルパンに広げ, 表面を平らにし, 表面にオイルスプレー噴霧する

6 HA 160℃, 湿40% 風力 4, 6分加熱

7 一度取り出し, ほぐすように混ぜる
卵はゴムべらでホテルパンの周囲をこそぐように混ぜる

8 さらに5分加熱

9 全体を撹拌する
卵は泡立て器を使用し, そぼろ状になるように混ぜる

10 ごはんの上にそれぞれ盛りつける
紅しょうがを中央に飾る

出来上がり

えびとブロッコリーのガーリック炒め 炒

	1人分 (g)	1/1ホテルパン 25人分 (g)
冷凍ブロッコリー ◀ 解凍しておく	50	1,250
冷凍むきえび ◀ 解凍しておく	30	750
キャベツ ◀ 4cm角切り	30	750
ぶなしめじ ◀ 石突きを落とし, ほぐす	10	250
にんにく ◀ 薄切り	1	25
▮ オリーブオイル	3	75
▮ 食塩	0.4	10
▮ 唐辛子 乾 ◀ 輪切り	0.1	2.5
▮ 黒こしょう	0.01	0.25
しょうゆ	1	25

1 オリーブオイル, にんにく
ホテルパンに広げ, 加熱し, かおりを出す
C180℃, 湿100%, 風力 4, 1分加熱

2 一度取り出す
ブロッコリー, キャベツ, しめじ, 調味料
全体を合わせる
えびを散らし, さらに5分加熱

3 しょうゆを回し入れる全体を撹拌する

出来上がり

ジャーマンポテト 炒

	1人分 (g)	1/1ホテルパン 20人分 (g)
皮つきフライドポテト ◀ 冷凍	50	1,000
エリンギ ◀ 短冊切り	20	400
にんじん ◀ 短冊切り	10	200
▮ にんにく ◀ みじん切り	0.5	10
▮ オリーブオイル	0.5	10
▮ 食塩	0.4	8
こしょう (黒)	0.02	0.4

①にんじんを穴あきホテルパンに並べ, C100℃, 5分加熱する。

②クッキングシートを敷いたホテルパンにフライドポテト, エリンギ, にんじんを入れ, 調味料を加え, 撹拌する。

③C 180℃, 100%, 風力4で10分加熱する。

	En(kcal)	Prot(g)	Fat(g)	Ca(mg)	Fe(mg)	NaCl(g)
三色丼	571	21.2	16.6	80	2.9	1.5
えびとブロッコリーのガーリック炒め	81	7.4	3.3	59	1.2	0.6
ジャーマンポテト	91	1.5	3.2	6	0.9	0.4

かつおとれんこんの竜田揚げ 揚

	1人分 (g)	1/1ホテルパン 10人分 (g)
かつお（20g×3切／人）	60	600
しょうゆ	3	30
みりん	3	30
清酒	3	30
にんにく（おろし）	0.3	3
しょうが（おろし）	0.3	3
片栗粉	8	80
オイルスプレー	5	50
れんこん ◀厚さ1cm半月切り	30	300
片栗粉	4	40
オイルスプレー	4	40
だいこん ◀おろし	60	600
大葉 ◀せん切り	0.7	7
ぽん酢しょうゆ	9	90

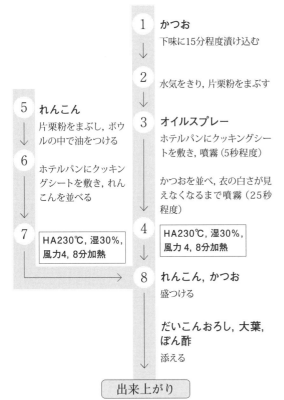

1 **かつお**
下味に15分程度漬け込む

2 水気をきり，片栗粉をまぶす

3 **オイルスプレー**
ホテルパンにクッキングシートを敷き，噴霧（5秒程度）

かつおを並べ，衣の白さが見えなくなるまで噴霧（25秒程度）

4 HA230℃，湿30%，風力4，8分加熱

5 **れんこん**
片栗粉をまぶし，ボウルの中で油をつける

6 ホテルパンにクッキングシートを敷き，れんこんを並べる

7 HA230℃，湿30%，風力4，8分加熱

8 **れんこん，かつお**
盛つける

だいこんおろし，大葉，ぽん酢
添える

出来上がり

甘酒大学いも 揚

	1人分 (g)	1/1ホテルパン 30人分 (g)
さつまいも（皮つき）◀10g乱切り	50	1,500
調合油	2.5	75
甘酒	10	300
上白糖	3	90
いりごま（黒）	0.3	9

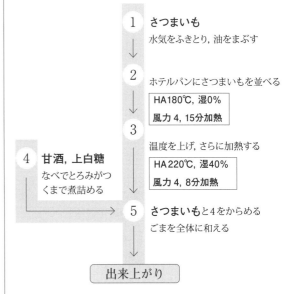

1 **さつまいも**
水気をふきとり，油をまぶす

2 ホテルパンにさつまいもを並べる
HA180℃，湿0%
風力4，15分加熱

3 温度を上げ，さらに加熱する
HA220℃，湿40%
風力4，8分加熱

4 **甘酒，上白糖**
なべでとろみがつくまで煮詰める

5 さつまいもと4をからめる
ごまを全体に和える

出来上がり

＜参考＞ オイルスプレーとは

オイルスプレーとは，キャノーラ油をベースにレシチンを加えたスプレー油である。細かな霧状の油を噴霧するため，調理機器や食材に，むらがなく簡単に噴霧することができる。また1/1ホテルパン1枚当たりの噴霧は3秒であり，1秒1gで換算するため，油脂の使用量も3gとごく少量で，エネルギーを控えた調理が可能となる。

フライパンや焼き網，型に噴霧すれば，焦げつきや付着を防ぐことができ，また肉や魚，パンなどの仕上げに使用すると照り出しの効果もある。

オイルスプレーの種類は，豊富で次のようなものがある。

• **バター風味**：ムニエルやグラタン，ケーキなどの製菓に適している。

• **ムースタイプ**：流れにくいため，パン粉をのせ加熱するパン粉焼きなどの調理に適している。

• **ノンアレルギー**：原材料に食物アレルギーの原因物質とされる特定原材料，および特定原材料に準ずるもの27品目を含んでいない。

	En(kcal)	Prot(g)	Fat(g)	Ca(mg)	Fe(mg)	NaCl(g)
かつおとれんこんの竜田揚げ	231	17.0	9.0	30	1.6	0.8
甘酒大学いも	107	0.6	2.6	24	0.3	0.1

ひよこ豆のココナッツカレー 煮

	1人分 (g)	1/1ホテルパン 20人分 (g)
たまねぎ	30	600
マッシュルーム	30	600
しょうが ◀ みじん切り	3	60
にんにく	1	20
カレー粉	2	40
調合油	5	100
トマト缶	65	1,300
ひよこ豆	60	1,200
豚ひき肉	15	300
牛乳	30	600
ココナッツミルク	30	600
上白糖	1.5	30
食塩	1.5	30

1 たまねぎ, マッシュルーム, しょうが,
 にんにく, カレー粉, 油
 混ぜ合わせ, ホテルパンに入れる

↓

2 C160℃, 湿40%, 風力 4, 5分加熱

↓

3 トマト缶, ひよこ豆, 豚ひき肉, 調味料
 よく混ぜ合わせる

↓

4 ふたをする（湿度のみ変更）
 C160℃, 湿90%, 風力 4, 20分加熱

↓

出来上がり

<参考> ポイント

ひよこ豆のココナッツカレー

夏野菜のラタトゥイユ

たまねぎは, 湿度を低くて火を通したのちに, 湿度を
上げて煮込む。そうすることで, たまねぎの甘みがひき
立ち, よりおいしい仕上がりとなる。

	En(kcal)	Prot(g)	Fat(g)	Ca(mg)	Fe(mg)	NaCl(g)
ひよこ豆のココ ナッツカレー	276	12.2	15.4	87	2.2	1.5
夏野菜のラタ トゥイユ	34	1.1	0.6	17	0.4	0.5
りんごのワイ ンゼリー	46	0.7	0	2	0.0	0.0

夏野菜のラタトゥイユ 煮

	1人分 (g)	1/1ホテルパン 20人分 (g)
ズッキーニ ◀ 1cm幅の半月切り	25	500
黄パプリカ ◀ 1.5cm角切り	15	300
たまねぎ ◀ 1.5cmの角切り	15	300
なす ◀ 5g乱切り	10	200
オリーブ油	0.5	10
トマト缶	60	1,200
コンソメ	0.8	16
食塩	0.2	4
こしょう（黒）	0.02	0.4

1 ズッキーニ, パプリカ, たまねぎ, なす
 ホテルパンに入れ, オリーブ油を回しかける

↓

2 C160℃, 湿度40%, 風力 4, 8分加熱

↓

3 調味料を全て加え全体を合わせ表面をならす
 ふたをする（湿度のみ変更）
 C160℃, 湿度90%, 風力 4, 15分加熱

↓

出来上がり

りんごのワインゼリー 煮

	1人分 (g)	1/1ホテルパン 25人分 (g)
りんご (皮つき) ◀ 16等分くし形を半分	35	875
水	20	500
白ワイン	10	250
上白糖	3.5	87.5
レモン汁	3	75
ゼラチン ◀ 水で膨潤	0.8	20
水	5	125

1 水, 白ワイン, 上白糖
 沸とうしたら火を止める
 レモン汁

↓

2 りんご
 ホテルパンに並べシロップを注ぎ, クッキングシートでふたをする
 C150℃, 湿50%, 風力 4, 15分加熱

↓

3 りんごとシロップを分ける。りんごは器に盛りつける

↓

4 ゼラチン
 シロップに入れ溶かす。ゼリー液を分注
 冷却

↓

出来上がり

3
SECTION

ライフステージ別の食事

　すべての人が健康で豊かな生活を送るためには，世代ごとの食習慣が重要である。ライフステージ別の食事は，各世代において，様々な健康，および栄養状態にある対象者に対し，的確なアセスメントを行い，必要な改善点に応じて栄養ケアプランを作成する必要がある。さらに，ケアプランをもとにエネルギーをはじめとした栄養素に過不足のない具体的な献立を作成し，調理する能力が求められる。

　この章では，調理学実習の目的である「適切な素材を調理し料理として仕上げること（詳しくは1章参照）」に重きをおいた。そのため，ライフステージ別の栄養特性から「比較的どの世代においても過不足の起こりやすい栄養素」を取り上げ，献立（例）を述べる。

　乳児（離乳食）や高齢者（介護食）のように，テクスチャーを適切に仕上げることを重視した料理については，割愛した（詳しくはSECTION4 p.166以降参照）。なお，対象者の栄養状態を判定する「栄養アセスメント」や，栄養状態を改善するための包括的なプログラムである「栄養ケアプラン」についても，ライフステージ別の食事を理解するうえでは，欠かせないことも付け加えておきたい。

1　**ライフステージ別特徴と栄養との関わり**

（1）幼児期

　1～1歳半で離乳は完了し，3歳頃には咀しゃく機能が発達することで，成人と近い食事ができるようになる。体重当たりのエネルギー，たんぱく質，カルシウム，鉄などの必要量が2～3倍高くなるが，内臓諸器官の発育や胃の容量が不十分な時期であり，1日3回の食事のみでは必要な栄養素量は充足されにくい。3食のほかの間食も重要となる。間食は夕食までのエネルギー補給，および不足しがちな栄養素を補うよう配慮する。市販菓子類は脂質，塩分を多く含むため栄養バランスをくずしやすい。

　幼児期の献立（調理）を行うにあたり，鶏卵，乳，小麦は食物アレルギーを起こしやすい。食物アレルギーへの対応は，原因となる食品の除去が基本であり，上記は栄養的に優れた食品であっても，代替食品を想定した食品選択が必要になる。

　①**配慮が必要な栄養素**　たんぱく質，鉄，カルシウム

　②**食生活の留意点**　野菜の積極的な摂取，食材本来の味（薄味）

（2）学童期～思春期

　身長・体重が増加すると共に食嗜好が完成する。身体活動量，運動能力が高まり，体重当たりのエネルギー・栄養素の必要量は幼児期同様高い。たんぱく質，ミネラル，ビタミン類は不足のないよう意識する。一方で栄養の過不足による栄養障害も生じやすい。男女共に，朝食の欠食，個（孤）食，などによる食生活の乱れが起き始める。

痩せ願望の増大による栄養素の欠乏，過食と運動不足による肥満，部活動などによる運動習慣の過度な増大による栄養必要量の高まりなど，栄養バランスや適正量は個々で異なる。個々が適切な食事を選択できるよう，栄養の意図も含めた献立を示すことで，自身で実践につながる自己管理能力を身につけられるよう促す。

① **配慮が必要な栄養素**　エネルギー，食物繊維，鉄，カルシウム

② **食生活の留意点**　肥満とやせ，偏食，欠食骨粗鬆症，貧血

（3）成人期

20歳以降，64歳まで成人期というが，20〜29歳までは青年期，30〜49歳までは壮年期，50〜64歳までを実年期とよぶ。成人期から心身機能は緩やかに低下するが，その度合いは個人差が大きい。食事習慣，運動不足，飲酒，喫煙など，日々の栄養摂取状況が要因となり，生活習慣病を生じるリスクが高まる。

特に単身生活者において，食生活が不規則になりやすく，ファストフードなどの利用増加により栄養バランスが乱れやすい。乱れた食生活の多くは，エネルギー，脂質，食塩の過剰摂取や，ビタミン，ミネラル，食物繊維の不足を招く。

① **配慮が必要な栄養素**　脂質，塩分

② **食生活の留意点**　メタボリックシンドローム（肥満，糖尿病，高血圧）

2　各栄養素に配慮した料理

献　立	鉄	カルシウム	減　塩	低脂質
主　食	わかめごはん	桜えびごはん		きのこごはん
主　菜	レバニラ炒め	ししゃもフライ	タンドリーチキン	豆腐ハンバーグ
			白身魚香草焼き	鶏むね肉の南蛮漬け
副　菜	切り干しだいこんの煮物	ポテトグラタン	なすの揚げ浸し	長いもの梅肉和え
	ほうれんそうとはるさめ炒め	昆布の佃煮	もずく酢	

（1）鉄のはたらき

鉄は全身に酸素を運搬するヘモグロビンを構成している。鉄が不足すると，筋肉をはじめとする全身へ酸素が運搬されなくなるため，あらゆるライフステージにおいて，欠かすことはできない。

鉄は体内で吸収されにくく，多く含め食品は限られている。そのため，意識して鉄の多い食品をとる必要がある。ヘム鉄（ヘモグロビン・ミオグロビンに由来する鉄）は，畜肉や魚肉の赤身部位に含まれ，非ヘム鉄より吸収がよい。卵，緑黄色野菜，豆に含まれる非ヘム鉄は，ビタミンCと併用して摂ると吸収がよくなり効果的である。

♣鉄を多く含む食品

きくらげやひじき，かわのりなどの海藻類に多く，効果的な鉄摂取が期待できるが，調理において，一度に使用する量は少ない。獣鳥肉類のレバー（肝臓）は，豊富に鉄が含まれており

調理で活用したいが，大量に摂取しすぎると，ビタミンＡが体内に蓄積するため留意する必要がある。その他，だいず製品，ごまも鉄を多く含む。

（２）カルシウムのはたらき

カルシウムは，身体において99％が骨もしくは歯に存在し，骨全体に含まれるミネラルの大部分にあたる。骨は身体の土台となり内臓を保護している。カルシウムが減少すると，ホルモン作用により骨内のカルシウムが溶出される。幼児期から成人期まで，十分なカルシウムを摂取する必要がある。

♣カルシウムを多く含む食品

乳製品，小魚，豆類，海藻類，葉菜類とカルシウムを多く含む食品数は多い。しかし，食品のカルシウムは不溶性であり吸収されにくい。そのため，比較的吸収率のよい乳製品・卵（約50％），魚介類（約35％）から積極的に摂取していくことを意識する。

（３）食塩の過剰摂取

食塩は，ナトリウムと塩素からなり生命の維持には欠かすことができない。ナトリウムは食塩だけでなく，多くの食品に含まれており，調味料にはナトリウムが多量に含まれている。食生活においては，不足することはなく，むしろ過剰摂取が問題となる。

食塩の過剰摂取は血管組織内の水分が血液中に移動することで起こる血圧上昇を招く。成人期において高血圧や動脈硬化を招くだけでなく，幼児期から濃い味つけへの慣れによる偏食なども懸念される。

♣減塩の工夫

レモンや酢などにより酸味を効かせることや，香辛料，香味野菜による刺激により，薄味を感じさせない調理が効果的である。また，油によるコクや焦げによる風味づけを行うことや，調味料の正確な計量により，余分な塩分を添加しない配慮も調理において大切となる。

（４）脂質の過剰摂取

脂質の過剰摂取は，食品からの総摂取エネルギーが活動による消費エネルギーを上回ることに繋がりやすい。外食メニューをはじめ高脂質料理は身近にあり，どのライフステージにおいても注意する。

脂質摂取量が増えることは，肥満，脂肪肝を招きやすい。さらに，中性脂肪やコレステロールが増えすぎると，総脂質量だけでなく，飽和脂肪酸と不飽和脂肪酸のバランスも考慮する必要がある。

♣低脂質の工夫

白身魚や鶏ささみなど，脂質量の少ない食材を意識して選択する。さらに油脂を多く用いる調理法（揚げ，炒め）は控える。食感がパサつきやすいため，調味液に漬ける料理や，味も淡白になりやすいため，できるだけ多くの食材を取り入れることで，バリエーションをつけ飽きさせない料理とする。

以下に紹介する献立は，不足もしくは過剰摂取しやすい栄養素への配慮だけでなく，幅広いライフステージへの対応しやすさを考慮した構成となっている。

3 鉄を多く含む料理

わかめごはん　　主食

米	280 g
水	400 mL
板わかめ	20 g
だいこん菜	40 g ◀ 小口切り
ごま油	5 mL
いりごま（白）	5 g
木の芽	少量

① 米は炊く30分～1時間前に洗い，ざるに上げておく。炊飯器に入れ，分量の水を加えて普通に炊く。
② 板わかめは火にかざしてあぶり，色が鮮やかになって香りが立ってきたらはずし，細かくもみほぐす。
③ だいこん菜はごま油で香ばしく炒める。
④ 炊き立てのご飯にわかめ，だいこん菜，白ごまを加えてさっくり混ぜる。器に盛り，木の芽をのせる。

レバニラ炒め　　主菜

		合わせ調味料	
豚レバー	280 g	しょうゆ	20 mL
牛乳	適宜	オイスターソース	20 g
食塩	2.8 g	清酒	15 mL
こしょう	少々	砂糖	9 g
片栗粉	4 g	中華スープ	15 mL
油	5 mL	（または水）	
もやし	200 g	片栗粉	2 g
にら	100 g		
しょうが	8 g		
にんにく	4 g		

① 一口大に切ったレバーを流水で洗った後，約20分間牛乳に浸す。
② 水で洗って，よくふいて塩，こしょうをする。
③ 片栗粉をまぶして，なべで熱した油で焼く。中まで火が通ったら，取り出しておく。
④ レバーを取り出したなべに，みじん切りにしたしょうがとにんにくを加えて，弱火で炒める。
⑤ もやしと5cm幅に切ったにらを強火で軽く炒める。
⑥ ④のレバーを戻し，合わせ調味料を加えて全体に混ぜる。

	En(kcal)	Prot(g)	Fat(g)	Ca(mg)	Fe(mg)	NaCl(g)
わかめごはん	304	5.6	6.4	75	1.3	0.5
レバニラ炒め	136	16.6	3.2	26	9.6	2.1

切り干しだいこんの煮物　　副菜

切り干しだいこん	60 g ◀ 水に浸す
にんじん	40 g ◀ いちょう切り
乾しいたけ	4枚 ◀ せん切り
油揚げ	20 g ◀ 細切り
ちくわ	20 g ◀ 小口切り
混合だし	400 mL
砂糖	18 g
しょうゆ	35 mL
清酒	30 mL

① 切り干しだいこんは洗って水に15～20分浸して戻し，水けを絞る。
② にんじんは薄いいちょう切り，戻したしいたけは薄切りにする。
③ 油揚げは細切り，ちくわは小口切り。
④ だしで①，②を煮，調味料を加えて15分，③を加えて煮汁がなくなるまで煮る。

ほうれんそうとはるさめ炒め　　副菜

ほうれんそう	250 g ◀ 5cm幅に切る
はるさめ（乾）	20 g ◀ 1/2の長さに切る
サラダ油	20 mL
しょうゆ	15 mL
湯（タン）（中華だし）	60 mL

① ほうれんそうは葉と茎に分け，4～5cm幅に切る。
② 切ったほうれんそうを2分茹でる。
③ フライパンにサラダ油を入れ煙が出るまで，しっかり熱する。
④ 茎を入れて炒める。
⑤ 葉を加え炒める。
⑥ 湯としょうゆ，はるさめを加えて手早く混ぜる。
⑦ 完全に汁気がなくなる前に仕上げる。

	En(kcal)	Prot(g)	Fat(g)	Ca(mg)	Fe(mg)	NaCl(g)
切り干しだいこんの煮物	116	4.4	1.9	98	1.1	1.4
ほうれんそうとはるさめ炒め	76	1.7	5.3	54	1.3	0.5

4 カルシウムを多く含む料理

桜えびごはん　　主食

米 (洗米)	320 g
水* (米の1.3倍)	430 mL
清酒	35 mL
桜えび	20 g
しょうが	適宜

①米を洗い，分量の水で30分以上浸漬する。
②①に調味料と桜えびを加え，よく混ぜて炊飯する。
③炊き上がったごはんを器によそい，針しょうがをのせる。

＊水と清酒を合わせ米の1.5倍程度

ししゃもフライ　　主菜

ししゃも	8尾 (240g)
小麦粉	25 g
卵 (1個)	50 g ◀溶かしておく
パン粉	50 g
揚げ油	適量
サラダ菜	2枚
レモン	1/2個 ◀たてに1/8のくし切り

①ししゃもの水けをペーパータオルなどでふく。卵はときほぐす。
②ししゃもに小麦粉をまぶし，余分な粉をはたき落とし，とき卵にくぐらせる。パン粉をまぶしつけて軽く押さえて，パン粉を落ちつかせる。
③揚げ油を170度に熱し，②を入れてきつね色に色づくまで揚げる。
④器にサラダ菜を敷き，③を盛り，レモンのくし形切りを添える。

<参考> カルシウムと同時に摂取したい栄養素

　カルシウムは，消化吸収率が低い栄養素であるだけでなく，体内で合成することができない。そのため，カルシウムの吸収を促進するビタミンDを含む食品と同時摂取することが効果的である。
　ビタミンDは，魚介，きのこ，卵に含まれている。また，鶏手羽先やゼラチンに多く含まれるコラーゲンは，骨を強化し，カルシウムの骨吸収を助ける。

	En(kcal)	Prot(g)	Fat(g)	Ca(mg)	Fe(mg)	NaCl(g)
桜えびごはん	309	8.2	0.9	104	0.8	0.5
ししゃもフライ	258	16.0	15.5	216	1.5	0.9

ポテトグラタン　　副菜

じゃがいも	600 g ◀1cm輪切り
たまねぎ	200 g ◀うす切り
バター	30 g
塩	1 g
パン粉	20 g
グリュエールチーズ	200 g

①じゃがいもは皮をむき，1cm厚さの輪切りにし，さっと水洗いして，塩湯で硬めに茹でる。
②フライパンにバターを熱し，薄切りのたまねぎを炒める。しんなりしたら，①を入れて炒め，塩をふる。
③バター少量 (分量外)をぬった耐熱皿に②を入れ，チーズをのせ，パン粉をふる。オーブントースターで，チーズがとけ，こんがり色づくまで焼く。

昆布の佃煮　　副菜

早煮昆布 (4枚)	40 g ◀せん切り
水	400 mL
ちりめんじゃこ	8 g
みりん	30 mL
清酒	30 mL
しょうゆ	10 mL

①昆布は水少量 (分量外)をふりかけてやわらかくし，細く切る。
②なべに分量の水を入れ①を加えて戻す。
③②のなべにちりめんじゃこを加え，みりん，酒，しょうゆを加えて，煮汁がなくなるまで煮る。

<参考> ちりめんじゃことしらすの活用

　どちらもいわし類の稚魚であり，生もしくは水揚げ後 茹でたものを「しらす」，天日で干し，水分量を半分以下にしたものを「ちりめんじゃこ (もしくはしらす干し)」とよぶ。
　魚の骨を含め，丸ごと摂取することになるため，カルシウムを多く摂取することができるが，同一の分量を用いるのであれば，ちりめんじゃこの方が10倍近く多くのカルシウムを摂取できる。一方で，塩分量を控えた構成とする際は，しらすを用いる。

	En(kcal)	Prot(g)	Fat(g)	Ca(mg)	Fe(mg)	NaCl(g)
ポテトグラタン	482	16.6	28.4	389	1.1	2.0
昆布の佃煮	50	1.8	0.2	54	0.4	0.9

タンドリーチキン　　主菜

鶏もも肉	400 g	◀4cm 角に切る
味漬けたれ		
カレー粉	12 g	
ヨーグルト	160 g	
にんにく	少々	◀すりおろす
しょうが	少々	◀すりおろす
レモン汁	12 g	
ガラムマサラ	適量	
ターメリック	適量	
チリパウダー	適量	
油	15 mL	
レタス	80 g	◀洗って，一口大にちぎる

①肉を漬けだれに1時間以上漬け込む。
②なべに油をひいて，鶏肉の皮のほうから焼く。
③焼き目がついたらひっくり返して，焼き目をつけて弱火にし，ふたをして中まで火を通す。
④器にレタスを敷いて，肉を盛つける。

白身魚の香草焼き　　主菜

たら (4切れ)	280 g	
塩	3 g	
こしょう	少々	
パセリ	20 g	
薄力粉	15 g	
バター	70 g	
レモン	1/2 個	
タイム	適量	

①たらに塩とこしょうをふる。
②たらから出てきた水分をふきとり，薄力粉を薄くまぶす。
③フライパンにバターを入れて熱し，たらの表面を下にして入れ，フライパンを揺らしながらきれいな焼き色がつくまで焼く。
④みじん切りにしたパセリをたらの表面にふり，火が通るまで焼く。
⑤盛りつけた後，タイムを上からかけ，くし切りにしたレモンを添える。

もずく酢　　副菜

もずく	280 g	
きゅうり	20 g	◀輪切り
しょうが	15 g	◀せん切り
酢	15 mL	
しょうゆ	7 mL	
砂糖	6 g	

①もずくは十分に水洗いをし，水けをきって食べやすい長さに切る（塩漬けのものは塩抜きする）。
②調味料を合わせてもずくを和える。
③②を器に盛り，きゅうりとしょうがをのせる。

なすの揚げ浸し　　副菜

なす (4個)	400 g	◀5mm 切り込み
揚げ油	適量	
みょうが	80 g	◀薄切り
レモン汁 (1/4個)	5 mL	
酢 　⎫ a	20 mL	
しょうゆ ⎭	10 mL	
青じそ	適量	◀せん切り

①なすはへたを除いてたて半分に切り，茶せんに切り込みを入れ，水にさらしてあくを抜く。
②①の水けをふいて，170度に熱した揚げ油で上げる。
③みょうがは薄切り，レモンの皮はせん切りにし，aと合わせる。
④②を③につけて味をなじませ，つけ汁ごと器に盛り，青じそをのせる。

＜参考＞ カリウムの摂取

　高血圧をはじめとした減塩には，カリウム摂取も同時に意識することが大切である。カリウムはナトリウムの排出を促し血圧調整する作用がある。
　カリウムが豊富な食品は，果物，野菜，いも，海藻類など植物性食品全般に多い。カリウム摂取量が不足することはほとんどないが，減塩時には，主となる食品の付け合わせに植物性食品を積極的に加えることや，野菜や果物を生で摂取するサラダをつけ加えると効果的である。

	En(kcal)	Prot(g)	Fat(g)	Ca(mg)	Fe(mg)	NaCl(g)
タンドリーチキン	242	17.2	15.6	33	0.5	0.1
白身魚香草焼き	249	16.9	16.7	33	0.8	0.4

	En(kcal)	Prot(g)	Fat(g)	Ca(mg)	Fe(mg)	NaCl(g)
もずく酢	12	0.3	0.1	19	0.5	0.5
なすの揚げ浸し	157	1.6	14.1	26	0.5	0.4

きのこご飯　　　　　　　主食

米	280 g
昆布だし	430 mL
塩	2 g
しめじ	100 g
＜煮汁＞	
▌清酒	20 mL
しょうゆ	15 mL

①米は洗い，分量のだしにつけ30分以上おく。

②しめじは石づきを除き，1本ずつほぐし，清酒としょうゆを加え，強火にかけ，さっと火を通す。

③塩と②の余った煮汁を①に加え，ひと混ぜした後しめじをのせて炊く。

④炊き上がったらさっくりと混ぜ，器に盛る。

豆腐ハンバーグ　　　　　　主菜

		＜つけ合わせ＞	
もめん豆腐	200 g	だいこん 200 g ◀すりおろす	
▌鶏ささみ	200 g	貝割れ菜	20 g
生パン粉	80 g	きざみ紅しょうが	1 g
とき卵	50 g (1個)	けずり節	1 g
塩	2 g	きざみのり	1 g
こしょう	少量	しょうゆ	5 mL
サラダ油	20 mL		

①豆腐は乾いたふきんに包んで重石をのせ，厚みが半分になるまで水気をきり，細かくほぐす。鶏ささみは包丁でほぐし，さらに包丁で細かくたたく。

②ボウルに鶏肉，生パン粉，塩，こしょうの順に加えて練り混ぜ，卵，豆腐を加えて練り，4等分して小判形にまとめ，中央を少しくぼませる。

③フライパンに油を熱し，ハンバーグを入れて強火で30秒，弱火にして3～4分，裏返して焼き，皿に盛る。

④だいこんをおろしてハンバーグの上にのせ，さらに他の材料をだいこんの上にのせ，しょうゆをかける。

鶏むね肉の南蛮漬け　　　　主菜

鶏むね肉	480 g ◀皮なし
たまねぎ	200 g
にんじん	80 g
ピーマン	60 g
青じそ	4 枚
穀物酢	180 mL
しょうゆ	80 mL
砂糖	60 g
とうがらし	適量

①鶏むね肉は一口大のそぎ切りにする。

②たまねぎは薄切り，にんじん，ピーマンはせん切りにする。

③バットに穀物酢，しょうゆ，砂糖，とうがらしを入れてよくかき混ぜ，たまねぎ，にんじん，ピーマンを入れる。

④鶏むね肉を茹でる。

⑤鶏むね肉が茹で上がったらバットに加えて全体に汁をからませて，30分ほど漬ける。

⑥器に鶏むね肉を盛り，せん切りした青じそをのせる。

長いもの梅肉和え　　　　　副菜

長いも	320 g
青じそ	4 枚
梅干し (身)	12 g
かつおだし	20 mL
みりん	30 mL
しょうゆ	10 mL
清酒	10 mL

①長いもは皮をむき，4cmの長さの拍子木切りにする。

②青じそはせん切りにする。

③梅肉，だし，みりん，しょうゆ，清酒をよく混ぜ合わせる。

④器に長いもを盛り，梅調味液をかけ，青じそをのせる。

	En(kcal)	Prot(g)	Fat(g)	Ca(mg)	Fe(mg)	NaCl(g)
きのこごはん	239	5.1	0.9	10	0.7	0.9
豆腐ハンバーグ	222	19.1	9.6	71	1.2	1.4

	En(kcal)	Prot(g)	Fat(g)	Ca(mg)	Fe(mg)	NaCl(g)
鶏むね肉の南蛮漬け	253	31.8	2.4	46	3.0	1.0
長いもの梅肉和え	73	2.1	0.3	19	0.4	1.1

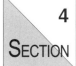

高齢者向き食べやすい食事

1 摂食機能に対応した介護食の展開

　超高齢化社会に突入した日本では，要介護高齢者が増え，医療や福祉，また在宅において，食事を口から食べられないために低栄養や脱水などで健康を害することが大きな問題となっている。介護施設においても，栄養ケアマネジメントが施行されるようになり，要介護高齢者の「口から食べる」ことによって，低栄養状態を改善する，加えて QOL の観点からも個別に対応した栄養管理の実施が必要となっている。

（1）食塊のテクスチャー

　健常な人が食事を経口摂取する際，口中に取り込んだ食物を口蓋と舌で圧縮することでその食物のテクスチャー（硬さやべたつき感など）を認知し，歯で咀しゃくする必要があるか，舌と口蓋による圧縮による咀しゃくだけでもいいのかを決定している。咀しゃくの必要な硬さの食物は，咀しゃくにより粉砕しながら，飲み込みやすい硬さになるまで唾液と混合した食物（食塊）として嚥下する。咀しゃくや嚥下には，食物（食塊）のテクスチャーが大きく影響する。

　摂食機能，ことに嚥下機能が低下した高齢者でも口から食べることができるよう，食べる人の摂食機能に対応した食事形態を調製し，食べやすく調理の工夫が必要となる。

　人が咀しゃく・嚥下の過程で感じる口触り，歯ごたえ，喉ごしなどの食感を，これらの感覚的に得られた情報が脳で統合され，その食物のテクスチャーとして感じられる。硬さ（物を変形させるのに必要な力），付着性（食品の表面と他の物体，例えば，舌，歯，口腔などの表面とが付着している引力に打ち勝つのに必要な力），凝集性（食品の形態を構成する内部結合に必要な力）を調整する。

（2）摂食機能と食事形態

　介護施設における食べる人の咀しゃく・嚥下機能に対応した食形態・調理形態の分類を表3-3 に示した。食形態Ⅰ（やわらか食）は常食タイプであり，普通食をやわらかく調理した形態である。食形態Ⅱ（やわらか一口食）は，やわらか食を一口大（1〜2cm 程度の大きさ）に切った形態である。また，食形態Ⅲ（やわらかつぶし食）は，やわらか一口食をさらに細かく切る，あるいは，つぶしたものにとろみをつけたもので，食形態Ⅳ（やわらかゼリー・とろみ食）は，均一なやわらかいゼリー状，あるいはペースト状の形態である。

　介護施設では咀しゃくや嚥下機能が低下した人が，口から食べることができるように，食物の風味や見た目にも，調理工夫し食事形態を変化させて提供する。

表 3-3　摂食機能に対応した食形態・調理形態の分類

形態 区分	Ⅰ やわらか食	Ⅱ やわらか 一口食	Ⅲ やわらか つぶし食	Ⅳ やわらか ゼリー・とろみ食
形　状	常食タイプ	1〜2 cm にカット	不均質ゾル・ゲル	やわらかい 均質ゾル・ゲル
摂食機能	概ね良好 何でも食べられるが，硬いもの大きいものは食べにくい。	噛む力が低下 硬いものや大きいものは，食べにくい。 食物の認知・口腔への取り込みが困難	ほとんど，噛めないために，噛まずに飲み込んでしまう。 食塊の咽頭への移送が困難	口唇が閉じにくいために，口中への取り込みおよび食塊形成が困難 時どき，むせがあり飲み込むのに時間がかかる。
	咀しゃく・嚥下機能 正常	咀しゃく機能低下		嚥下機能低下
調理形態	ある程度の歯ごたえは残すが，やわらかく調理する。	やわらかく調理したものを，一口大 または，熟煮する。	舌でつぶせる硬さにほぐす。またはつぶして，とろみ調整食品でまとめる。（舌でつぶせるやわらか食）	舌で軽くつぶすことができる硬さの均質な，なめらかなゼリー状，ペースト状
ユニバーサルデザインフードの分類	容易に かめる	歯ぐきで つぶせる	舌で つぶせる	かまなくて よい

2　市販のとろみ調整食品

（1）さらっとした液状食品にとろみをつけることの重要性

　嚥下機能が低下した人は，さらっとした水，ジュース，みそ汁などを飲むと，間違って気管に食物が流入する誤嚥をひき起こすことがある。誤嚥には，むせを伴わないサイレントアスピレーション（不顕性誤嚥）があり，本人や周囲の人も気づかず，そのまま食事を続行する場合が多い。このようなことがないように，嚥下に障害のある人に，さらっとした液状食品を供食する場合，とろみをつけている。また，摂食機能に障害をもつ人のための食事として，高齢者施設や病院における食事の主流となっている「刻み食」は，咀しゃく機能を補うためには有効であるが，まとまりがわるいために食塊形成が難しく，誤嚥などの誘因となる危険性が指摘されている。介護の立場からも，まとまりのわるさから食事介助しにくいとの声があがっている。近年，とろみをつけたあんやゲル化剤により刻み食をまとめて，摂食機能が低下した高齢者や障害者に提供している。

（2）とろみをつける材料

　従来，でん粉（片栗粉，葛粉，コーンスターチなど）を加え，加熱することで液状食品にとろみをつけてきた。でん粉を水に加えて加熱すると，でん粉粒が膨潤して糊化する性状を利用したものである。嚥下に障害のある人がさらっとした液状食品を喫食する際，誤嚥をふせぐために開発された市販のとろみ調整食品は，従来のでん粉とは異なり，加熱調理を行わなくても液状食品に添加して撹拌するだけでとろみが得られる。

　また，介護食をつくる際ゲル化剤を添加することで，口中のべたつき感を減少させ，まとまりやすく食塊形成し口中感覚が改善される。見た目にもおいしそうな盛りつけを工夫することもできる。介護食に使用する主なゲル化剤の使用方法を示したので参照されたい。

表3-4　介護食に使用する主なゲル化剤の使用方法

原料名	ゼラチン	寒　天	カラギナン ローカスト	グルコマンナン	ジェランガム
食品区分	食品添加物	食　品	食品添加物	食　品	食品添加物
溶解温度	14℃で膨潤 60℃で完全溶解	95℃	85℃	60℃	85℃
凝固温度	10℃以下	30～35℃	40℃	40℃	70℃
融解温度	20～25℃	80～90℃	55℃	60℃	70℃
物　性	弾力と粘りがある ゲル・凝集性が高 く離水がない	さくさくしたゲ ル・凝集性が低く 離水あり	ゼラチンと寒天の 中間	弾性の強いゲル （非加熱ではミキ サーでべたつきの 少ないムース状）	ゼラチン様の弾力 のあるゲル
主なゲル化剤の 商品例	（改良ゲル化剤） 介護食用ゼラチン 寒天	（改良ゲル化剤） ウルトラ寒天 ソフティアG，ス ルーパートナー	イナアガー	ミキサーゲル， まとめるこ ミキサー＆ソフ ト	ホット＆ソフト， スベラカーゼ ソフティアu

＜参考＞　介護食用市販ゲル化剤添加のよる口腔の変化

　ゲル化剤を添加することで，ペースト状にした食品や液体を，舌でつぶせる，あるいはかまなくてもよい程度に固形化することができる。

　形のある食事（固形化）をつくることで見た目にも食欲をそそり，開口良好となり口腔への取り込みや嚥下を誘発する。ゼリー状に形のある食事に固形化するときは，ゼラチンを使用すると冷たいものしか提供できないが，ゲル化剤の使用方法を工夫することで温かいゼリー状の介護食（ミキサー粥ホットゼリーなど）を提供することもできる（ジェランガム系のゲル化剤など使用）。

　ゲル化剤には，広い用途に対応できる様々な種類があり，その多様性を可能にしている。

　　3 ， 4 ， 5 に，高齢者向き食べやすい食事を摂食機能に対応して介護食に展開し，食べる機能に合わせた食事，食形態別調理方法の工夫を示す。

＜参考文献＞

摂食・嚥下機能が低下した高齢者の栄養状態の評価 — 嚥下機能を考慮した食事の有効性について，日摂食嚥下リハ，10（2），p. 1～168（2006）

あすの健康と調理　高齢者向きの食べやすい食事，5版 p. 168-171（2021）

<table>
<thead>
<tr><th colspan="9">献　立</th></tr>
</thead>
</table>

主食：やわらか赤飯
主菜：さしみ盛り合わせと菊花かぶ
副菜：野菜の含め煮くるみあんかけ
汁物：すまし汁
デザート：かき・なし

	容易に かめる		歯ぐきで つぶせる		舌で つぶせる		かまなく てよい
	やわらか食	→	やわらか一口食	→	やわらかつぶし食	→	やわらかゼリー・とろみ食

* の注

＜やわらか食＞

En (kcal)	Prot (g)	Fat (g)	V.A (μgRE)	V.B$_1$ (mg)	V.C (mg)	Ca (mg)	Fe (mg)	NaCl (g)
443	24.5	4.5	347	0.24	57	64	2.3	2.3

主食　やわらか赤飯

材料
米	（米 45 g，もち米 30 g）
小豆	3 g
ごま塩	0.2 g

	En (kcal)	Prot (g)	Fat (g)	V.A (μgRE)	V.B$_1$ (mg)	V.C (mg)	Ca (mg)	Fe (mg)	NaCl (g)
やわらか赤飯	221	4.5	0.7	0.0	0.07	0.0	7	0.7	0.1

主菜　さしみ盛り合わせと菊花かぶ

材料
まぐろ	40 g
ほたて	20 g
甘えび	10 g
しそ	1 g
大根	20 g
しょうゆ	3 g

菊花かぶ
かぶ	30 g
いくら	1 g
酢	5 g
砂糖	2 g
食塩	0.3 g

	En (kcal)	Prot (g)	Fat (g)	V.A (μgRE)	V.B$_1$ (mg)	V.C (mg)	Ca (mg)	Fe (mg)	NaCl (g)
さしみ盛り合わせと菊花かぶ	79	15.9	1.2	50	0.06	10	26	0.9	0.6

副菜　野菜の含め煮くるみあんかけ

材料
かぼちゃ	50 g
にんじん	15 g
さやいんげん	15 g
しめじ	15 g

くるみあん
くるみ	3 g
みりん	5 g
砂糖	3 g
しょうゆ	2 g

	En (kcal)	Prot (g)	Fat (g)	V.A (μgRE)	V.B$_1$ (mg)	V.C (mg)	Ca (mg)	Fe (mg)	NaCl (g)
野菜の含め煮くるみあんかけ	92	2.2	2.0	280	0.08	18	25	0.5	0.3

汁物　すまし汁

材料
そうめん	2 g
白身魚のすり身，またははんぺん	5 g
だし汁	120 mL
みつば	少々
うすくちしょうゆ	2 g
食塩	0.6 g

	En (kcal)	Prot (g)	Fat (g)	V.A (μgRE)	V.B$_1$ (mg)	V.C (mg)	Ca (mg)	Fe (mg)	NaCl (g)
すまし汁	15	1.6	0.1	3.0	0.01	0.0	1	0.1	1.3

デザート　かき・なし

材料
かき	40 g
なし	30 g

	En (kcal)	Prot (g)	Fat (g)	V.A (μgRE)	V.B$_1$ (mg)	V.C (mg)	Ca (mg)	Fe (mg)	NaCl (g)
かき・なし	36	0.3	0.1	14	0.03	29	5	0.1	0.0

容易に*
かめる やわらか食

歯ぐきで
つぶせる やわらか一口食

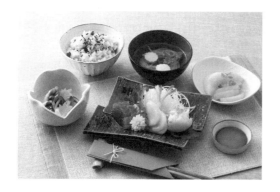

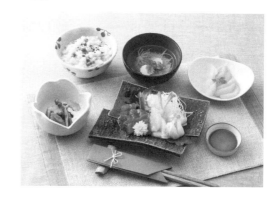

調理のポイント

ある程度の歯ごたえは残すが，やわらかく調理する。

調理のポイント

やわらかく調理したものを，一口大にする。または熟煮する。

作り方の工夫

主食

蒸した赤飯のおこわは，さめると硬くてのどにつかえやすいので，「米」と「もち米」を3：2の割合で，水分を多めにして（小豆のゆで汁も加えて，米の量の1.3〜1.4倍水分で）炊くと，やわらかくまとまり，食べやすくなる。ささげは，皮が硬いので小豆を使用するとよい。

作り方の工夫

主食

小豆粥をつくる場合は，米の量の5〜5.5倍の水を加えて50分ぐらいかけて炊く。

赤飯からの場合は，赤飯の2倍の水を加えて炊き込む。

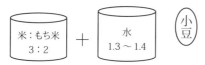

その他

さしみや果物などの生の素材は，やわらかいものを選び，それぞれ食べやすい大きさに切る。

なしは，煮てコンポートにすると，やわらかくなり，食べやすくなる。

その他

野菜は食べやすい大きさに切る。繊維を切ることも意識して，包丁を入れる角度も工夫する。噛みやすくするために，隠し包丁を入れたり，薄く切る方法もある。

〔例〕区分1いんげん　繊維を切る

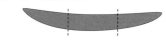

〔例〕区分2いんげん　繊維を切り，薄くする

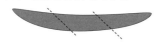

菊花かぶは，割り箸で，はさむようにして置き，たて・横に切ると，下まで切り離す心配がない。塩水につけ，甘酢につけ込むと噛みやすなる。

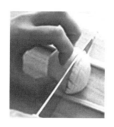

すり鉢（またはミキサー）でくるみをすってつくったあんは，素材の味をそのまま楽しめる。

野菜にからめて食べることで，飲み込みやすさを補う。

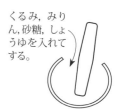

くるみ，みりん，砂糖，しょうゆを入れてする。

*区分1〜4ユニバーサルデザインフードの表示である。

舌で つぶせる	やわらかつぶし食

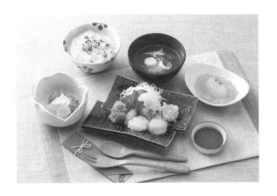

調理のポイント

やわらか一口食を舌でつぶせる硬さにほぐす。またはつぶして，とろみ調整食品でまとめる（舌でつぶせるやわらか食）。

作り方の工夫

主食

水分量をさらに多めにすると，ゆるめの小豆粥になる。ごま塩はすったものをかける。

その他

食べやすくするために、魚を包丁でたたいたり，野菜をつぶしたりした場合も，混ぜずに，それぞれの味を楽しめるように種類別に盛りつける。

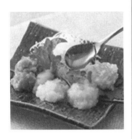

むせやすい場合は，つけしょうゆにだし汁を加えて，「とろみ調整食品」でとろみをつけることで，まとまりよく，食べやすくなる。

かきをコンポートにすると渋味が出てくることがあるので、少量の砂糖をふりかけてつぶし「とろみ調整食品」を加えて食べやすくする。

かまなくて よい	やわらかゼリー・とろみ食

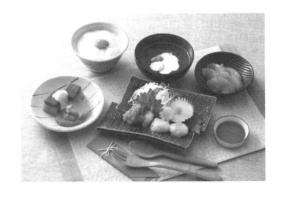

調理のポイント

舌で軽くつぶすことができる硬さの均質な，なめらかなゼリー状，ペースト状にする。

作り方の工夫

主食

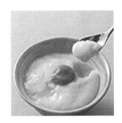

小豆粥をミキサーにかけてペースト状にするか，「ゲル化剤」でゼリー状にすると飲み込みやすくなる。状態に応じて，水加減は調整する。

その他

水分にむせやすい場合は，汁に「とろみ調整食品」または「片栗粉」でとろみをつける。

具も，食べやすい大きさに切ったりして，飲み込みやすい形態にする。

それぞれ調理したものを，ミキサーにかけペースト状にしたり，「ゲル化剤」でやわらかいゼリー状にすると飲み込みやすくなる。食べる人の状態に応じて調整する。

ミキサー・型抜き

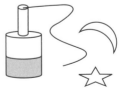

食べる機能に合わせた食形態の展開

	主食	主菜	副菜	汁物	果物
	赤飯	さしみ盛り合わせ	かぼちゃのくるみかけ	すまし汁	かき・なし
やわらか食					
やわらか一口食					
やわらかつぶし食					
やわらかゼリー・とろみ食					

硬さ ↓

介護食に便利な器具
①スティックミキサー　②フードプロセッサー
③コンパクトブレンダー　④チョッパー
⑤すり鉢　⑥ミニ裏ごし器　⑦泡立て器
⑧ヘラ　⑨メジャーカップ
⑩ペットボトル耐熱用

盛りつけの工夫で便利な器具
①型抜き　②シリコンカップ
③ゼリーカップ　④モール
⑤魚型　⑥トンカツ型トレイ

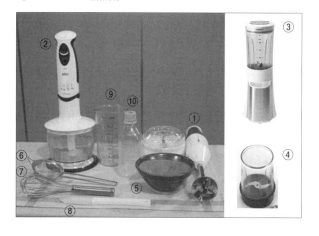

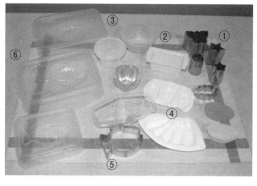

4 展開例 [1]

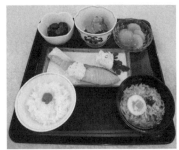

やわらか食

献　立

主食：やわらかごはん
主菜：さけの蒸し焼きタルタルソースかけ　菊花かぶ
副菜：ほうれんそうのお浸し
　　　かぼちゃのくるみあんかけ
汁物：かき玉汁
デザート：りんご〔または，かき〕

En (kcal)	Prot (g)	Fat (g)	V.A (μgRE)	V.B₁ (mg)	V.C (mg)	Ca (mg)	Fe (mg)	NaCl (g)
599	25.7	17.1	500	0.31	60	82	3.1	2.7

主食　やわらかごはん

材　　料	やわらか食 1人分(g)	やわらか一口食 1人分(g)	やわらかつぶし食 1人分(g)	やわらかゼリー・とろみ食 1人分(g)
	やわらかご飯	やわらか粥		ミキサー粥ホットゼリー
米	70	50	50	
水(米重量の 1.8～2.0 倍)	120	275	275	ゼリー粥
やわらかおかゆ				⎰200
ゲル化剤(ホット&ソフト)				⎱2.5
梅干し	3.0	3.0	3.0	3.0

主菜　さけの蒸し焼きタルタルソースかけ

材　　料	やわらか食 1人分(g)	やわらか一口食 1人分(g)	やわらかつぶし食 1人分(g)	やわらかゼリー・とろみ食 1人分(g)
さけ	70	70	50	50
食塩	0.3	0.3	0.3	0.3
サラダ油	2	2	2	2
だし汁			30	40
ゲル化剤(ホット&ソフト)				0.9
とろみ調整食品			1.3	
マヨネーズ	10	10	10	10
たまねぎ(塩もみ)	5	5.0	5.0	
ゆで卵	5	5	5	
パセリ	少々	少々	少々	

付け合わせ　菊花かぶ

材　　料	やわらか食 1人分(g)	やわらか一口食 1人分(g)	やわらかつぶし食 1人分(g)	やわらかゼリー・とろみ食 1人分(g)
かぶ	40	40	40	30
食塩				
砂糖	3	3	3	2
酢	5	5	5	3
唐辛子(たかのつめ)1 本				
とろみ調整食品			0.3	0.3
だし汁	5	5	5	5

副菜 ほうれんそうのお浸し

材　料	やわらか食 1人分(g)	やわらか一口食 1人分(g)	やわらかつぶし食 1人分(g)	やわらかゼリー・とろみ食 1人分(g)
ほうれんそう	50	50	50	50
のり	2	2		
ゲル化剤（ミキサーゲル 1.2%）	—	—	0.8	0.8
だし汁			20	20
しょうゆ	3	3.0	3.0	3.0
砂糖	0.5	0.5	0.5	0.5
練りごま			3.0	3.0

副菜 かぼちゃのくるみあんかけ

材　料	やわらか食 1人分(g)	やわらか一口食 1人分(g)	やわらかつぶし食 1人分(g)	やわらかゼリー・とろみ食 1人分(g)
かぼちゃ	60	60	50	50
にんじん	10	10	10	10
きぬさや	8	8	8	8
うすくちしょうゆ	3	3	3	3
みりん	3	3	3	3
だし汁	50	50	50	50
くるみ	3	3	3	3
だし汁（くるみあん用）	10	10	10	10
砂糖	2	2	2	2
うすくちしょうゆ	1	1	1	1

汁物 かき玉汁

材　料	やわらか食 1人分(g)	やわらか一口食 1人分(g)	やわらかつぶし食 1人分(g)	やわらかゼリー・とろみ食 1人分(g)
だし汁	160	160	160	160
食塩	0.8	0.8	0.8	0.8
うすくちしょうゆ	1	1	1	1
片栗粉	2	2	2	2
卵	10	10	10	10
青み（みつば）	3	3	3	3

デザート りんご（またはかき）

材　料	やわらか食 1人分(g)	やわらか一口食 1人分(g)	やわらかつぶし食 1人分(g)	やわらかゼリー・とろみ食 1人分(g)
りんご（または，かき）	60	60	60	60
上白糖		3	3	3
水	—	30	30	30
ゲル化剤（ミキサーゲル 1.2%）	—	—	—	1.3

鮭の蒸し焼きタルタルソースかけ・かぼちゃのくるみあんかけ・ほうれんそうのお浸し・かき玉汁・かき

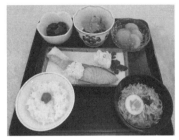

やわらか食

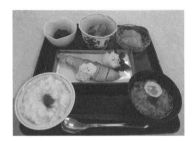

やわらか一口食

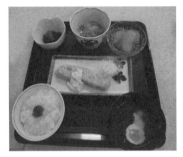

やわらかつぶし食

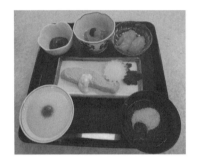

やわらかゼリー・とろみ食

コラム　食べやすい環境を整える

　　加齢に伴う機能低下により,「むせやすい」「麻痺 (まひ) がある」「食べ方がわからない」「食べ物を口に入れても反応がない」「目が見えない」など, 介護が必要な人の状態は様々である。その人に合った「姿勢・介助方法の工夫」「食器・自助具の選択」「食欲の引き出し方」「見守り」「食事の雰囲気を整える」など食環境を整えることはとても大切である。

＜姿勢・介助方法の工夫＞

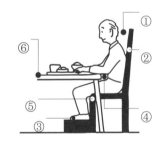

食べるときの姿勢

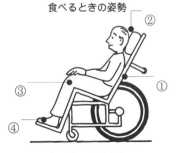

車いすの介助方法

●いすに深く腰かけ, 腰から上がやや前傾した姿勢が保てるようにすると, 首が後ろに反らず「ゴックン」と飲み込みやすくなる (①, ②)。テーブルは肘が 90 度に曲がるくらいの高さがよく, こぶしが一つ入るくらいの隙間を開けていすの位置を合わせる (④, ⑥)。足が床につかなければ台を置くと安定する (③, ⑤)。

●足のせにしっかり足を置き, 下半身が安定するように座り (③, ④), 首が反れないように注意する。介助で食事をするときも, できるところは本人に, できないところを手伝うという介助の基本を忘れてはならない。
　介助はいすにすわり, 目線は同じにする (①, ②)。立ったまま, 正面からの介助はしないよう心がける。立っての介助は高齢者が見上げて顎が上がりむせたり誤えんの危険があるので注意する。スプーンの一口量に気をつけて, 飲み込みを確認しながら介助する。

食形態別調理方法の工夫

食形態	献立名	やわらか食	やわらか一口食	やわらかつぶし食	やわらかゼリー・とろみ食
主食	やわらかご飯	米飯 ①うるち米を洗い，ざるに上げておく。水(米の重量1.8から2.0倍)で米を浸水させる。②炊飯器に入れて炊き込む。③梅干しをのせて盛りつける。	やわらかお粥 ①うるち米の重量の5.5倍の水に30分以上浸水。②炊飯なべで沸とう後，弱火でじっくり40分ぐらい炊き込む。②10分ぐらい蒸らして盛りつけ，梅干しの種を取り，梅肉をのせる。	やわらかお粥 ①うるち米の重量の5.5倍の水に30分以上浸水。②炊飯なべで沸とう後，弱火でじっくり40分ぐらい炊き込む。②10分ぐらい蒸らして盛りつけ，梅干しの種をとり，つぶした梅肉をのせる。	ミキサー粥ホットゼリー ①全粥にゲル化剤(ホット&ソフト)を加えてミキサーにかける。②なべに移して80度以上に再加熱して器に盛る。③梅肉をのせる。(梅干しの裏ごし)
主菜	さけの蒸し焼き(さけの蒸し焼き→さけゼリー)	①さけの切り身に塩をして油で蒸し焼きにする。②しその葉を敷きさけの蒸し焼きを盛りつける。	さけの蒸し焼きを一口大に切る。その他，やわらか食に準ずる。	①さけの皮と骨を取りつぶす，またはほぐし，だし汁ととろみ調整食品を加えてまとめ，型に入れ冷やす。	①さけの皮と骨を取り，出し汁とゲル化剤(ホット&ソフト)を加えてミキサーにかける。②再加熱して煮溶かし，型に流し，なめらかなゼリー状に固める。
主菜	タルタルソースかけ	①ゆで卵はみじん切りする。②たまねぎ，パセリはみじん切りにして水にさらし，塩もみにする。③①，②を合わせてマヨネーズで和え，タルタルソースにする。	やわらか食に準ずる。	やわらか食に準ずる。	マヨネーズを添える。
付け合わせ	菊花かぶ	①菊花かぶは割り箸ではさむようにして置いてから，たて・横に切る。②塩水につけ甘酢につけ込む。	一口大に切る。その他，やわらか食に準ずる。	菊花かぶを細かく切り甘酢ととろみ調整食品を加えまとめる。	①かぶと甘酢に，とろみ調整食品を加え，ミキサーにかけペースト状にする。
副菜	ほうれんそうのお浸し	①ほうれんそうは，やわらかめに茹で，そろえて水気を絞る。②しょうゆと砂糖，だし汁を加え浸す。③のりで磯巻きにして2cmに切る	のりで巻き1cmの大きさに切る。	①ほうれんそうはフードプロセッサーまたは包丁で，細かく切る。だし汁，調味料，練りごま，とろみ調整食品を加え，和える。	①だし汁，調味料，練りごまと，とろみ調整食品を加え，ミキサーにかけペースト状にする。
副菜	かぼちゃのくるみあんかけ	①かぼちゃは食べやすい大きさに切り面取りをして，やわらかく含め煮にする。にんじん，きぬさやも同様に色どりよく含め煮にする。②くるみと調味料をすり鉢するかミキサーにかけ，なめらかくるみあんにする。	①やわらか食を煮崩れする寸前まで煮含める。②硬さを考慮しながら，一口に食べやすく切る。くるみあんをかける。	①含め煮にしたかぼちゃ(皮をとる)，にんじん，きぬさやは，包丁，またはすり鉢でつぶし，器にこんもりと盛りつける。②くるみあんをかける。	①飲み込みやすいように，なめらかなペースト状に裏ごしまたはすりつぶす。②くるみあんをかける。
汁物	かき玉汁	①だし汁に食塩，しょうゆで調味して，片栗粉でとろみをつける。卵を溶き，糸をひくように，かき玉汁にする。みつばを散らす。	やわらか食に準ずる。	やわらか食に準ずる。	かき玉が硬いときは，ミキサーにかけペースト状にする。
デザート	りんご(またはかき)	①りんごは小口のうさぎりんごに切る。	りんごは(硬いときは砂糖で煮てコンポート)一口大に切る。	一口食に準ずる。硬いときは，つぶし，とろみ調整食品でまとめる。	コンポートとシロップにゲル化剤(ミキサーゲル)を加えミキサーにかけムース状に固める。

5　展開例［2］

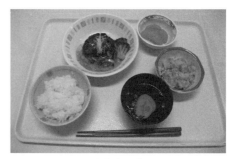

やわらか食

<table>
<thead>
<tr><th colspan="2">献　立</th></tr>
</thead>
</table>

主食：やわらかごはん
主菜：和風ハンバーグの野菜あんかけ
　　　　ブロッコリー
副菜：ポテトサラダ
汁物：すまし汁
デザート：甘なつみかん

En (kcal)	Prot (g)	Fat (g)	V.A (μgRE)	V.B₁ (mg)	V.C (mg)	Ca (mg)	Fe (mg)	NaCl (g)
566	21	17.3	127	0.43	59	63	2.8	2.3

主食　やわらかごはん

材　料	やわらか食 1人分(g)	やわらか一口食 1人分(g)	やわらかつぶし食 1人分(g)	やわらかゼリー・とろみ食 1人分(g)
米	70	50	50	
水（米重量の 1.8～2.0 倍）	120	275	275	ゼリー粥
やわらかおかゆ				200
ゲル化剤（ホット＆ソフト）				2.5

主菜　和風ハンバーグの野菜あんかけ

材　料	やわらか食 1人分(g)	やわらか一口食 1人分(g)	やわらかつぶし食 1人分(g)	やわらかゼリー・とろみ食 1人分(g)
合挽き肉	40	40	40	30
食塩	0.2	0.2	0.2	0.2
絹ごし豆腐	15	15	15	10
たまねぎ	20	20	20	15
パン粉	5	5	5	4
しょうが	1	1	1	0.8
卵	2	2	2	1.5
サラダ油	3	3	3	3
だし		30	30	30
ゲル化剤（ホット＆ソフト）				0.7
とろみ調整食品			1.3	－
しめじ	10	10	10	－
にんじん	10	10	10	8
だし	30	30	30	20
しょうゆ	5	5	5	3
みりん	0.6	0.6	0.6	0.4
片栗粉	0.8	0.8	0.8	－
とろみ調整食品				0.2
長ねぎ（白髪ねぎ）	3	3	3	－

付け合わせ ブロッコリー

材　料	やわらか食 1人分(g)	やわらか一口食 1人分(g)	やわらかつぶし食 1人分(g)	やわらかゼリー・とろみ食 1人分(g)
ブロッコリー	20	20	20	15
だし汁				5
とろみ調整食品			0.2	0.2

副菜 ポテトサラダ

材　料	やわらか食 1人分(g)	やわらか一口食 1人分(g)	やわらかつぶし食 1人分(g)	やわらかゼリー・とろみ食 1人分(g)
じゃがいも	50	50	50	50
ロースハム	10	10	10	10
たまねぎ	2	2	2	2
きゅうり	15	15	15	15
レタス	10	10	10	10
マヨネーズ	6	6	6	6
食塩	0.2	0.2	0.2	0.2
ゲル化剤（ソフティアGまたはスルーパートナー）				0.3
とろみ調整食品			0.2	

汁物 すまし汁

材　料	やわらか食 1人分(g)	やわらか一口食 1人分(g)	やわらかつぶし食 1人分(g)	やわらかゼリー・とろみ食 1人分(g)
だし汁	160	160	160	160
食塩	0.8	0.8	0.8	0.8
しょうゆ	2	2	2	2
片栗粉			3	
とろみ調整食品				1.6
やわらかかまぼこ	10	10	10	8
とろみ調整食品			0.2	0.2
小ねぎ	3	3	2	2
とろみ調整食品			0.1	0.1

デザート 甘なつみかん

材　料	やわらか食 1人分(g)	やわらか一口食 1人分(g)	やわらかつぶし食 1人分(g)	やわらかゼリー・とろみ食 1人分(g)
甘なつみかん（缶詰）	50	50	50	50
上白糖			3	3
ゲル化剤（ミキサーゲル12%）			0.6	0.9

和風ハンバーグ野菜あんかけ・ポテトサラダ・すまし汁・甘なつみかん

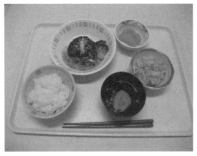
やわらか食

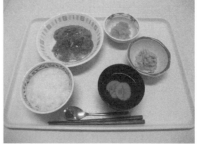
やわらか一口食

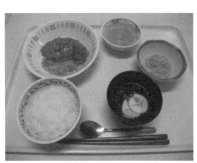
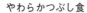
やわらかつぶし食

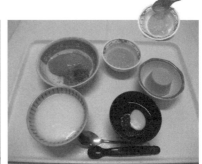
やわらかゼリー・とろみ食

コラム　食器・自助具の選択

＜自助食器＞

片手でもすくいやすいように，反りが斜めに深く入っている自助皿（右図＊）。麻痺の状態などにより，使いやすい向きに合わせて使う。

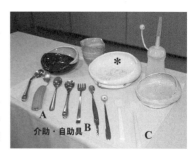

＜介助・自助具＞

A. 自助スプーン

握力が弱い，手がふるえるなどの場合は，軽くて握りやすいものを選ぶ。スプーンの向きを変えられるものを選ぶと身体の状況に応じて対応でき，フォークは目の前で食べやすく食形態調整に便利である。

B. 全介助用スプーン

舌が思うように動かせず食物の送り込みが困難な場合は，長めのスプーンを使って少量ずつ，舌の奥あたりまで入れて介助する。スプーンの面がひらたく食物がとり込みやすい。

C. シリコンスプーン（開口困難な場合）

歯ぐきや口の中を傷つけないように，シリコン素材のやわらかいものを使うとよい。食物の口腔へのとり込みの際，一口の量を調整して，舌の動きを考慮しながらスプーンの深さを選ぶことが必要である。

水分は介助カップやシリコンのノズルつきボトルも食物の送り込み困難を援助できる。

Index

新編 あすの健康と調理 ― 食生活の彩りを豊かに ―

初版発行　2023 年 3 月 30 日
初版 2 刷　2024 年 3 月 25 日

編著者ⓒ　飯田　文子
　　　　　松月　弘恵

発行者　　森田　富子

発行所　　株式会社 アイ・ケイ コーポレーション

　　　　　東京都葛飾区西新小岩 4-37-16
　　　　　メゾンドール I&K ／〒 124-0025
　　　　　Tel 03-5654-3722（営業）
　　　　　Fax 03-5654-3720

表紙デザイン　（株）エナグ　渡部晶子
組版　東京アートワーク／印刷所　港北メディアサービス（株）

ISBN978-4-87492-386-3 C3077